Longziekten

Reeks Praktische huisartsgeneeskunde

Redactie
Prof. dr. P.J.E. Bindels
Dr. J.W.M. Muris
Prof. dr. A. Prins
Prof. dr. J.W. van Ree
Mw. Prof. dr. A. De Sutter

Verschenen
Cardiologie
Gastro-enterologie
Gynaecologie
Keel-neus-ooraandoeningen
Kindergeneeskunde
Klinische genetica
Longziekten
Neurologie
Oogheelkunde
Psychiatrie
Reizen en ziekte
Reumatologie
Sportgeneeskunde
Urologie

In voorbereiding
Vasculaire aandoeningen
Ouderengeneeskunde

Meer informatie over de delen in deze reeks treft u aan op www.bsl.nl/phg

Longziekten

Onder redactie van:
Prof. dr. P.J.E. Bindels
Prof. dr. J.-W.J. Lammers

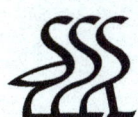

Bohn Stafleu van Loghum
Houten 2009

© 2009 Bohn Stafleu van Loghum, onderdeel van Springer Uitgeverij
Alle rechten voorbehouden. Niets uit deze uitgave mag worden verveelvoudigd, opgeslagen in een geautomatiseerd gegevensbestand, of openbaar gemaakt, in enige vorm of op enige wijze, hetzij elektronisch, mechanisch, door fotokopieën of opnamen, hetzij op enige andere manier, zonder voorafgaande schriftelijke toestemming van de uitgever.

Voor zover het maken van kopieën uit deze uitgave is toegestaan op grond van artikel 16b Auteurswet 1912 j° het Besluit van 20 juni 1974, Stb. 351, zoals gewijzigd bij het Besluit van 23 augustus 1985, Stb. 471 en artikel 17 Auteurswet 1912, dient men de daarvoor wettelijk verschuldigde vergoedingen te voldoen aan de Stichting Reprorecht (Postbus 3051, 2130 KB Hoofddorp). Voor het overnemen van (een) gedeelte(n) uit deze uitgave in bloemlezingen, readers en andere compilatiewerken (artikel 16 Auteurswet 1912) dient men zich tot de uitgever te wenden.

Samensteller(s) en uitgever zijn zich volledig bewust van hun taak een betrouwbare uitgave te verzorgen. Niettemin kunnen zij geen aansprakelijkheid aanvaarden voor drukfouten en andere onjuistheden die eventueel in deze uitgave voorkomen.

ISBN 978 90 313 5233 3
NUR 870/876

Ontwerp omslag: TOSM, Den Haag
Ontwerp binnenwerk: TEFF (www.teff.nl)
Automatische opmaak: Crest Premedia Solutions (P) Ltd., Pune, Maharashtra, India

Eerste druk, eerste oplage, 1999
Eerste druk, tweede oplage, 2002
Eerste druk, derde oplage, 2006
Tweede herziene druk, 2009

Bohn Stafleu van Loghum
Het Spoor 2
Postbus 246
3990 GA Houten

www.bsl.nl

Inhoud

	Lijst van redacteuren en auteurs	IX
	Voorwoord	XIII
	Inleiding	XV
1	**Longziekten in Nederland**	1
	Prof. dr. C.P. van Schayk	
	1 Historisch overzicht	1
	2 Cara	3
	3 Afbakening astma en COPD	5
	4 Epidemiologie van astma en COPD	6
	5 Waarom opsporen?	8
	6 De toekomst	11
2	**Leven met longziekten**	13
	Prof. dr. A.A. Kaptein	
	1 Astma, COPD	13
	2 Astma: psychologische en sociale gevolgen	14
	3 Chronisch obstructief longlijden (COPD)	19
	4 Afsluiting	23
3	**Begeleiding van de patiënt – van voorlichting naar zelfmanagement**	25
	Dr. B.P.A. Thoonen	
	1 Inleiding	25
	2 Voorlichting	27
4	**Farmacotherapie bij astma en COPD**	35
	Dr. R.M.M. Geijer	
	1 Inleiding	35
	2 Kinderen tot zes jaar met symptoomdiagnose astma	36

3	Kinderen van zes jaar en ouder met astma	38
4	Volwassenen met astma	40
5	Patiënten met COPD (chronic obstructive pulmonary disease)	43
6	Medicamenteuze behandeling van een exacerbatie van astma of COPD	45
7	Inhalatietherapie	48
8	Bijwerkingen	50
9	Samenvatting	51

5 Diagnostische methoden 53
M.H.J. Vaessen, dr. G.J. Wesseling

1	Inleiding	53
2	De anamnese	54
3	Het lichamelijk onderzoek	56
4	Longfunctieonderzoek	58
5	Allergologisch onderzoek	68
6	Beeldvormende technieken	70
7	Laboratoriumonderzoek bij longaandoeningen	73

6 Stoppen met roken 75
Dr. J.E. Jacobs

1	Inleiding	75
2	De relatie tussen roken en longziekten	75
3	Heeft ondersteuning bij het stoppen zin?	76
4	Wat kan de huisarts doen?	78
5	Training	79
6	Organisatie van de ondersteuning bij het stoppen met roken	79
7	Hulpmiddelen	80
8	Verwijsmogelijkheden	82

7 Hoesten, van symptoom tot diagnose 85
Dr. A.P.E. Sachs, prof. dr. Th.J.M. Verheij en prof. dr. J.-W.J. Lammers

1	Inleiding	85
2	Epidemiologie	87
3	Pathofysiologie	89
4	Inflammatie en infectie	89
5	Relatie tussen bovenste en onderste luchtwegen	96
6	Diagnostiek bij hoestklachten	97
7	Therapie	102
8	Conclusie	104

8 Hemoptoë 107
Dr. G.P.M. ten Velde

1	Inleiding	107

2	Anamnese	108
3	Lichamelijk onderzoek	109
4	Verder diagnostisch onderzoek door de huisarts	110
5	Diagnostisch onderzoek door de longarts	112
6	Nadere diagnostiek	114
7	Oorzaken van hemoptoë	115
8	Behandeling	116

9 Kortademigheid 119
M.P.J.M. Peeters, dr. G.J. Wesseling

1	Inleiding	119
2	Anamnese	119
3	Lichamelijk onderzoek	122
4	Aanvullend onderzoek	124
5	Ten slotte	125

10 Pijn op de borst 129
Dr. E. Vermeire, dr. J. Wens

1	Inleiding	129
2	Epidemiologie	129
3	Diagnostisch besliskundige problemen	130

11 Piepen op de borst 141
Dr. H.J.A.M. Schönberger, dr. J.J.E. Hendriks

1	Wheezing	141
2	Bronchiolitis	154
3	Hoesten bij astma	158
4	Inspanningsastma	165

12 Snurken en het slaapapneusyndroom 169
Dr. A. Knuistingh Neven, prof. dr. W. De Backer

1	Snurken	169
2	Het slaapapneusyndroom	171
3	Achtergronden van de respiratoire regulatie tijdens de slaap	174
4	Praktische implicaties	180

13 Longrevalidatie 185
Dr. J. Molema, dr. J.H.M.M. Vercoulen, drs. H.W.J. Verblackt

1	Inleiding	185
2	Inhoud van de behandeling	189
3	Resultaten van de behandeling	198
4	Samenvatting	202

14	**Beroepsziekten**	**205**
	R.M.F.M. Leclercq, prof. dr. E.F.M. Wouters	
1	Silicose	205
2	Asbestgerelateerde longaandoeningen	210
3	Maligne pleuramesothelioom	213
4	Extrinsieke allergische alveolitis	216
15	**Zuurstof thuis**	**221**
	R.P.H. Beijaert, dr. M.J. Kampelmacher	
1	Inleiding	221
2	Anamnese en onderzoek	222
3	Doel van onderhoudsbehandeling met zuurstof thuis (OZT)	224
4	Voorwaarden voor onderhoudsbehandeling met zuurstof thuis	225
5	Zuurstofbronnen	228
6	Toediening van zuurstof thuis	229
7	Verdere toepassing OZT	234
8	Palliatieve behandeling met zuurstof thuis (PZT)	234
16	**Longkanker**	**237**
	Dr. G.P. Bootsma, drs. S.A. van der Eerden	
1	Epidemiologie van longkanker	237
2	Anamnese en onderzoek	239
3	Aanvullende diagnostiek door de longarts	241
4	Therapie van longkanker	246
5	Palliatieve therapie van longkanker	251
6	Samenwerking van de huisarts met longarts, radiotherapeut en longchirurg	252
	Register	**255**

Lijst van redacteuren en auteurs

Redacteuren

Prof. dr. P. J. E. Bindels
    Hoogleraar huisartsgeneeskunde, Erasmus Medisch Centrum, Rotterdam

Prof. dr. J.-W. J. Lammers
    Hoogleraar longziekten, Divisie Hart en Longen, Universitair Medisch Centrum Utrecht, Utrecht

Auteurs

Prof. dr. W. De Backer
    Longarts, Universitair Ziekenhuis Antwerpen, Antwerpen, België

R. P. H. Beijaert
    Huisarts, Maarssen

Dr. G. P. Bootsma
    Longarts, Atrium MC Parkstad, Heerlen

Drs. S. A. van de Eerden
    Huisarts, Landgraaf

Dr. R. M. M. Geijer
    Huisarts; senior-wetenschappelijk medewerker, afdeling Richtlijnenontwikkeling en Wetenschap, Nederlands Huisartsen Genootschap, Utrecht

Dr. J. J. E. Hendriks
    Kinderarts voor longziekten, Academisch ziekenhuis Maastricht, Maastricht

Dr. J. E. Jacobs
    Senior-onderzoeker afdeling IQhealthcare van het UMC St Radboud, Nijmegen; bestuurslid van de CAHAG (COPD en Astma Huisartsen Advies Groep)

Dr. M.J. Kampelmacher
 Internist-intensivist; hoofd a.i. Centrum voor Thuisbeademing, Universitair Medisch Centrum Utrecht, Utrecht

Prof. dr. A.A. Kaptein
 Hoogleraar medische psychologie, sectie Medische Psychologie, Leids Universitair Medisch Centrum, Leiden

Dr. A. Knuistingh Neven
 Huisarts-epidemioloog, afdeling Public Health en Eerstelijnsgeneeskunde, LUMC, Leiden

Prof. dr. J.-W.J. Lammers
 Hoogleraar longziekten, Divisie Hart en Longen, Universitair Medisch Centrum, Utrecht

R.M.F.M. Leclercq
 Huisarts, Stein

Dr. J. Molema
 Longarts, Universitair Longcentrum Nijmegen, locatie Dekkerswald, Universitair Medisch Centrum St Radboud, Nijmegen

M.P.J.M. Peeters
 Huisarts, Maastricht

Dr. A.P.E. Sachs
 Huisarts en universitair hoofddocent, Julius Centrum voor Gezondheidswetenschappen en Eerstelijns Geneeskunde, Universitair Medisch Centrum Utrecht, Utrecht

Prof. dr. C.P. van Schayck
 Hoogleraar preventieve geneeskunde; wetenschappelijk directeur CAPHRI, UMC Maastricht, Maastricht

Dr. H.J.A.M. Schönberger
 Huisarts in ruste, Sevenum

Dr. B.P.A. Thoonen
 Huisarts, coördinator Kaderopleiding astma/COPD; stafdocent huisartsopleiding Nijmegen, Centrum voor Huisartsgeneeskunde, Ouderengeneeskunde en Public Health, UMC St Radboud, Nijmegen

M.H.J. Vaessen
 Huisarts, Brunssum

Dr. G.P.M. ten Velde
Longarts, Academisch Ziekenhuis Maastricht, Maastricht

Drs. H.W.J. Verblackt
Huisarts, Groesbeek

Dr. J.H.M.M. Vercoulen
Klinisch psycholoog/psychotherapeut, afdeling Medische Psychologie en Universitair Longcentrum Nijmegen, locatie Dekkerswald, Universitair Medisch Centrum St Radboud, Nijmegen

Prof. dr. Th.J.M. Verheij
Huisarts, hoogleraar huisartsgeneeskunde, Julius Centrum voor gezondheidswetenschappen en eerstelijns geneeskunde UMC Utrecht, Utrecht

Dr. E. Vermeire
Huisarts, vakgroep Huisartsgeneeskunde, Universiteit Antwerpen, Antwerpen, België

Dr. J. Wens
Huisarts, vakgroep Huisartsgeneeskunde, Universiteit Antwerpen, Antwerpen, België

Dr. G.J. Wesseling
Longarts, Maastrichts Universitair Medisch Centrum+, Maastricht

Prof. dr. E.F.M. Wouters
Longarts, hoogleraar longziekten, Academisch Ziekenhuis Maastricht, Maastricht

Voorwoord

De kernredactie van de reeks Praktische Huisartsgeneeskunde heeft altijd bijzondere aandacht voor het onderwerp 'longziekten' geschonken. Als redacteuren zijn wij zeer verheugd dat we dit voor de huisarts belangrijke onderwerp in een volledig gereviseerde vorm opnieuw kunnen aanbieden. In deze nieuwe uitgave zijn recente ontwikkelingen op het gebied van longziekten die relevant zijn voor de huisartsgeneeskunde, opgenomen.

Veel dank zijn wij verschuldigd aan de auteurs – huisartsen en longartsen – die op zeer deskundige wijze de belangrijkste aspecten en klachten op dit brede geneeskundige gebied hebben beschreven. Ook een aantal niet-medici met speciale expertise op deelgebieden van longziekten, heeft aan dit leerboek wederom belangrijke en praktisch hanteerbare bijdragen geleverd. Het hoofdstuk over zelfmanagement bij astma/COPD is bijgewerkt naar de nieuwste inzichten op dit gebied. Ook in de andere hoofdstukken zijn de adviezen geactualiseerd naar en gebaseerd op de meest recente richtlijnen in de beroepsgroep.

Opnieuw waren we in staat een keur van deskundige huisartsen en specialisten te laten samenwerken bij de uitwerking van de hoofdstukken. Zij presenteren de wetenschappelijke en praktische aspecten van klachten en afwijkingen vanuit een gezamenlijk standpunt. Zij gingen daarbij probleemgestuurd te werk aan de hand van voorbeelden van patiënten uit de dagelijkse huisartspraktijk.

In de afgelopen jaren is vanuit de beroepsgroep huisartsgeneeskunde veel aandacht besteed aan goed 'disease management' bij chronische longaandoeningen. De rol van de praktijkverpleegkundige bij de behandeling van mensen met astma/COPD heeft zich duidelijk verder ontwikkeld en is een belangrijk onderdeel geworden van de zorg voor deze mensen in de huisartspraktijk.

Een goede begeleiding van longpatiënten zal echter nooit mogelijk zijn zonder goede afstemming in de zorg die in de huisartspraktijk wordt geboden, de zorg die door longartsen wordt aangeboden en de betrokkenheid bij mensen met chronische longaandoeningen van andere eerstelijns disciplines, zoals fysiotherapeuten. Deze (keten)zorg moet complementair zijn, waarbij de verantwoordelijkheden met betrekking tot ieders taak duidelijk zijn en waarbij afspraken over samenwerking worden gemaakt.

Wij denken dat dit leerboek huisartsen, huisartsen in opleiding maar ook praktijkondersteuners in de huisartsenpraktijk (POH), praktische hulp kan bieden bij de zorg voor patiënten met klachten van de luchtwegen. Wij hopen echter ook dat dit boek de complementaire zorg zal bevorderen die in toenemende mate in multidisciplinair verband wordt geboden aan mensen met longziekten.

Prof. dr. P.J.E. Bindels, prof. dr. J.-W.J. Lammers

Inleiding

In de huisartsgeneeskunde zijn klachten met betrekking tot de luchtwegen zeer belangrijk, omdat ze in praktisch alle leeftijdsgroepen tot de meest gepresenteerde klachten behoren. Niet alleen de acute, maar vooral de chronische pulmonale klachten vragen in de huisartspraktijk veel aandacht en dat zal in de toekomst zo blijven, zo blijkt uit het rapport *Volksgezondheid Toekomst Verkenning 2006*. Wel wordt in dit rapport een trendverandering voorzien. Bij een relatief stabiele totale zorglast voor rookgerelateerde aandoeningen als COPD en longkanker zal er een afname plaatsvinden onder mannen, maar wordt er een sterke toename onder vrouwen verwacht.

Behalve kennis over de achtergrond van chronische longafwijkingen, moeten zowel de medicamenteuze als de niet-medicamenteuze behandelmethoden in de huisartspraktijk veel aandacht krijgen. Het is niet voor niets dat het NHG via de Standaarden over luchtwegaandoeningen richtlijnen heeft geformuleerd die de huisarts behulpzaam zijn bij diagnostiek, behandeling en follow-up van patiënten met chronische longaandoeningen zoals astma en COPD. In dit boek wordt ook aandacht besteed aan meer acute klachten met de daarbij behorende differentiële diagnostiek en besliskundige problemen waarmee de huisarts wordt geconfronteerd.

Naast genetische factoren, die de 'aanleg' voor longziekten bepalen en het ontstaan van klachten van astma en COPD sterk beïnvloeden, zijn bij het ontstaan van longziekten ook veel externe factoren van invloed. Omgevingsfactoren zoals milieufactoren (luchtvervuiling), maar ook werkomstandigheden (stof, allergenen, gassen) hebben een grote invloed op de mate waarin aanleg zich zal uiten in klachten. Nadrukkelijk moet gewezen worden op de betekenis van individuele gedragsfactoren, zoals het roken van sigaretten, die als belangrijke veroorzakers van longziekten moeten worden beschouwd. De wijze waarop een patiënt zelf omgaat met zijn ziekte, het self-management, is van groot belang voor het succes van de behandeling. Preventie van het ontstaan van longziekten of van de verergering van bestaande afwijkingen is uiteraard de primaire doelstelling. Een groot deel van de preventieve mogelijkheden valt buiten het gezichtsveld en werkterrein van de huisarts. Ze maken vooral deel uit van de gezondheidsvoorlichting en -opvoeding en zijn daarmee meer een taak van de overheid, waaraan de beroepsgroep maximale steun dient te geven. Stoppen met sigarettenreclame en intensieve voorlichting op scholen zijn enkele voorbeelden van de mogelijkheden tot preventie. Op individueel niveau kan de huisarts grote invloed hebben op het stoppen met roken bij gemotiveerde personen die hulp nodig hebben. In de jaren tachtig van de vorige eeuw kwamen internationale onderzoeksgegevens beschikbaar waaruit bleek dat de invloed van de huisarts op het stoppen met roken zeer groot is, vooral op langere termijn. Tot de hulp bij het stoppen behoort inmiddels een ondersteunende strategie van aanpak, die zeer waardevol is gebleken en die de huisarts in de praktijk goed kan toepassen.

De huisarts beschikt in zijn praktijk over steeds meer technische diagnostische mogelijkheden. Deze vereisen specifieke deskundigheid, omdat gebruik van de apparatuur, standaardisering van de uitvoering van het onderzoek en interpretatie van de resultaten niet eenvoudig zijn. In de toekomst zal duidelijk worden hoe ver deze ontwikkeling zal gaan en welke vorm zij precies zal krijgen. Wij gaan ervan uit dat een goede afstemming van de taken van de huisarts en de longarts en een goede samenwerking met diagnostische centra het gebruik van deze faciliteiten zal optimaliseren. Dat past ook in de ontwikkeling dat de zorg voor patiënten steeds meer trans- en extramuraal moet worden aangeboden. Daarbij zullen huisarts en longarts intensief en complementair met elkaar moeten samenwerken.

Door de samenwerking tussen huisartsen en longartsen bij de ontwikkeling van dit boek en bij het schrijven van de hoofdstukken te stimuleren, hopen wij een bijdrage te hebben geleverd aan deze ontwikkelingen.

Prof. dr. P.J.E. Bindels, prof. dr. J.-W.J. Lammers

1 Longziekten in Nederland

Prof. dr. C.P. van Schayck

1 Historisch overzicht

Aan het begin van de vorige eeuw waren tuberculose en silicose de longziekten die het meest in de belangstelling stonden. Silicosen kwamen vooral voor bij mijnwerkers in Limburg.

Tuberculose

Tuberculose was in de jaren twintig en dertig een volksziekte waaraan jaarlijks ongeveer een promille van de bevolking overleed. Meer dan 35 procent van de jongeren was met tuberculose besmet. In die tijd was de aandoening echter al op zijn retour. Na een piek van tuberculose in de Eerste Wereldoorlog, toen de mortaliteit verdubbeld was, werd in 1920 op advies van de staatscommissie-Heynsius van den Berg, een stelsel van consultatiebureaus opgericht. Elke provincie had een eigen vereniging tot bestrijding van tuberculose. Er werden districts- en kringconsultatiebureaus opgericht, met als voornamelijk doel de opsporing van tuberculose. Deze maatregelen hebben in belangrijke mate bijgedragen tot het terugdringen van deze volksziekte. De behandeling vond plaats in 40 tuberculosesanatoria, die aan het eind van de jaren twintig beschikten over 3500 bedden. De verpleegprijs bedroeg toen het kapitale bedrag van 4 gulden per dag, alles inbegrepen.

De daling in de tuberculoseprevalentie die na 1900 al inzette, was vooral toe te schrijven aan hygiënische maatregelen, zoals betere behuizing voor de bevolking. Verbetering van de voedingstoestand van de bevolking heeft eveneens bijgedragen aan de afname van tuberculose. Het effect van voeding werd opnieuw duidelijk toen in de hongerwinter in de Tweede Wereldoorlog de tuberculosesterfte toenam met 100 procent.

Door de Nederlandse Tuberculosebestrijding werd al voor de Tweede Wereldoorlog een organisatie van huisbezoeksters opgezet. Dit waren dames uit betere kringen die, na een zeer korte opleiding, huisbezoeken aflegden waarbij lessen werden gegeven over properheid, reinheid, en het zorgvuldig omgaan met sputum. Slogans als 'reinheid, licht en versche lucht, jagen alle ziekten op den vlucht' en 'waar de zon binnendringt, blijft den docter buiten' werden daarbij gebezigd. In 1934 werd onderwijzend personeel verplicht tot een jaarlijks onderzoek op tuberculose in het kader van de 'Wet tot bescherming van leerlingen tegen gevolgen van besmettelijke ziekten van personeel van inrichtingen van onderwijs'.

In 1921 kwam het BCG-vaccin (Bacille Calentte Guérin) als middel voor primaire preventie ter beschikking. Dit is in Nederland echter nooit op grote schaal toegepast. De vaccinatie was een arbeidsintensieve methode, waarmee tevens het belangrijke diagnosticum van de huidtest onwerkzaam werd gemaakt. Vanaf de jaren vijftig kwamen de tuberculostatica op de markt. Dit heeft echter niet geleid tot een knik in de al veel eerder ingezette daling van de mortaliteit ten gevolge van tuberculose. De daling werd in de jaren tachtig weer omgezet in een stijging, als gevolg van besmettingen bij migranten, hiv-infecties (humaan immunodeficiëntievirus) en het optreden van multiresistente stammen.

Silicose

De silicose bij mijnwerkers werd in 1921 erkend als een beroepsziekte in het kader van de Ongevallenwet. Dit gaf de zieke arbeider recht op een uitkering van 70 procent van het laatst verdiende dagloon. Dit lijkt, zeker voor die tijd, een bijzonder fraaie regeling. Helemaal vlekkeloos verliep deze echter niet. Het karakter van de Ongevallenwet was eigenlijk niet geschikt voor een dergelijke voorziening; het was vrijwel ondoenlijk de 'ongevalsdatum' vast te stellen. De ondergrondse mijnwerker verdiende gewoonlijk veel meer dan de bovengronds werkende. Wanneer een mijnwerker zijn ondergrondse werk niet meer aankon, kreeg hij een veel slechter betaalde bovengrondse functie. Pas wanneer ook dat door de silicose onmogelijk werd, kwam hij in aanmerking voor een uitkering. Hij kreeg dan slechts 70 procent uitgekeerd van het slecht betaalde bovengrondse werk voor een aandoening die hij ondergronds had opgelopen.

Voor de mijnwerkers was de aanstellingskeuring in 1936 al een feit. Had men een tuberculose doorgemaakt, dan was dat een reden de mijnwerker af te keuren. Ook het 'periodiek geneeskundig onderzoek' was bij deze beroepsgroep al vroeg gerealiseerd: vanaf 1949 werden periodiek röntgenfoto's gemaakt. Er kwamen afspraken over de interpretatie daarvan, alsmede classificaties. Na 15 ondergrondse dienstjaren bleek ongeveer 20 procent van de mijnwerkers silicose te hebben; na 25 dienstjaren was bij ongeveer 65 procent van de arbeiders deze diagnose gesteld. Overigens had tot de jaren vijftig ongeveer 20 tot 30 procent van de mijnwerkers ook een tuberculose doorgemaakt. Verder kwam de extrinsiek allergische alveolitis (duivenmelkerslong) disproportioneel vaak voor in deze bevolkingsgroep; de duivensport was zeer populair!

Asbestose

Van de werkgerelateerde maligniteiten in de longen zijn die als gevolg van asbestexpositie waarschijnlijk de belangrijkste. In de jaren twintig wordt voor het eerst een relatie vermoed tussen longfibrose en het werken met asbest. Vanaf de jaren dertig komt ook de relatie met het mesothelioom in beeld. Asbest wordt onderverdeeld in twee soorten: amfibool (rechte naaldvormige vezels) en serpentine (spiraalvormige vezels). In het bijzonder de amfibole vezels geven, na een lange latentietijd van 15 tot 20 jaar, aanleiding tot maligniteiten. Vooral werkers in de scheepsbouw, isolatie-industrie, productie van remvoeringen en brandwerende kleding hebben in het verleden een verhoogde expositie doorgemaakt. Door het ontbreken van een registratie van beroepsziekten in Nederland, zijn we slecht geïnformeerd over de epidemiologie van dit probleem. Tussen 1970 en 1995 is asbestose 99 maal opgegeven als primaire oorzaak van overlijden. De incidentie van het maligne mesothelioom is in Nederland 4 per 100.000 mannen; in Rotterdam is dat 6 per 100.000. In verband met de lange latentietijd worden tot het jaar 2030 nog ongeveer 20.000 gevallen van maligne mesothelioom verwacht.

Het 'Asbestbesluit' van de overheid heeft het gebruik van crocidoliet (blauwe asbest, een van de amfibolen) sinds 1977 verboden.

2 Cara

Asthma bronchiale was een aandoening die in de jaren vijftig van de vorige eeuw 600 dodelijke slachtoffers per jaar veroorzaakte. Het aantal patiënten in Nederland werd geschat op 100.000. Met het afnemen van de tuberculoseproblematiek werd het belang van dit probleem steeds groter. Daarbij kwam dat in 1948 Bronkhorst tot eerste hoogleraar longziekten werd benoemd aan de Rijksuniversiteit Utrecht. Daarmee oversteeg het vak van longarts dat van tuberculosearts. De laatste had een opleiding genoten van één jaar interne geneeskunde, en vier jaar stage in een sanatorium. De longarts nieuwe stijl werd drie jaar opgeleid in de interne kliniek en slechts één jaar in het sanatorium.

> Over de pathogenese en pathofysiologie van astma bestond een aantal theorieën zoals:
> – de infectieuze theorie: veel doorgemaakte luchtweginfecties leidt tot astma;
> – de allergische theorie: astma is een gevolg van een aangeboren allergie van de luchtwegen;
> – de psychosomatische theorie: astma is een gevolg ofwel van 'rejectie door de moeder', ofwel van een 'moederlijke overprotectie'. Beide konden met psychoanalyse en groepstherapie behandeld worden;
> – de endocriene theorie: astma-aanvallen konden met adrenaline en met ACTH-injecties worden behandeld en was daarom een gevolg van een endocriene stoornis.

Het concept van cara (chronische aspecifieke respiratoire aandoeningen) wordt toegeschreven aan professor Orie, die in 1955 was benoemd tot hoogleraar longziekten aan de Rijksuniversiteit Groningen. Orie kan zeker de grondlegger van dit concept genoemd worden. Hij was er dusdanig mee vergroeid dat hij zelfs zijn hond de naam cara gaf. De naam werd echter in 1960 bedacht door Roosenburg, longarts in het gemeenteziekenhuis te Den Haag.

De term 'Dutch hypothesis' werd in 1961 gelanceerd door professor Fletcher op het eerste Bronchitissymposium in Groningen. Deze hypothese stelde dat het hebben van een chronische aspecifieke respiratoire aandoening het gevolg was van een erfelijke aanleg en van expositie aan uitlokkende factoren. Dit leidde tot astma in de vroege jeugd, en chronische bronchitis en emfyseem op latere leeftijd (tegenwoordig veelal met de Engelse term COPD (chronic obstructive pulmonary disease) aangeduid). Het heeft volgens de opstellers van deze hypothese daarom geen zin een onderscheid te maken tussen de diagnose astma en COPD, omdat hiermee de gemeenschappelijke oorsprong ontkend zou worden en dit onderscheid bovendien kunstmatig zou zijn. De Britse onderzoekers waren (en zijn) van mening dat astma en COPD twee gescheiden entiteiten zijn.

Het lanceren van de 'Dutch hypothesis' heeft zeer veel Nederlandse en (in mindere mate) buitenlandse onderzoekers geïnspireerd tot het doen van cara-onderzoek. Maar ondanks dergelijk onderzoek is de hypothese nooit helemaal bewezen of verworpen. Dat is ook niet eenvoudig bij hypothesen over de ontwikkeling van een ziekte of aandoening gedurende het verloop van een mensenleven. Men is er echter ook in Nederland van overtuigd geraakt dat het wel degelijk zinvol is een onderscheid te maken tussen astma en COPD gezien de verschillen in pathofysiologie en het feit dat deze patiënten verschillend behandeld moeten worden. De term cara is ook nooit geïntroduceerd als een diagnose, maar meer als een overkoepelende term voor luchtwegaandoeningen. Het probleem is echter dat in de praktijk van alledag de term cara wel als diagnose gebruikt werd, wat vaak resulteerde in een uniforme behandeling van astma- en COPD-patiënten, vooral in de eerstelijns geneeskunde.

Deze ontwikkeling heeft ertoe geleid dat er nu voor de huidige behandeling van cara in de huisartsgeneeskunde onderscheid wordt gemaakt tussen astma en COPD. Het Nederlands Huisartsgenootschap (NHG) heeft er bewust voor gekozen aparte standaarden voor de behandeling van astma en COPD te ontwikkelen. Niet alleen verheldert dit de (voor huisartsen toch al vaak complexe) behandeling van astma en COPD, maar bovendien is dit veel meer in overeenstemming met recente (inter)nationale richtlijnen voor de behandeling van astma en COPD.

3   Afbakening astma en COPD

Mede door het begrip cara zijn er in Nederland weinig langlopende registraties voor de differentiële diagnose astma en COPD. Voor een afbakening van beide entiteiten volgt hier een korte begripsbeschrijving.

Astma

Astma bronchiale is, als het niet behandeld wordt, te herkennen aan recidiverende periodes met luchtwegobstructie die gewoonlijk reversibel zijn, spontaan of door behandeling. Afhankelijk van de ernst ontstaan er klachten in de vorm van kortademigheid, piepen, hoesten en een benauwd gevoel op de borst. Ook kan hierbij sputum worden geproduceerd, vooral tijdens exacerbaties. Astma wordt pathologisch gekenmerkt door een chronische ontsteking in de luchtwegen. Deze ontsteking heeft een relatie met bronchiale hyperreactiviteit en luchtwegobstructie. Er kan een luchtwegobstructie ontstaan door ontstekingsprocessen, met als gevolg onder andere een zwelling van de luchtwegwand en door het spasme van de gladde spiercellen. Daarnaast kunnen afwijkingen ontstaan in de vorm van slijmproductie en structurele veranderingen in de luchtwegwand, onder meer met verdikking van de basale membraan. Bij circa 40 procent van de patiënten met astma speelt een allergische constitutie een rol. Het betreft een IgE-gemedieerde reactie op veelvoorkomende en geïnhaleerde omgevingsallergenen.

Naast klachten op basis van astma-exacerbaties, kan er ook een versnelde achteruitgang van de longfunctie ontstaan, waarbij chronische klachten aanwezig zijn. Naast de reversibele bronchusobstructie is er dan sprake van een irreversibele component. Dit ziektebeeld kan omschreven worden met de term chronisch astma. Preventie en behandeling zijn erop gericht de exacerbaties te verminderen en te voorkomen, de longfunctie te optimaliseren en het verlies aan longfunctie op de lange termijn te voorkomen.

COPD

COPD wordt gehanteerd als afkorting van chronic obstructive pulmonary disease. COPD wordt gekarakteriseerd door een verminderde maximale expiratoire luchtstroom, met als gevolg een beperking van de ventilatoire capaciteit. De luchtwegobstructie is grotendeels irreversibel, maar kan variëren in intensiteit. Onder deze functionele diagnose worden patiënten samengevat met kenmerken van chronische bronchitis, small-airways disease en emfyseem. Chronische bronchitis wordt gedefinieerd als chronisch of telkens terugkerend hoesten met opgeven van sputum. Deze klachten zijn aanwezig op de meeste dagen van ten minste drie maanden per jaar, gedurende twee opeenvolgende jaren, waarbij andere oorzaken van long- of hartziekten zijn uitgesloten. Bij chronische bronchitis is sprake van veranderingen aan het bronchiale epitheel, gestoorde mucociliaire klaring en vaak toegenomen slijmproductie door toename van slijmbekercellen en hypertrofie en hyperplasie van submuceus gelegen klierweefsel.

Bij small-airways disease is sprake van een chronische ontsteking van de kleine luchtwegen. Emfyseem is een pathologische diagnose, waarbij sprake is van een permanente destructie van alveolaire structuren, met als gevolg een toename van de alveolaire ruimte distaal van de terminale bronchioli.

Aangezien de ziektebeelden bronchitis en emfyseem meestal in onderlinge samenhang voorkomen en beide tekenen vertonen van luchtwegobstructie, worden ze samengevat met de term COPD. Meestal ontstaat COPD bij mensen ouder dan 40 tot 50 jaar; het ziektebeeld wordt veroorzaakt door roken. Onbehandeld geldt COPD als een progressieve ziekte. De ernst van luchtwegobstructie, bijvoorbeeld vastgesteld door middel van spirometrie, is een goede maat voor het beloop en de ernst.

In tabel 1-1 zijn de verschillen tussen astma en COPD weergegeven.

Tabel 1.1	Verschillen tussen astma en COPD.	
	astma	*COPD*
belangrijke risicofactor	atopie	roken
pathofysiologie	luchtwegobstructie door inflammatie en spasme in de bronchuswand	complex; luchtwegobstructie in bronchiën en perifere luchtwegen, maar ook door irreversibele beschadiging van het longparenchym
voorkomen	alle leeftijden, maar de nadruk ligt op de jongere leeftijd	> 40 jaar
beloop	overwegend gunstig, vooral bij juiste onderhoudsmedicatie	overwegend chronisch en geleidelijk progressief, vooral bij patiënten die niet stoppen met roken
levensverwachting	overwegend normaal	verminderd
reversibiliteit op bronchusverwijders	aanwezig, d.w.z. > 9% van de voorspelde waarde	verminderd, d.w.z. < 9% van de voorspelde waarde
longfunctie	(vrijwel) normaal bij optimale optimale behandeling	blijvend verminderd, ook bij behandeling

4 Epidemiologie van astma en COPD

Op grond van de huisartsgeneeskundige morbiditeitsregistraties in ons land en in andere (Noordwest-Europese) landen is het tot op zekere hoogte mogelijk een beeld te schetsen van het voorkomen van astma en COPD. COPD komt veel vaker voor dan astma en is hiermee een van de meest frequente chronische ziekten in de huisartspraktijk: op jaarbasis worden, per 1000 ingeschreven patiënten, 2 tot 7 nieuwe gevallen (incidentie) gevonden, terwijl er in diezelfde groep reeds 12 tot 19 patiënten onder behandeling zijn (prevalentie). Bij astma is de prevalentie 7 tot 13 en de incidentie 1 of minder. Naar de 'gemiddelde' huisartspraktijk omgerekend, betekent dit dat jaarlijks 30 tot 45 patiënten met COPD en 16 tot 31 patiënten met astma onder behandeling zijn (tabel 1.2).

Tabel 1.2	Prevalentie en incidentie van COPD en astma in de Nederlandse huisartspraktijken.		
		per 1000 inwoners	per standaardpraktijk (n = 2350)
COPD	prevalentie	12-19	30-45
	incidentie	2-3	5-7
astma	prevalentie	7-13	16-31
	incidentie	0-1	0-2

Deze gemiddelde verwachtingen worden echter in 'de praktijk' sterk beïnvloed door specifieke omstandigheden. De sociaaleconomische klasse blijkt van invloed, met een hoger voorkomen van COPD onder patiënten uit de laagste klasse. Dit kan in verband worden gebracht met rookgewoonten en mogelijkerwijs met factoren uit het microklimaat op het werk en in de woonsituatie. COPD komt vooral op oudere leeftijd voor; de aandoening wordt voornamelijk bij mannen vastgesteld. Astma komt juist vooral op jongere leeftijd voor.

Op grond van de genoemde factoren kan in de komende jaren een toe- of afname worden verwacht. In het bijzonder lijken het roken van sigaretten en de vergrijzing van de populatie van belang. De effecten hiervan zijn ten dele tegengesteld en ten dele elkaar versterkend: een afname van het aantal sigarettenrokers zal een afname van het aantal gevallen van COPD veroorzaken, en dan vooral in de jongere leeftijdsklassen. Ten gevolge van de vergrijzing van de populatie zal het totale aantal patiënten met COPD echter stijgen. De verwachting is dat COPD op termijn wereldwijd de derde doodsoorzaak wordt. Dit betekent dus ook dat bijvoorbeeld de leeftijdsopbouw van de populatie van grote invloed is op het feitelijke aantal COPD-patiënten dat in een bepaalde praktijk onder behandeling zal zijn. Als de trend van de afgelopen jaren doorzet, dan zal er de komende jaren ook een toename zijn van het aantal astmapatiënten. De morbiditeitsregistraties afkomstig uit de huisartspraktijk zijn per definitie gebaseerd op de zogenoemde gepresenteerde morbiditeit, dat wil zeggen de morbiditeit die de patiënt presenteert aan de huisarts en die vervolgens door de huisarts bij zijn diagnostiek geïnterpreteerd moet worden. In de regel zullen patiënten besluiten medische hulp in te roepen op basis van de klachten die zij ervaren, terwijl ook de huisarts bij de diagnostiek in eerste instantie op de symptomen afgaat. Steeds duidelijker blijkt echter dat symptomen en klachten een slechte graadmeter zijn voor de ernst van astma en COPD of zelfs voor het bestaan ervan.

Uit een onderzoek onder patiënten in de huisartspraktijk, bij wie klachten en longfunctie werden vergeleken, blijkt dat patiënten met een ernstig gestoorde longfunctie niet of nauwelijks klachten hoeven te ervaren. Het is dan ook aannemelijk dat lang niet alle gevallen van astma en COPD in de populatie ook als zodanig gediagnosticeerd worden. Het is dan ook begrijpelijk dat bij bevolkingsonderzoek in de open populatie een hogere frequentie wordt gevonden dan uit huisartsregistraties naar voren komt. Er is dus sprake van een zogenaamd ijsbergfenomeen (figuur 1.1).

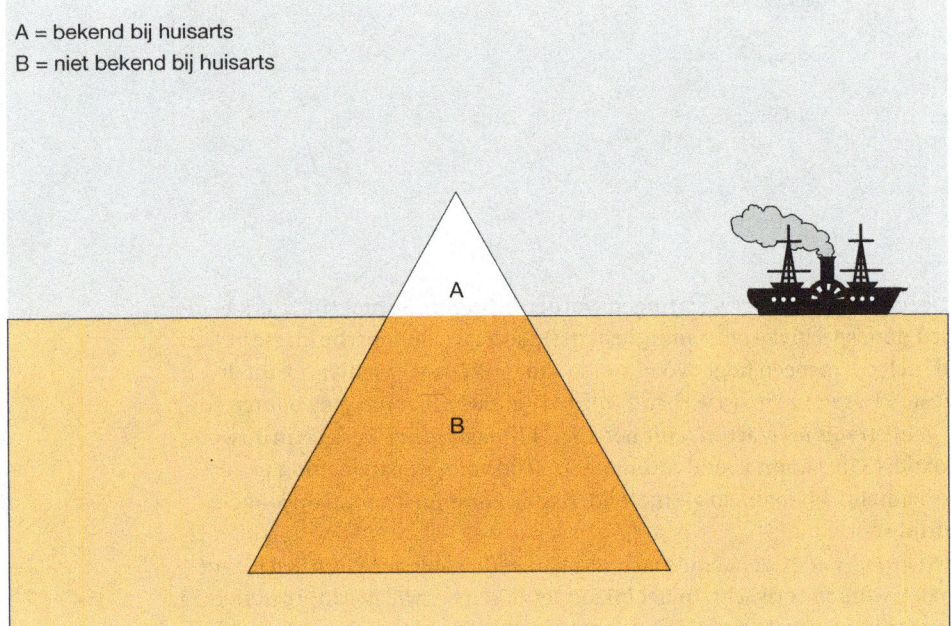

Figuur 1.1
Voorkomen van astma en COPD in de open bevolking.

Waarom opsporen?

Dit alles roept de vraag op hoe belangrijk het is dat alle gevallen van astma/COPD ook worden opgespoord en onder behandeling komen. Het belang dat dit gebeurt, houdt verband met de prognose en het natuurlijke beloop van astma/COPD. De prognose van de patiënt met astma/COPD wordt bepaald door twee factoren: de beschikbare longcapaciteit in de loop van de ziekte, en de kans op bijkomende ziekten (comorbiditeit). Het beloop van de longfunctie is weergegeven in figuur 1.2. De longfunctie vertoont in de loop van het leven een fysiologische teruggang vanaf de maximale capaciteit die rond het twintigste levensjaar wordt bereikt (lijn A). Bij COPD is een versnelde achteruitgang van longfunctie waar te nemen (lijn B). Door bijvoorbeeld te stoppen met roken kan dit verlies minder worden (lijn C). Het verlies van longfunctie blijkt bij COPD in hoge mate irreversibel, ondanks therapie. Bij ongeveer een kwart van de patiënten die in de huisartspraktijk onder behandeling zijn, doet zich naar schatting een verhoogd verlies van longfunctie voor.

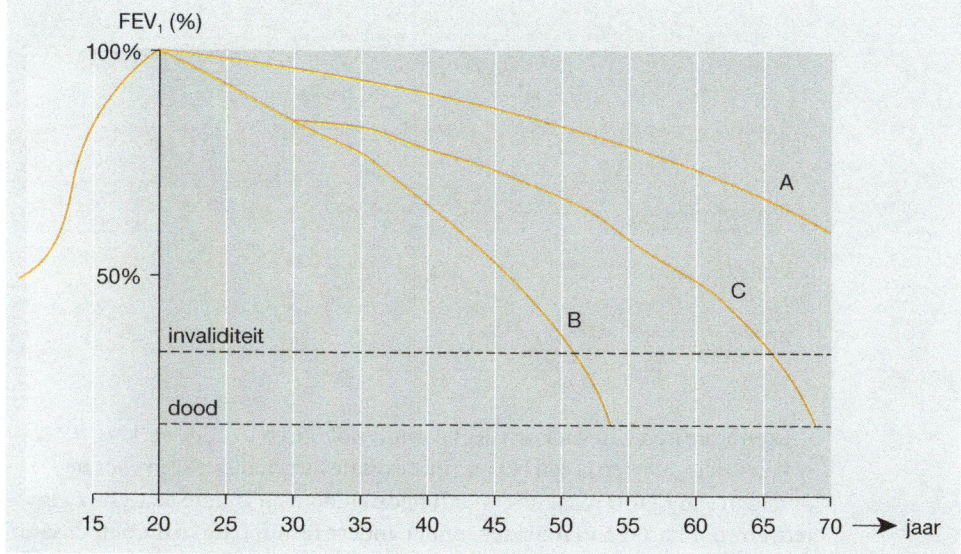

Figuur 1.2
Het beloop van de longfunctie.

A = longfunctie bij gezonde personen.
B = longfunctie bij COPD-patiënten die roken.
C = longfunctie bij COPD- patiënten die stoppen met roken.

Er zijn aanwijzingen dat verlies van longfunctie ook optreedt bij mensen bij wie (nog) geen COPD is vastgesteld. Bij een screening van de open bevolking op astma/COPD blijkt een aanzienlijk deel van de mensen nog niet gediagnosticeerde astma/COPD te hebben. De gemiddelde longfunctiedaling is bij deze groep veel groter dan bij gezonde personen. Naast de direct aan astma/COPD gerelateerde achteruitgang van de longfunctie vormt comorbiditeit een belangrijke prognostische factor: bij ongeveer de helft van de patiënten met COPD in de huisartspraktijk is sprake van belangrijke, bijkomende ziekten. In tabel 1.3 zijn de belangrijkste ziekten weergegeven.

Tabel 1.3	Belangrijkste comorbiditeit en doodsoorzaken bij COPD
comorbiditeit	*doodsoorzaken*
longcarcinoom	longcarcinoom
decompensatio cordis	decompensatio cordis
pneumonie	pneumonie
acute infecties	respiratoir falen
hypertensie	
diabetes mellitus	
artrose knie/heup	
cardiovasculaire aandoeningen	

Comorbiditeit kan voor een deel pathofysiologisch worden verklaard. Het roken van sigaretten is een belangrijke causale factor, niet alleen voor het ontstaan van COPD maar ook voor longcarcinoom en andere maligne ziekten, en voor hart- en vaatziekten, onder andere resulterend in decompensatio cordis. Het spreekt vanzelf dat de gemeenschappelijke causale factor – roken – ook tot omgekeerde bevindingen kan leiden: bij patiënten met de in tabel 1.3 genoemde aandoeningen bestaat een verhoogde kans op het ontstaan van COPD. Decompensatio cordis is daarnaast ook een gevolg (complicatie) van COPD. Recent onderzoek heeft aangetoond dat bij een aanzienlijk deel (tot 20 procent) van de patiënten met COPD eveneens decompensatio cordis als bijkomende diagnose gesteld kan worden (onderzoek van Frans Rutten).

Screenen versus case-finding

Het eerdere DIMCA-onderzoek heeft niet geleid tot de aanbeveling dat de huisarts zou moeten screenen om de patiënten met niet-gediagnosticeerd COPD in een vroeg stadium op te sporen (Tirimanna et al., 1996; Van der Boom et al., 1998). Vervolgonderzoek naar case-finding van COPD in Nederlandse huisartspraktijken liet echter zien dat deze laatste vorm van vroege opsporing van COPD niet alleen goed inpasbaar is in de praktijk, maar ook buitengewoon efficiënt is. Op grond van dit onderzoek wordt aangeraden om alle rokers die ouder zijn dan 40 jaar en hoesten eenmalig te screenen op de longfunctie (Van Schayck et al., 2002).

6 De toekomst

Het is waarschijnlijk dat de toegenomen aandacht voor astma/COPD tot een betere detectie zal leiden: de ijsberg zal op grond hiervan een grotere top krijgen ten opzichte van het onder de oppervlakte gelegen deel (zie fig. 1.1). De toegenomen aandacht voor astma/COPD en voor andere chronische aandoeningen in de huisartspraktijk leidt ertoe dat eenmaal gediagnosticeerde gevallen nauwgezetter worden gevolgd en dus bij de huisarts in beeld blijven. Uit de cijfers van de Continue Morbiditeits Registratie Nijmegen is dit voor chronische aandoeningen als geheel duidelijk waar te nemen. De gestage toename van het aantal patiënten met een chronische ziekte in de huisartspraktijk tussen 1970 en 2005 blijkt vooral een gevolg van de toename van de prevalentie, van de al bekende gevallen. Het aantal nieuwe patiënten, de incidentie, bleef in die periode vrijwel constant. Dit betekent dat eenmaal gediagnosticeerde gevallen stringenter en langduriger onder de aandacht blijven. De astma/COPD-bewustheid in de huisartspraktijk zal dus in de komende tijd naar alle waarschijnlijkheid leiden tot een aanzienlijke toename van het aantal behandelde patiënten met astma/COPD. De verwachting is dat de huisarts de komende jaren geconfronteerd zal worden met een duidelijke toename van het aantal patiënten met astma, maar vooral met COPD.

Leesadvies

Boom G van den, Schayck CP van, Mölken MP van, Tirimanna PR, Otter JJ den, Grunsven PM van, Buitendijk MJ, Herwaarden CL van, Weel C van. Active detection of chronic obstructive pulmonary disease and asthma in the general population. Results and economic consequences of the DIMCA program. Am J Respir Crit Care Med. 1998;158(6):1730-8.

Folgering H, Schayck CP van. Longziekten en sociale geneeskunde, 75 jaar. T Soc Geneeskd. 1998;3:170-4.

Lisdonk EH van de, Bosch WJHM van den, Huygen FJA, Lagro-Janssen ALM. Ziekten in de huisartspraktijk. Utrecht: Wetenschappelijke uitgeverij Bunge; 1994.

Schayck CP van, Loozen JMC, Wagena E, Akkermans RP, Wesseling GJ. Detecting patients at a high risk of developing chronic obstructive pulmonary disease in general practice: cross sectional case finding study. BMJ. 2002;324:1370-4.

Tirimanna PRS, Schayck CP van, Otter JJ den, et al. Prevalence of asthma and COPD in general practice in 1992: Has it changed since 1977? Br J Gen Pract. 1996;46:277-81.

Websites

Astma bij kinderen (M24) (2006)
http://nhg.artsennet.nl/uri/?uri=AMGATE_6059_104_TICH_R182615712644736
Astma bij volwassenen (M27) (2007)
http://nhg.artsennet.nl/uri/?uri=AMGATE_6059_104_TICH_R2000481226229446

COPD (M26) (2007)
http://nhg.artsennet.nl/uri/?uri=AMGATE_6059_104_TICH_R202152755891712
COPD ketenzorg (niet medicamenteus) (2005)
http://www.cbo.nl/product/richtlijnen/folder20021023121843/copd_2005.pdf/view
COPD, medicamenteuze therapie (2007)
http://www.cbo.nl/product/richtlijnen/folder20021023121843/rl_copd_mt_2007.pdf/view

2 Leven met longziekten

Prof. dr. A.A. Kaptein

Casus

Ze is zestien. Sinds haar zesde heeft ze astma. De ernst van haar astma is zodanig dat haar leven de afgelopen tien jaar sterk is gekleurd door de ademhalingsmoeilijkheden. Haar schooltijd werd gekenmerkt door frequente ziekenhuisopnamen. Ze noemt zichzelf een vechtertje en ze probeert uit alle macht haar astma niet haar leven te laten domineren. Sterker nog, ze zegt niet te weten wat het woord astma betekent. 'Ik heb het af en toe wat benauwd, dat is alles.' Ze wil meedoen met haar klasgenoten en ze gaat elk weekend uit in cafés en discotheken, waar ze ernstig benauwd wordt. Haar medicatie (bronchusverwijders) gebruikt ze zeer frequent bij periodes van kortademigheid – altijd op de wc, niemand van haar leeftijdgenoten mag weten dat ze astma heeft. Het afgelopen jaar is ze al vijf keer met een ernstige astma-exacerbatie opgenomen in het ziekenhuis. Uit het psychologisch onderzoek blijkt dat ze zich sterk schaamt voor haar astma, haar astma ontkent, een grillige 'compliance' vertoont en verschijnselen van kortademigheid slechts opmerkt wanneer ze al zeer ernstige symptomen heeft. Nadat ze weer eens uit het ziekenhuis is ontslagen, staat ze dezelfde avond weer op de Spoedeisende Hulp. Ze wordt acuut heropgenomen.

1 Astma, COPD

In dit hoofdstuk wordt een overzicht gegeven van de psychologische gevolgen van het hebben van een longziekte. Gezien de relatief hoge prevalentie van astma en chronisch obstructief longlijden (COPD) wordt aan deze twee longziekten aandacht besteed. Cystische fibrose komt in de huisartspraktijk relatief zelden voor en longkanker heeft door de veelal sterke levensbekorting een andere psychologische dynamiek. Deze aandoeningen blijven dan ook hier buiten beschouwing.

In de Nederlandse huisartsgeneeskunde is de afgelopen dertig jaar indrukwekkend veel gebeurd op het terrein van astma en COPD. In 1982 kon de conclusie van een artikel van H.J. Dokter over het toen nog gebruikte begrip cara luiden: 'cara heeft voor de huisarts beperkte betekenis'. Een kleine dertig jaar later zijn standaarden over diagnostiek en behandeling van deze twee longziekten beschikbaar, onderbouwd met onderzoek over diagnostiek en behandeling van astma en COPD. In die standaarden wordt uitgebreid gebruikgemaakt van resultaten van onderzoek dat Nederlandse huisartsen onder patiënten met astma en COPD in de Nederlandse huisartspraktijk hebben uitgevoerd.

In *Huisarts & Wetenschap* en in internationale huisartsgeneeskundige tijdschriften wordt veel gepubliceerd over patiënten met respiratoire aandoeningen. In dat onderzoek en in de publicaties komen psychosociale aspecten aan de orde – veelal zijdelings, en terecht: het huisartsgeneeskundig onderzoek concentreert zich op de meer medische aspecten. Het aantal psychologen dat onderzoek doet naar psychosociale aspecten van astma en COPD is nog steeds op de vingers van één hand te tellen. Uit hun werk is gelukkig wel een antwoord af te leiden op de vraag die in dit hoofdstuk aan de orde komt: welke gevolgen op psychologisch en maatschappelijk gebied hangen samen met het hebben van astma en COPD voor de patiënt en zijn sociale omgeving, en welke behandelmethoden zijn met welke mate van succes toegepast? In paragraaf 2 wordt dit thema besproken voor astma, in paragraaf 3 voor COPD.

2   Astma: psychologische en sociale gevolgen

'Dan begint ineens zijn ademhaling onregelmatig te worden, hijgend en fluitend. ... Hij doet zijn arm iets van zijn borstkas en haalt diep adem. Even stokt zijn ademhaling. Begint het weer, denkt hij angstig.'

(Wolkers, *Een roos van vlees*, 1963, p. 7)

Huisartsen en medisch psychologen zitten gelukkig op één lijn wat betreft hun visie op mensen met lichamelijke klachten. De klachten vormen het begin van het medisch denken en handelen. Huisartsen vatten astma op als een lichamelijke aandoening, waarbij met behulp van gerichte huisartsgeneeskundige diagnostiek en therapie wordt gestreefd naar het zo goed mogelijk reduceren van de klachten en naar het bevorderen van de kwaliteit van leven van de patiënt.

In de afgelopen decennia hebben de opvattingen over psychosociale aspecten van astma veel wijzigingen ondergaan. Het is relevant en instructief die wijzigingen in vogelvlucht te bespreken. In de loop van de afgelopen vijftig jaar deden verschillende benaderingen opgeld in de behandeling van en het onderzoek bij mensen met astma en COPD. Ze zijn in figuur 2.1 op een tijdas afgebeeld (fig. 2.1).

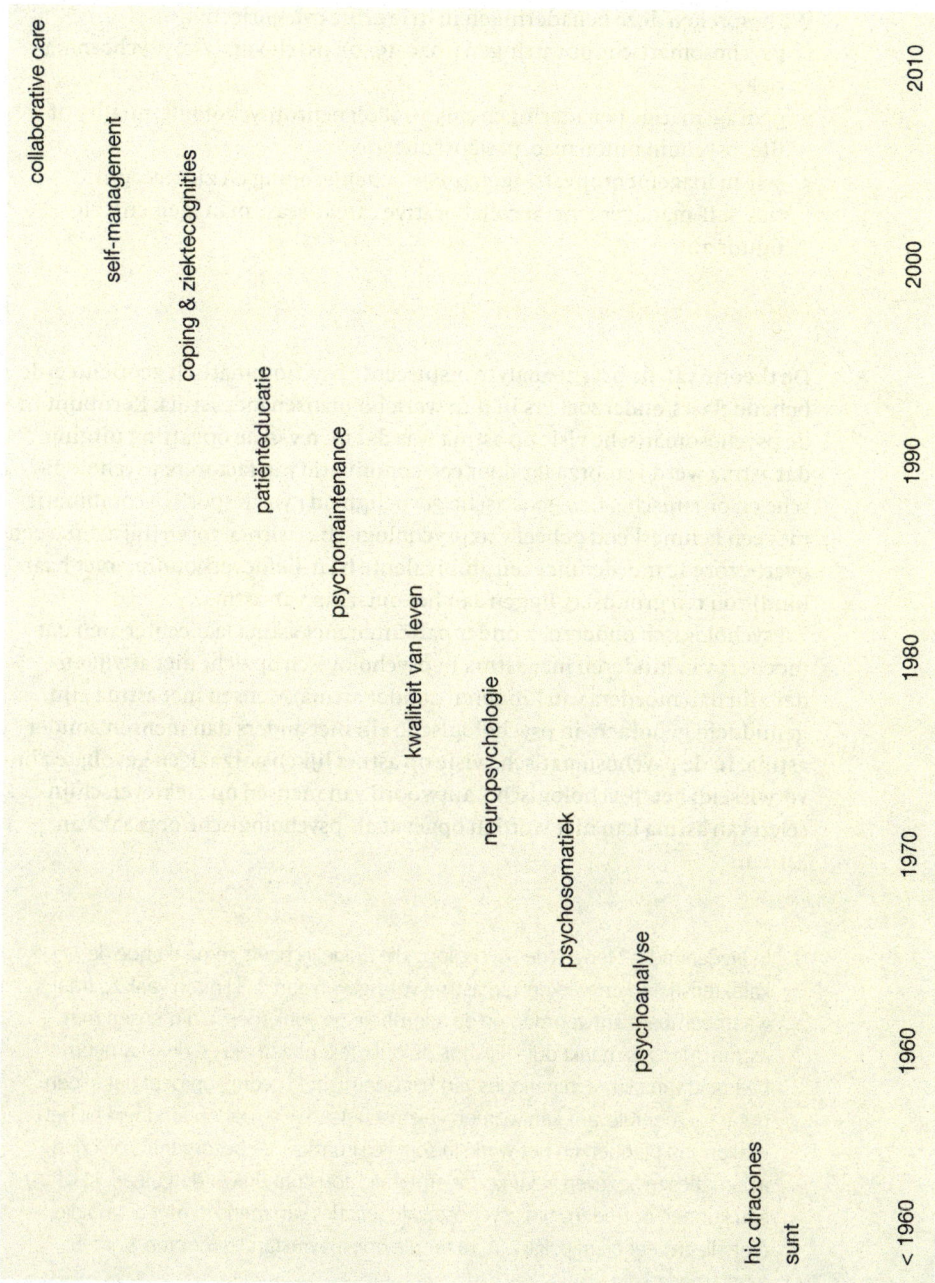

Figuur 2.1
Theoretische benaderingen in gedragswetenschappelijk onderzoek en zorg voor patiënten met astma en COPD, 1960 tot heden.

We bespreken deze benaderingen in drie grote categorieën:
1 psychosomatische opvattingen (1920-1950): psychoanalyse, psychosomatiek;
2 gedragsmatige benaderingen (1950-1980): neuropsychologie, quality of life, psychomaintenance, patiënteducatie;
3 self-managementopvattingen (1980-heden): coping en ziektecognities, self-management en collaborative care/disease management (zie figuur 2.1).

Psychosomatische opvattingen (1920 -1950)

De theorie van de psychoanalyse inspireerde psychosomatisch georiënteerde behandelaars/onderzoekers in hun werk bij mensen met astma. Kernpunt in de psychosomatische visie op astma was dat men van de opvatting uitging dat astma werd veroorzaakt door een combinatie van factoren: psychologische en organische. Een genetische gevoeligheid ('weak spot') in combinatie met een kenmerkend geheel van psychologische risicofactoren (bij astma: een overbezorgde moeder met een ambivalente haat-liefdeverhouding met haar kind) zou ten grondslag liggen aan het ontstaan van astma.

Psychologisch onderzoek onder patiënten met astma laat echter zien dat moeders van kinderen met astma in psychologisch opzicht niet afwijkender zijn dan moeders van kinderen zonder astma. Mensen met astma zijn, gemiddeld genomen, in psychologische zin niet anders dan mensen zonder astma. In de psychosomatische visie op astma lijken oorzaak en gevolg te zijn verwisseld: het 'psychologische' antwoord van mensen op ziekteverschijnselen van astma kan niet worden opgevat als psychologische oorzaak van astma.

> In Nederland is Menges de psycholoog die duidelijk heeft gemaakt hoe de karakteristieke kenmerken van astma vormgeven aan de klinisch vaak zo fraai waarneembare antwoorden op de ademhalingsproblemen van mensen met astma. Menges maakt duidelijk hoe de onberekenbaarheid en de waarneembaarheid van astma in periodes van kortademigheid gedrag oproept dat alleen maar als zeer relevant kan worden gekenschetst. De terughoudendheid bij het maken van plannen (in het werk, in sociale situaties), de bezorgdheid om zich in situaties te begeven waar kortademigheid zou kunnen worden uitgelokt of zou kunnen optreden, zijn psychosociale reacties van mensen met astma die niet alleen zeer begrijpelijk zijn, maar die ook als verstandig moeten worden aangemerkt.

De stigmatisering van mensen met astma is nog niet verdwenen. Recent werd aan huisartsen in een aantal Europese landen hun mening gevraagd over oorzaken, diagnostiek en behandeling van astma. De auteurs van het manuscript citeerden de antwoorden van enkele Duitse huisartsen. Eén van hen meende dat patiënten met astma 'onbewust de mensen in hun omgeving het niet gunnen ook de lucht in te ademen die voor hen is bestemd'.

De huisarts die de bezorgde moeder met haar kind met astma op zijn spreekuur ziet, doet er goed aan de bezorgdheid op te vatten als een relevante reactie van de moeder. Als het kind met astma ertoe neigt zich enigszins verlegen te gedragen is het een goed beleid de verlegenheid op te vatten als een begrijpelijke, relevante respons van het kind op de ademhalingsklachten. Empirisch onderzoek laat zien dat kinderen met astma in psychologische zin niet verschillen van kinderen zonder astma. Deze uitspraken gaan vanzelfsprekend over gemiddelden; natuurlijk zijn er kinderen met astma wier gedrag in psychologische zin wel als abnormaal moet worden aangemerkt.

Gedragsmatige benaderingen (1950 -1980)

De volgende fase in het onderzoek naar leven met astma betrof de neuropsychologische gevolgen van astma, waarbij vooral patiënten met zeer ernstig astma werden bestudeerd. Vermoeidheid en beperkingen in cognitieve prestaties, geassocieerd met slaapverstoring vanwege nachtelijk astma, zijn in dergelijk onderzoek vastgesteld. Het veld van neuropsychologisch onderzoek bij astma is nog relatief weinig ontwikkeld.

Kwaliteit van leven vormde een thema dat 'leven met astma' op directe wijze in kaart bracht. Het onderzoek naar de functionele, psychologische en sociale gevolgen van astma en zijn behandeling laat vrij ingrijpende negatieve consequenties op die drie velden zien, ook bij de patiënten die hoofdzakelijk in de eerste lijn worden behandeld. Onderzoek en zorg in het kader van kwaliteit van leven vormden en vormen de opmaat naar latere fasen in het gedragswetenschappelijk onderzoek bij astma (zie figuur 2.1).

Met 'psychomaintenance' wordt bedoeld het onderhouden van symptomen van astma door psychologische fenomenen: het gedrag van mensen met astma kan de negatieve consequenties van astma versterken of verminderen. Onderzoekers in Denver stelden verbanden vast tussen angst, depressie en schaamte enerzijds, en opnameduur, kans op heropname, en zwaarte van medicatie anderzijds. 'Objectieve' kenmerken als longfunctie speelden bij die associaties geen rol van betekenis. De opstap naar gedragswetenschappelijke interventie wordt hier zichtbaar.

Klinisch en intuïtief ligt het in de rede mensen met astma aan te moedigen zich bij episoden van kortademigheid te ontspannen en te proberen rustig uit en in te ademen. Met de opkomst van de gedragstherapie in de psychologie (bijvoorbeeld bij de behandeling van fobieën) en in de (huisarts)geneeskunde, werd ook onderzoek gedaan naar de betekenis van relaxatietechnieken bij astma. In laboratoriumonderzoek werd veelal de combinatie van ontspanningsoefeningen en biofeedback gebruikt, teneinde na te gaan of de longfunctie van patiënten met astma te beïnvloeden was. Dit bleek niet het geval te zijn. 'Objectieve' effecten (beïnvloeding van de FEV_1) werden niet gevonden. Door het aanleren van ontspanningsoefeningen werd de patiënt met astma wel de mogelijkheid geboden subjectief meer greep ('control') te krijgen op het astma. Deze 'subjectieve' winst is een aspect dat nadrukkelijker naar voren komt in de huidige psychologische visie op astma. Daarin is de kern van psychologische interventies namelijk het leren van zelfzorgvaardigheden aan mensen met astma.

Patiënteducatie beoogde astmapatiënten via het vergroten van hun kennis over de aandoening en de behandeling ervan minder last van het astma te laten ervaren. Het simpelweg vergroten van kennis lukt, gedragsverandering volgde echter niet. Er is blijkbaar meer nodig dan alleen kennis – wat huisartsen en psychologen inmiddels goed beseffen.

Self-managementopvattingen (1980 -heden)

Met coping (= het op cognitieve en emotionele wijze het hoofd bieden aan een als stressvol ervaren gebeurtenis of omstandigheid, zoals het hebben van astma) werd de subjectieve beleving van astma geïntroduceerd als object van studie en beïnvloeding. Als 'slechte' (= niet-effectieve) coping is geassocieerd met een ongunstig beloop van astma, zal verandering van coping tot verbetering van het beloop van astma leiden, is uit de psychomaintenance-theorie af te leiden. Dat bleek juist: aanleren van adequate copingvaardigheden leidt tot minder negatieve gevolgen van astma, zo blijkt uit Cochrane reviews, systematische reviews en meta-analyses.

Als het doel van huisartsgeneeskundige zorg voor patiënten met astma is de klachten zo veel mogelijk te voorkómen en waar nodig te verminderen, en de kwaliteit van leven van de patiënten zo goed mogelijk te laten zijn, dient de patiënt over de vaardigheden te beschikken die het mogelijk maken dat deze zelf meehelpt dat doel te bereiken.

Ziektecognities zijn een thema dat in recent onderzoek over mensen met astma is ontdekt. De ideeën, opvattingen en denkbeelden van mensen over astma en de behandeling ervan blijken op een aantal dimensies te kunnen worden geoperationaliseerd (bijvoorbeeld oorzaken, beloop en consequenties), blijken uitkomsten van astmazorg te beïnvloeden, en blijken gevoelig voor verandering via cognitief-gedragsmatige interventies. In een recente review over dit onderwerp stelden we vast dat het integreren van ziektecognities in zelfmanagementtrainingen – voorlopig – de meest effectieve wijze is om astmapatiënten grip op hun aandoening te geven.

Kernpunt bij self-management, ofwel zelfzorg, van mensen met astma is het opsporen (diagnosticeren) van deficiënties in de vaardigheden bij het omgaan met astma en het bieden van oplossingen om die deficiënties op te heffen. Het onderzoek naar zelfzorg bij astma kan worden samengevat in termen van het aanleren van vaardigheden die de patiënt in staat stellen het astma zo veel mogelijk te beheersen: symptoom vermijden, symptoom herkennen, symptoom behandelen, arts-patiënt interactie en algemene zelfzorgvaardigheden.

Met behulp van een dagboek kan de patiënt leren welke situaties onder welke omstandigheden gepaard gaan met het ontstaan van klachten van kortademigheid. Dit inzicht kan helpen episoden van kortademigheid te voorkomen. Bij het opmerken van symptomen vormen een piekstroommeter en een dagboek een nuttig instrumentarium. Een basale vaardigheid als het op correcte wijze gebruiken van de correcte medicatie teneinde beginnende kortademigheid te couperen hoort bij symptoombehandeling. In zelfzorgprogramma's wordt tevens aandacht geschonken aan het assertiever omgaan van de patiënt met zijn behandelend arts. Ten slotte wordt in de meer geformaliseerde, groepsgewijze zelfzorgprogramma's geprobeerd patiënten te motiveren gezonder te leven (niet roken, lichamelijk actief blijven en dergelijke).

Goede meta-analyses over de effecten van zelfzorgprogramma's op kinderen en volwassenen met astma laten zien dat met zelfzorgprogramma's positieve effecten worden behaald, afgemeten aan school- en/of werkverzuim, frequentie en duur van ziekenhuisopnamen, ervaren last van de ziekteverschijnselen, en angst.

Disease management en collaborative care vormen in 2009 de nieuwste loot aan de stam van de 'leven met longziekten-boom'. Disease management wordt wel omschreven als het inzetten van zelfmanagementtraining, symptoomperceptievaardigheden en het gebruik van zorgplannen die patiënten en zorgverleners samen hebben opgesteld, teneinde de negatieve consequenties van een ziekte (hier: astma) te reduceren. Het gaat dus om het managen van een ziekte door zorgverlener en patiënt gezamenlijk, met een actieve zelfmanagementrol van de patiënt. Er is empirisch evidentie voor de werkzaamheid van deze benadering bij mensen met astma.

> Als we terugkijken op zo'n 50 jaar 'leven met astma', dan valt op hoe in de loop van die halve eeuw de patiënt met astma steeds meer een volwassen persoon is geworden die de instrumenten moet krijgen om zelf het astma te managen. Niet langer gaat het om psychopathologie of afwijkend gedrag, maar om het zich aanpassen aan relatief moeilijke omstandigheden; dat wil zeggen het astma een plaats geven in het leven van alledag. Samen met zorgverleners, het sociale systeem rond de patiënt, en een begripvolle en steunende samenleving, lijkt het de patiënt onder goede omstandigheden te lukken het astma te beheersen. Als de horizontale lijn in figuur 2.1 de tijdas is, weerspiegelt de verticale as hoe in de loop van de afgelopen vijftig jaar, de patiënt met astma in toenemende mate de regie heeft gekregen over het leven met astma.

3 Chronisch obstructief longlijden (COPD)

'I have a terrible lack of energy. I get terribly, terribly tired and worn out very easily. You're always short of energy ... whether it's getting up in the morning, washing or dressing, anything, you get so damned tired and breathless.'

(Williams, 1993, p. 65)

> **Casus**
>
> Hij is 62 jaar. In het ziekenhuisbed zien we een relatief dikke man wiens ademhaling hoorbaar en zichtbaar moeilijk is. De patiënt heeft een infuus en 's avonds, als het bezoek naar huis is, zien we de patiënt buiten bij de ziekenhuisingang roken. Desgevraagd zegt de patiënt 'kind aan huis te zijn' in het ziekenhuis. Hij zit in de WAO en stelt vast dat 'de rek uit zijn longen is' en dat hij geen heil ziet in een gesprek met een psycholoog over zijn ziekte. Zijn echtgenote merkt bezorgd op tegen de ziekenhuispsycholoog dat zij haar man wel erg somber en passief vindt.

In de andere hoofdstukken in dit boek wordt aandacht besteed aan de somatische achtergronden van chronisch obstructief longlijden (COPD). In deze paragraaf wordt ingegaan op de psychosociale aspecten van het lijden aan COPD en op de bijdrage die psychologen en huisartsen kunnen leveren aan het bevorderen van het welzijn van deze patiënten.

COPD zal over ongeveer 15 jaar de derde doodsoorzaak zijn in de geïndustrialiseerde landen. Het is in dit kader bepaald verbazend hoe weinig onderzoek verricht is naar de psychologische en sociale consequenties van het lijden aan COPD. Het onderzoek naar 'psychologie en COPD' kan, net als bij astma, in drie periodes worden gecategoriseerd:

1 psychoanalyse en psychosomatiek;
2 neuropsychologie, kwaliteit van leven, psychomaintenance, patiënteducatie;
3 coping, ziektecognities, self-management (inclusief longrevalidatie) en disease management/collaborative care (zie ook figuur 2.1).

Psychoanalyse en psychosomatiek

Ook COPD-patiënten zijn object van een psychoanalytische benadering geweest, zij het in veel geringere mate dan mensen met astma. Een behandelstudie vergeleek de waarde van psychoanalytische therapie met die van een op zelfmanagement toegesneden behandeling. De laatste vorm leverde, min of meer tot ontzetting van de auteurs, de meeste winst op.

Het eerste onderzoek naar de psychologische kenmerken van COPD-patiënten werd in 1961 uitgevoerd. De onderzoekers trachtten de mate van 'psychopathologie' vast te stellen met behulp van vragenlijsten. De resultaten werden door de onderzoekers in een psychosomatisch kader geplaatst, dat nu verouderd is. Waar het hier om gaat is vast te stellen dat psychosociale aspecten van COPD een relatief korte onderzoekstraditie kennen.

Enige jaren later zette het werk van Agle en Baum de toon voor het onderzoek naar de psychologische en sociale consequenties van COPD. Hoge niveaus van angst, depressie, alcoholisme, huwelijksproblemen en gevoelens van sociale isolatie waren de bevindingen van onderzoek onder klinisch opgenomen mannen met COPD.

Een waardevolle vaststelling in de hiervoor genoemde onderzoeken betreft de psychologische en sociale karakterisering van patiënten met COPD. In de psychotherapeutische literatuur uit die tijd werd het begrip YAVIS-patiënten versus HOUND-patiënten beschreven. De *y*oung, *a*ttractive, *v*erbal, *i*ntelligent en *s*ociable patiënt bleek relatief goed op psychotherapie te reageren. Voor de *h*umble, *o*ld, *u*gly, *n*on-verbal and *d*ull (sic) patiënt bleek psychotherapie echter een weinig tot niet-werkzame behandelvorm te zijn. Agle en Baum karakteriseren de COPD-patiënt als behorend tot de HOUND-categorie. Huisartsen en psychologen met klinische ervaring met COPD-patiënten herkennen waarschijnlijk dit beeld. De 'gemiddelde' patiënt met chronisch obstructief longlijden is een relatief laagopgeleide, verbaal weinig toegankelijke patiënt die het liever niet al te veel wil hebben over de betekenis van ziek zijn of over zelf het heft in handen nemen om goede zelfzorgvaardigheden toe te passen.

Neuropsychologie, kwaliteit van leven, psychomaintenance, patiënteducatie

De eerste empirische onderzoeken van enig wetenschappelijk niveau over de gevolgen van COPD op het psychologisch en sociaal functioneren van de patiënten gingen uit van een neuropsychologische vraagstelling. Vastgesteld werd dat COPD negatieve effecten heeft op geheugenfuncties en op de fijne motoriek. Hierbij moet worden aangetekend dat de patiënten in deze onderzoeken aan zeer ernstige vormen van COPD leden. Interessant is dat het bij deze onderzoeken nog vrijwel uitsluitend mannelijke patiënten betrof, die veelal zuurstof als additionele behandeling kregen. De schaarse onderzoeken naar de gevolgen van COPD voor het seksueel functioneren vallen in hetzelfde kader.

De volgende stap in het onderzoek naar de psychosociale aspecten van COPD betreft het thema kwaliteit van leven. Gegeven de relatief geringe bijdrage van medicamenteuze interventie bij COPD, werd met behulp van vragenlijsten in kaart gebracht hoe het de patiënt met COPD in zijn dagelijks leven verging. Met behulp van de SIP-vragenlijst (Sickness Impact Profile), bijvoorbeeld, werd vastgesteld dat COPD-patiënten in vergelijking met even oude mensen zonder COPD significant meer problemen ervoeren op terreinen als slapen, huishouden, werk, communicatie, emotioneel gedrag en lichamelijke activiteit.

De researchgroep die bij patiënten met astma het begrip 'psychomaintenance' ontwikkelde, paste deze benadering ook bij patiënten met COPD toe. Het belang van dit werk ligt in het kwantificeren van de mate van negatieve psychosociale consequenties van COPD.

Patiënteducatie bij COPD is relatief veel toegepast, vermoedelijk mede door het destijds ontbreken van meer op zelfmanagement gerichte interventies – gedragswetenschappers interesseerden zich niet erg voor mensen met COPD. De effecten van patiënteducatie alleen op relevante uitkomsten als kwaliteit van leven, medische consumptie en zelfzorgvaardigheden zijn verwaarloosbaar.

Coping, ziektecognities, self-management (inclusief longrevalidatie) en disease management/collaborative care

De psychosociale problematiek van mensen met COPD kan worden vergeleken met die van mensen met chronische lichamelijke ziekten in het algemeen, en met die van mensen met chronische pijnproblemen in het bijzonder. Depressiviteit blijkt veel voor te komen bij mensen met COPD. In een recente systematische review concluderen de auteurs dat de prevalentie van depressie ongeveer 30 procent is bij mensen met COPD. Zij bepleiten dan ook dat de huisarts niet alleen het rookgedrag van de patiënt in kaart brengt en probeert te beïnvloeden, maar om ook depressiviteit te meten en die proberen te beïnvloeden. De 'gemiddelde' COPD-patiënt is pessimistisch over zijn toekomst en is moeilijk te motiveren om de negatieve spiraal van kortademigheid, somberheid en pessimisme, inactiviteit, roken, somberheid, inactiviteit, enzovoort te doorbreken (figuur 2.2).

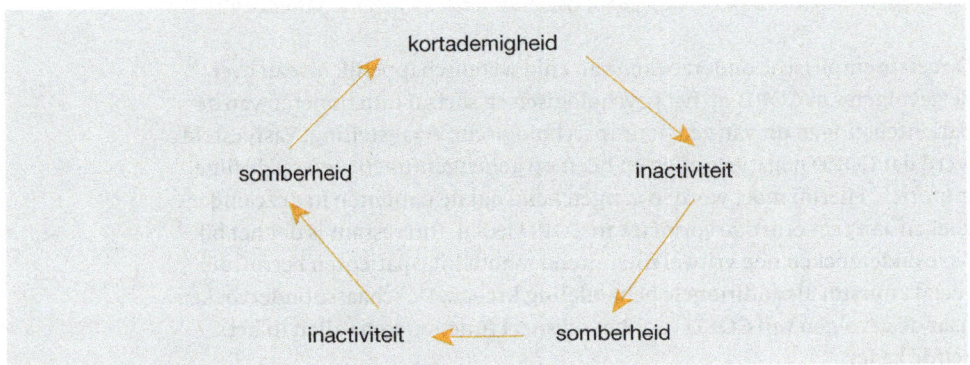

Figuur 2.2
De negatieve spiraal bij COPD-patiënten.

Coping met COPD wordt in de jaren negentig van de vorige eeuw geëxploreerd. In toenemende mate komen in die periode longrevalidatieprogramma's beschikbaar, ook voor patiënten met een niet-dramatisch slechte longfunctie. In deze programma's wordt klinisch, maar ook in de ambulante setting geprobeerd de vicieuze cirkel van figuur 2.2 te doorbreken, inclusief het interveniëren in copinggedrag. Een multidisciplinair team (artsen, verpleegkundigen, fysiotherapeuten, psychologen en een ervaringsdeskundige = een patiënt) leert patiënten, meestal samen met de partner, hoe deze door actieve coping en het gebruik van goede zelfzorgvaardigheden het bestaan draaglijker kan maken. Ademhalingsoefeningen, het geleidelijk opvoeren van lichamelijke inspanning, ontspanningsoefeningen, het leren omgaan met somberheid en boosheid, en stoppen met roken, zijn meestal de componenten van een longrevalidatieprogramma. Het empirische onderzoek naar longrevalidatieprogramma's geeft aanleiding tot enig optimisme. Gevoelens van somberheid verminderen, de loopafstand neemt toe en de medische consumptie neemt af.

Ziekteperceptoes bij mensen met COPD zijn in de afgelopen 10 jaar in toenemende mate geëxploreerd. De resultaten laten zien dat pessimisme over het beloop van de COPD, een lage mate van ervaren beheersing, en een groot aantal symptomen dat aan COPD wordt toegeschreven is geassocieerd met een slechter beloop van COPD – wat interventieonderzoek gewenst maakt op dit terrein. In self-managementprogramma's wordt dan ook getracht patiënten zich meer optimistische self-statements te laten eigen maken, in combinatie met meer fysieke vormen van gedragsverandering (lichamelijk actiever zijn, beter eten, sociale activiteiten ondernemen en dergelijke).

Collaborative care/disease management bij COPD is een behandelvorm waarover nu zelfs meta-analyses verschijnen. Hieruit kan worden opgemaakt dat deze programma's de inspanningscapaciteit doen toenemen, ziekenhuisopnamen reduceren, en de kwaliteit van leven verbeteren. Naar uitkomsten als longfunctie, symptomen en sterfte zijn nog onvoldoende studies in dit kader verricht.

> Net als bij astma is bij COPD op basis van goed onderzoek zichtbaar hoe in de loop van de afgelopen 50 jaar de patiënt instrumenten in handen krijgt die het mogelijk maken regie te voeren over het leven met COPD (zie ook figuur 2.1). Verder onderzoek is nodig om het instrumentarium te verbeteren en te verfijnen, en om de patiënt ertoe aan te zetten de rol van regisseur daadwerkelijk op zich te nemen.

4   Afsluiting

Het opsporen van deficiënties in zelfzorgvaardigheden bij patiënten met astma en COPD lijkt een betekenisvolle bijdrage van de huisarts te kunnen zijn om psychosociale problematiek te reduceren en daarmee een gunstig ziektebeloop te bevorderen. De meeste mensen met respiratoire aandoeningen leren met hun longziekte te leven. Voor de grote meerderheid van mensen met astma of COPD is de huisarts de eerste en enige zorgverlener. Slechts een relatief gering aantal patiënten ontspoort, mede onder invloed van psychosociale problematiek. Het door de huisarts systematisch en zorgvuldig onderzoeken van het zelfzorggedrag van de patiënt en zijn sociale systeem is een zinvolle bijdrage aan goede huisartsgeneeskundige zorg. Bij ernstige en persisterende problematiek kan verwijzing naar een eerstelijns psycholoog, een longverpleegkundige (indien aanwezig), of een longrevalidatiecentrum geïndiceerd zijn. In de organisatie van medische zorg lijkt disease management een aanwinst.

Noot   Het schrijven van dit hoofdstuk werd mede mogelijk gemaakt door subsidies van het Astma Fonds (AF-projectnummers 78.22, 83.22, 85.07, 88.54, 90.37, 92.31, 98.15, 03.80, 06.07). De auteur dankt de Stichting Onderzoek Psychosociale Stress (SOPS) voor de instelling van zijn bijzondere leerstoel Psychosociale aspecten van chronische aandoeningen van de luchtwegen.

Leesadvies

Kaptein AA, Hughes BM, Scharloo M, Fischer MJ, Snoei L, Weinman J, Rabe KF. Illness perceptions about asthma are determinants of outcome. J Asthma. 2008;45:459-64.

Kaptein AA, Klink RCJ van, Kok F de, Scharloo M, Snoei L, Broadbent E, Bel EHD, Rabe KF. Sexuality in patients with asthma and COPD. Respir Med. 2008;102:198-204.

Kaptein AA, Scharloo M, Fischer MJ, Snoei L, Cameron LD, Sont JK, Rabe KF, Weinman J. Illness perceptions and COPD: An emerging field for COPD patient management. J Asthma. 2008;45:459-64.

Kaptein AA, Scharloo M, Fischer MJ, Snoei L, Weinman J. Chronic obstructive pulmonary disease (COPD). In: SP Newman, L Steed, K Mulligan, editors. Chronic physical illness: self management and behavioural interventions. Maidenhead, Berkshire: McGrawHill/Open University Press, 2009. p. 255-71.

Maurer J, Rebbapragada V, Borson S, Goldstein R, Kunik ME, Yohannes AM, Hanania NA. Anxiety and depression in COPD. Current understanding, unanswered questions, and research needs. Chest. 2008;134:43S-56S.

Peytremann-Bridevaux I, Staeger P, Bridevaux PO, Ghali WA, Burnand B. Effectiveness of COPD disease-management programs: Systematic review and meta-analysis. Am J Med. 2008;121:433-43.

3 Begeleiding van de patiënt – van voorlichting naar zelfmanagement

Dr. B.P.A. Thoonen

> **Casus**
>
> Mevrouw Zwart heeft jaren geleden de diagnose astma gekregen. Ze gebruikt hiervoor medicijnen, maar niet heel consequent. Ze neemt wel steeds meer Ventolin. Ze merkt dat haar klachten verergeren en ze steeds meer last heeft van aanwezige prikkels. Omdat ze zich zorgen maakt belt ze naar de Astma Fonds Advieslijn. Mevrouw Zwart vertelt dat ze bijna altijd moe is. Hiertoe heeft ze echter alle reden, zegt ze: haar man heeft een drukke baan en is voor zijn werk ook regelmatig in het buitenland. Zelf werkt ze 24 uur per week, fietst hiervoor naar een dorp 7 km verderop en moet altijd haasten voor de school- en crèchetijden van haar drie kleine kinderen (1, 3 en 4 jaar). Ze heeft er veel last van als bij haar in huis wordt gerookt, maar ze durft dit niet te bespreken met haar schoonouders. Ook reageert ze sterk op bloemen, maar vindt het onaardig om dit tegen haar bezoek te zeggen. De medewerkster heeft door dat dit niet in een paar minuten op te lossen is en stelt coaching voor. In deze gesprekken geeft de medewerkster informatie over oorzaak en gevolg van de toenemende klachten, het belang van trouw de medicatie innemen en het verschil tussen een luchtwegverwijder en een ontstekingsremmer. Mevrouw krijgt het advies zich te laten testen op mogelijke allergieën en hyperreactiviteit. Ook praten ze over de vaardigheden die mevrouw Zwart zichzelf moet aanleren: beter de energie verdelen, kijken naar de dagindeling, prikkels zoals pollen en rook proberen te vermijden en voor zichzelf opkomen. Na enkele gesprekken gaat het al een stuk beter met mevrouw Zwart.

1 Inleiding

Dit hoofdstuk gaat over de rol en de begeleiding van de patiënt.

Mensen met een chronische aandoening hebben veelal dagelijks met de gevolgen van hun ziekte te maken. Dat betekent dat de medische aspecten van de aandoening een veel minder centrale plaats innemen dan bij een acuut ongemak. Sociaal-maatschappelijke en vaak ook economische problemen spelen in het dagelijks leven van de patiënt meestal net zo'n belangrijke rol als medische. Bovendien heeft de wijze waarop de patiënt omgaat met sociale en maatschappelijke problemen onmiskenbaar invloed op het beloop van de aandoening. De aanwezigheid van een chronische aandoening vraagt ook vaak verandering van leefstijl. In diverse professionele richtlijnen staat bijvoorbeeld dat frequent bewegen de inspanningsbeperkingen en ademhalingsproblemen kan verminderen. Van stoppen met roken is aangetoond dat het de progressie van COPD kan vertragen. Daarnaast kenmerken astma en COPD zich door het periodiek optreden van exacerbaties. Dit zijn vaak invaliderende momenten. De indruk bestaat dat vroegtijdige herkenning en het ondernemen van adequate actie de impact en het vóórkomen van exacerbaties kunnen verminderen. Actieve betrokkenheid van mensen bij hun eigen aandoening, of zelfmanagement kan dus op meerdere fronten nodig en nuttig zijn. Kernbegrippen van effectief zelfmanagement zijn het zelfstandig monitoren van de eigen ziekte, tijdig de juiste acties ondernemen en het kennen en hanteren van de beperkingen die de ziekte met zich meebrengt. Het bevorderen van zelfmanagement betekent dus het beïnvloeden van gedrag van mensen. Dat kan op verschillende manieren. Maar welke aanpak is nu effectief? Waar moet de patiënt zelf op letten, wat kan de patiënt zelf doen en hoe kan iemand met astma of COPD dit leren?

Van voorlichting naar zelfmanagement

Voorlichting aan mensen met astma of COPD als geïsoleerde activiteit blijkt wel de kennis van mensen over deze ziekte te vergroten, maar draagt niet bij aan het verbeteren of behalen van gestelde behandeldoelen. Vaak lijkt voorlichting 'het ene oor in en het andere oor uit' te gaan. Dat gebeurt als de informatie niet aansluit bij de problemen waar de patiënt mee zit. Ook moet men zich realiseren dat de arts vaak de enige is die het belang van de informatie voor de patiënt inziet. Of beter: het belang van juist deze informatie op dit moment.

> Bij een op educatie gericht informatieproces moet dan ook aan drie aspecten aandacht worden besteed:
> 1 de feitelijk juiste informatieoverdracht;
> 2 het duidelijk maken waarom deze informatie op dit moment van belang is;
> 3 het zo goed mogelijk koppelen van de informatie aan door de patiënt ervaren problemen of door de patiënt gestelde doelen.

Naast inhoudelijke voorlichting op het juiste moment is echter meer nodig om te komen tot een effectieve behandeling van astma of COPD. Voorlichting is pas effectief als het leidt tot gedragsveranderingen bij de patiënt. In figuur 3.1 is dit schematisch weergegeven.

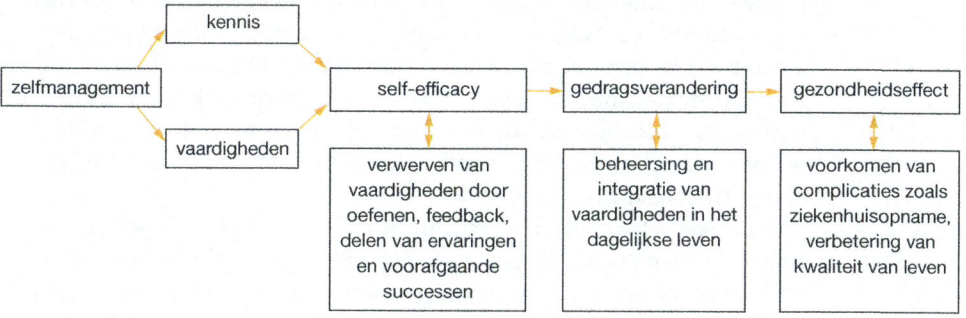

Figuur 3.1
Zelfmanagement.

Uitgangspunt bij zelfmanagement is dat de patiënt naast de professionele behandeldoelen zelf behandeldoelen vaststelt. Deze persoonlijke streefdoelen zijn vervolgens leidend voor de maatregelen die de hulpverlener adviseert en de eventuele voorlichting die daarbij nodig is. De voorlichting is daardoor ingebed in een context en sluit beter aan bij de actuele vragen en behoeften van de patiënt. Zowel bij astma als bij COPD onderschrijven de huidige wetenschappelijke inzichten dat effectief zelfmanagement voor mensen met astma en COPD bestaat uit een combinatie van inhoudelijke voorlichting, het aanleren van noodzakelijke vaardigheden (bijvoorbeeld: zelfmonitoring en inhalatietechniek) en een geschreven actieplan. Hulpverlener en patiënt hebben daarbij een gedeelde verantwoordelijkheid: de patiënt is verantwoordelijk voor het eigen gedrag en de manier waarop hij omgaat met astma of COPD. De hulpverlener heeft de professionele verantwoordelijkheid om de patiënt daarin te ondersteunen door voorlichting, instructies en coaching. Coaching betekent dat de hulpverlener de patiënt regelmatig bevraagt en meer bewust maakt van gemaakte keuzes en gedrag. Dat kan op verschillende manieren. Technieken als 'health counseling' en 'motivational interviewing' lijken veelbelovend.

2 Voorlichting

Voorlichting neemt een belangrijke plaats in bij de medicamenteuze en niet-medicamenteuze behandeling van astma en COPD. Voorlichting gaat in essentie over de aard van de aandoening, de relatie met uitlokkende factoren, het gebruik van de medicatie en het omgaan met de aandoening.

Bij het geven van voorlichting is het heel goed mogelijk de patiënt actief de regie te laten voeren. In opdracht van het Astma Fonds zijn checklists gemaakt met de onderwerpen die bij voorlichting over astma en COPD aan de orde zouden kunnen komen. Met behulp van deze lijsten kan de patiënt zelf, voorafgaand aan een praktijkbezoek, aangeven op welke punten behoefte aan informatie bestaat. Zo bepaalt de patiënt waarover de voorlichting tijdens het eerstvolgende contact gaat. Onderzoek onder mensen met astma heeft aangetoond dat zij zich op deze manier meer begrepen voelen door hun dokter, meer passende en persoonlijke adviezen krijgen en last-but-not-least uiteindelijk over alle (ook voor de hulpverlener) relevante onderwerpen voorlichting hebben gehad. De checklists zijn als bijlagen aan het eind van het hoofdstuk opgenomen.

Het is ook belangrijk om informatie mee te geven, zodat mensen die thuis kunnen nalezen. Dit kan in de vorm van de patiëntenbrieven van de NHG of de folders danwel verwijzing naar de website van het Astma Fonds (www.astmafonds.nl).

Via de patiëntenvereniging van het Astma Fonds is het mogelijk contact te leggen met lotgenoten. In contact met anderen kunnen tips en ervaringen worden uitgewisseld en vaardigheden worden aangeleerd. De Astma Fonds Advieslijn kan gebeld worden voor vragen en problemen waar een patiënt met astma mee te maken krijgt (0900-2272596 (€ 0,10 pm, maandag t/m vrijdag 10-14 uur); advieslijn@astmafonds.nl).

Aanleren van vaardigheden

Naast inhoudelijke kennis zijn er vaardigheden nodig om astma en COPD effectief (zelf) te kunnen behandelen. Voor effectief zelfmanagement moet iemand met astma of COPD:
- beschikken over een goede inhalatietechniek;
- in staat zijn het beloop van de eigen aandoening te herkennen (monitoring);
- adequaat kunnen reageren op veranderingen in het ziektebeloop;
- maatregelen kunnen nemen om prikkels te vermijden of te saneren.

Veel mensen maken fouten bij het inhaleren van hun medicatie. De voorgestelde behandeling is dan niet of verminderd effectief. Dat is niet alleen nadelig voor het beloop van astma of COPD. Als een patiënt de medicatie zelfstandig bijstelt als respons op een verandering in het ziektebeloop, dan moet dit ook tot een merkbare verbetering leiden. Anders zal de patiënt dit niet als effectief gedrag leren. Een goede inhalatietechniek is daarbij essentieel.

Monitoring van het beloop van astma of COPD is nodig om momenten te herkennen waarop actie nodig is. De essentie van zelfmonitoring is het snel herkennen en onderkennen van persoonlijke signalen van verandering in het beloop. Actief op zoek gaan naar persoonlijke signalen van ontregeling versterkt de betrokkenheid van iemand met astma of COPD bij de eigen ziekte. Onderdeel van effectief zelfmanagement is dan ook dat de patiënt in toenemende mate in staat is de persoonlijke signalen van veranderingen in het beloop van astma of COPD te benoemen en te onderkennen. Een geschreven actieplan kan vervolgens als geheugensteun dienen bij het adequaat reageren op waargenomen veranderingen in het ziektebeloop.

Geschreven actieplan

Het geschreven actieplan is een belangrijke steunpilaar voor zelfmanagement. Het dient als geheugensteun voor patiënt en hulpverlener en kan het beste de volgende elementen bevatten:
- de persoonlijke streefdoelen van de patiënt;
- een beschrijving van de kenmerken van adequate ziektecontrole en de persoonlijke signalen van veranderingen in het ziektebeloop;
- een opsomming van de acties die de patiënt kan ondernemen bij veranderingen in het ziektebeloop;
- contactgegevens voor ondersteuning.

Bij het Astma Fonds is een actieplan voor mensen met astma te bestellen dat deze elementen bevat. Figuur 3.2 en 3.3 laten voorbeelden zien van enkele onderdelen van dit actieplan. Voor mensen met COPD is 'Living with COPD' een veelbelovend programma voor de ondersteuning van zelfmanagement.

MIJN PERSOONLIJKE DOELEN ZIJN:

❏ meer gaan sporten/bewegen
❏ minder verzuim op school/opleiding/werk
❏ ....
❏ ....
❏ ....

MEDICIJN + DOSERING + STAPPENPLAN
In te vullen door de behandelaar

Ontstekingsremmer ....
◆ Stappenplan voor dosering: ....
....

Luchtwegverwijder (kortwerkend) ....
◆ Dosering (bijvoorbeeld indien nodig) : ....
....

Luchtwegverwijder (langwerkend) ....
◆ Dosering (bijvoorbeeld indien nodig) : ....
....

Combinatiemedicijn ....
◆ Stappenplan voor dosering: ....
....

Figuur 3.2
Voorbeeld van een actieplan met persoonlijke streefdoelen.

☺ GELE ZONE	HET GAAT MISSCHIEN MINDER GOED MET MIJN ASTMA
Bij mij betekent dit:	**Mijn leefregels**
○ Piekstroom boven .... en .... ○ Ik word meerdere nachten per week wakker. ○ Ik gebruik regelmatig meer dan 4 keer per dag een luchtwegverwijder. ○ .... ○ .... ○	○ Ik plan niet teveel activiteiten op één dag. ○ Ik stop met sporten zodra ik het benauwd krijg. ○ Ik zorg voor voldoende nachtrust. ○ Ik zorg dat ik wel lichamelijk actief blijf. ○ .... ○ .... ○ ....
Instructies voor aanpassing van mijn medicijnen	**Vul DAGRAPPORTEN in**

Als dit uw piekstroom is of dit uw klachten zijn, doe dan het volgende:

♦ U komt van groen en staat vervolgens 2 dagen in geel:	○ Start met .... als u dit niet meer gebruikte, of ○ Verdubbel de dosis...............................die u nu gebruikt. Gebruik nooit meer dan ○ .... ○ ....
♦ Na 3 weken VERBETEREN uw piekstroom of krachten NIET (u blijft in geel):	○ VERDUBBEL de dosis.................................. ○ VERDUBBEL na iedere periode van 3 weken in geel de dosis...............................via de door uw behandelaar voorgeschreven stappen. Uw maximale dosering is: ○ .... ○ ....
♦ U hebt 3 WEKEN de MAXIMALE DOSERING van .... gebruikt en staat nog steeds in geel:	○ RAADPLEEG uw BEHANDELAAR ○ Start een Prednison-STOOTKUUR ○ .... ○ .... ○ ....
♦ INSTRUCTIE BEHANDELAAR:	○ .... ○ ....

Figuur 3.3
Voorbeeld van een actieplan met instructies voor zelfmonitoring.

Organisatie van de zorg

De peilers van zelfmanagement zijn actieve participatie van de patiënt, voorlichting, vaardigheden, en een geschreven actieplan. Het klassieke model waarin de arts het behandelplan bepaalt en de streefdoelen vaststelt maakt bij zelfmanagement plaats voor een patiënt-georiënteerd model. De patiënt formuleert zelf de behandeldoelen en bepaalt mede de inhoud van de contacten. Deze benadering is zowel voor mensen met astma of COPD als voor de hulpverleners niet altijd vanzelfsprekend en kan het beste stapsgewijs ingevoerd worden. Een goed houvast daarbij is het volgende stappenplan, dat is gebaseerd op het Health-counselingsmodel:

1 De patiënt wordt zich bewust van de eigen verantwoordelijkheid en bereidheid tot verandering. Om goede beslissingen te kunnen nemen moet de patiënt zich bewust worden van zijn eigen verantwoordelijkheid. Dat betekent bewuster beslissingen nemen op basis van een groeiend besef dat er wellicht veranderingen nodig zijn. De arts kan de patiënt helpen door goed naar de patiënt te luisteren, open en explorerende vragen te stellen en doelgericht informatie te geven.
2 Formuleren van eigen doelstellingen en keuzes. De volgende stappen zijn het scheppen van duidelijkheid in en het expliciteren van persoonlijke doelstellingen en prioriteiten en het maken van keuzes. De arts en de praktijkondersteuner of longverpleegkundige kunnen hierbij veel hulp bieden, vooral door duidelijke mondelinge en schriftelijke informatie over mogelijkheden, alternatieven en de consequenties ervan. Steeds moet daarbij de relatie gelegd worden tussen weloverwogen beslissingen en datgene wat de patiënt wil bereiken. Doorvragen helpt bij de explicitering van wat de patiënt echt belangrijk vindt, dus van zijn doelstellingenstructuur. Nogal eens wordt daarbij de strijdigheid van verschillende doelen duidelijk.
3 Uitvoering van het actieplan. Nadat de persoonlijke behandeldoelen zijn vastgesteld, bepalen patiënt en hulpverlener in gezamenlijk overleg hoe de doelen kunnen worden bereikt. In het actieplan worden de persoonlijke streefdoelen en de medicamenteuze en niet-medicamenteuze behandeling opgeschreven. De patiënt kan nu zelfstandig aan de slag om de persoonlijke streefdoelen te realiseren. De hulpverlener blijft beschikbaar om dit te ondersteunen.
4 Evaluatie en vervolgcontacten. Tijdens controlebezoeken wordt bekeken of de streefdoelen behaald worden en blijven. Indien nodig, kunnen nieuwe streefdoelen worden vastgesteld. De patiënt beschrijft het beloop van het astma of de COPD en de ondernomen acties bij veranderingen in het beloop. Centraal staat de vraag of de uitvoering van het actieplan is gelukt. Waar nodig krijgt de patiënt tips, voorlichting en adviezen.

Zelfmanagement is dus een cyclisch proces, dat mensen met astma en COPD dient uit te dagen tot grotere onafhankelijkheid van de arts, tot de bereidheid om zelfbewust en weloverwogen keuzes te maken en tot het exploreren van de eigen mogelijkheden om met de ziekte om te gaan.

Leesadvies

Bourbeau J, Nault D, Dang-Tan T. Self-management and behaviour modification in COPD. Patiënt Educ Couns. 2004;52(3):271-7.
Lintel Hekkert M te, et al. Richtlijn zelfmanagement van patiënten met COPD in de huisartspraktijk. Utrecht/Hoensbroek: Vilans; 2007.
NHG-Praktijkwijzer Astma/COPD. Nederlands Huisartsen Genootschap; 2008.

Thoonen Bart. Klinische les: Zelfmanagement van astma. Huisarts en Wetenschap. 2004:47(10);194-7.

Website

Website Astma Fonds, onderdeel zorg, over zelfmanagement
www.zorg.astmafonds.nl

Dankwoord

Dit hoofdstuk is tot stand gekomen met medewerking van het Astma Fonds.

Bijlage 1 Uw vragen over astma

De vragen in deze lijst hebben allemaal iets te maken met astma. U kunt de lijst gebruiken als hulpmiddel voor uw bezoeken aan de huisartspraktijk. Kruis de vragen aan waar u een antwoord op wilt weten en geef de lijst in de huisartspraktijk aan de huisarts, assistente of verpleegkundige. Eén van hen kan uw vragen beantwoorden. Als u veel vragen heeft, kunnen ze misschien niet allemaal worden beantwoord. Voor vragen die overblijven kunt u een vervolgafspraak maken.

ASTMA IN HET ALGEMEEN
- ☐ Wat is astma?
- ☐ Waardoor ontstaat astma?
- ☐ Wat gebeurt er precies tijdens een aanval van kortademigheid?
- ☐ Wat is overgevoeligheid van de luchtwegen (hyperreactiviteit)?
- ☐ Wat is allergie?
- ☐ Hoe verloopt astma bij de meeste mensen?

ONDERZOEKEN
- ☐ Wat is een piekstroom?
- ☐ Waarom wordt mijn piekstroom gemeten?
- ☐ Hoe kan ik zelf mijn piekstroom meten?
- ☐ Op welke manier wordt bij mij allergie getest?
- ☐ Ben ik zelf ergens allergisch voor?

Behandeling
- ☐ Wat kan er worden bereikt met de behandeling van mijn astma?
- ☐ Hoe strikt moet ik de behandelingsvoorschriften naleven?
- ☐ Wanneer moet ik contact opnemen met de huisarts?
- ☐ Moet ik naar de huisarts voor controlebezoeken?
- ☐ Wanneer verwijst de huisarts mij door naar een longarts?

Er zijn twee manieren om uw astma te behandelen, die apart of samen kunnen leiden tot vermindering van de klachten:
- behandeling <u>zonder of naast</u> medicijnen
- behandeling <u>met</u> medicijnen

Behandeling zonder of naast medicijnen
- ☐ Wat kan ik doen om allergische klachten te voorkomen?
- ☐ Welke maatregelen kan ik <u>thuis</u> nemen zodat ik minder last heb van prikkelende stoffen?
- ☐ Welke maatregelen kan ik op mijn <u>werk</u> nemen zodat ik minder last heb van prikkelende stoffen?

- ☐ Hoe belangrijk is lichaamsbeweging (sport) voor mijn astma?
- ☐ Wat kan ik doen om inspanningsastma te voorkomen?
- ☐ Wat is het effect van roken en meeroken op mijn astma?
- ☐ Hoe kan ik stoppen met roken?
- ☐ Waarom is het belangrijk dat ik elk jaar een griepprik krijg?
- ☐ Wat kan ik doen aan mijn angst voor benauwdheid?
- ☐ Wat kunnen het Astma Fonds en de patiëntenvereniging VbbA voor mij betekenen?

BEHANDELING MET MEDICIJNEN
- ☐ Wat doen langwerkende luchtwegverwijders?
- ☐ Wat doen kortwerkende luchtwegverwijders?
- ☐ Wat doen ontstekingsremmers (corticosteroïden) die je moet inhaleren?
- ☐ Wat doen ontstekingsremmers (corticosteroïden) die je moet inslikken?
- ☐ Waarom moet ik bepaalde medicijnen juist wel of juist niet innemen?
- ☐ Hoe vaak moet ik mijn medicijnen innemen en hoeveel?
- ☐ Op welke manier moet ik mijn medicijnen innemen?
- ☐ Wat zijn de bijwerkingen van mijn medicijnen?
- ☐ Wat is het voordeel van inhaleren?
- ☐ Wat is de goede manier van inhaleren?
- ☐ Wat kan ik doen als ik moeite heb met het gebruik van medicijnen in gezelschap?
- ☐ Wat moet ik doen als mijn klachten erger worden?

Heeft u andere vragen over astma die niet op de lijst staan?

Vul ze dan hier in.

- ☐ ....
- ☐ ....
- ☐ ....

Bijlage 2 **Uw vragen over COPD**

De vragen in deze lijst hebben allemaal iets te maken met chronische bronchitis of longemfyseem (COPD). U kunt de lijst gebruiken als hulpmiddel voor uw bezoeken aan de huisartspraktijk. Kruis de vragen aan waar u een antwoord op wilt weten en geef de lijst in de huisartspraktijk aan de huisarts, assistente of verpleegkundige. Eén van hen kan uw vragen beantwoorden. Als u veel vragen heeft, kunnen ze misschien niet allemaal tegelijk worden beantwoord. Voor vragen die overblijven kunt u een vervolgafspraak maken.

COPD IN HET ALGEMEEN
- ☐ Wat is COPD (chronische bronchitis of longemfyseem)?
- ☐ Waardoor ontstaat COPD?
- ☐ Wat gebeurt er precies tijdens een aanval van kortademigheid?
- ☐ Wat is overgevoeligheid van de luchtwegen (hyperreactiviteit)?
- ☐ Hoe verloopt COPD bij de meeste mensen?

ONDERZOEKEN
- ☐ Wat meet een longfunctiemeter (spirometer)?
- ☐ Waarom wordt er een proefbehandeling met corticosteroïdtabletten bij mij gedaan?
- ☐ Voor welke andere onderzoeken kan mijn huisarts mij doorverwijzen?

Behandeling
- ☐ Wat kan er worden bereikt met de behandeling van mijn COPD?
- ☐ Hoe strikt moet ik de behandelingsvoorschriften naleven?
- ☐ Wanneer moet ik contact opnemen met de huisarts?
- ☐ Moet ik naar de huisarts voor controlebezoeken?
- ☐ Wanneer verwijst de huisarts mij door naar een longarts?
- ☐ Wat is een longrevalidatieprogramma?

Er zijn twee manieren om uw chronische bronchitis of longemfyseem te behandelen, die apart of samen kunnen leiden tot vermindering van de klachten: behandeling <u>zonder of naast</u> medicijnen en behandeling <u>met</u> medicijnen

Behandeling zonder of naast medicijnen
- ☐ Wat is het effect van roken en meeroken op mijn COPD?
- ☐ Hoe kan ik stoppen met roken?
- ☐ Welke maatregelen kan ik op mijn werk nemen zodat ik minder last heb van mijn COPD?

- ☐ Hoe belangrijk is lichaamsbeweging (sport) voor mijn COPD?
- ☐ Waarom is het belangrijk dat ik elk jaar een griepprik krijg?
- ☐ Wat kan ik doen aan mijn angst voor benauwdheid?
- ☐ Wat kunnen het Nederlands Astma Fonds en de patiëntenvereniging VbbA voor mij betekenen?

BEHANDELING MET MEDICIJNEN
- ☐ Wat doen langwerkende luchtwegverwijders?
- ☐ Wat doen kortwerkende luchtwegverwijders?
- ☐ Wat doen ontstekingsremmers (corticosteroïden) die je moet inhaleren?
- ☐ Wat doen ontstekingsremmers (corticosteroïden) die je moet inslikken?
- ☐ Waarvoor wordt acetylcysteïne gebruikt?
- ☐ Waarom moet ik bepaalde medicijnen juist wel of juist niet innemen?
- ☐ Hoe vaak moet ik mijn medicijnen innemen en hoeveel?
- ☐ Op welke manier moet ik mijn medicijnen innemen?
- ☐ Wat zijn de bijwerkingen van mijn medicijnen?
- ☐ Wat is het voordeel van inhaleren?
- ☐ Wat is de goede manier van inhaleren?
- ☐ Wat kan ik doen als ik moeite heb met het gebruik van medicijnen in gezelschap?
- ☐ Wat moet ik doen als mijn klachten erger worden?

Heeft u andere vragen over astma die niet op de lijst staan?

Vul ze dan hier in.

- ☐ ....
- ☐ ....
- ☐ ....

Bron: Jacobs, A. Patient-tailored monitoring of patients with asthma and COPD. Thesis

4 Farmacotherapie bij astma en COPD

Dr. R.M.M. Geijer

1 Inleiding

De prevalentie van astma bij kinderen is de laatste jaren toegenomen, maar vlakt geleidelijk aan wat af. Bij de meeste kinderen met astma is allergie aantoonbaar. Tot zes jaar wordt de diagnose voornamelijk gesteld op symptomen (piepen al dan niet met hoesten). Na het zesde jaar kan mede op basis van allergologisch onderzoek en spirometrie de diagnose met meer zekerheid gesteld worden. Ook bij volwassenen met astma is een allergische oorzaak bij meer dan de helft aantoonbaar. COPD is een aandoening die vrijwel alleen bij (ex-)rokers ouder dan 40 jaar voorkomt. COPD zal door de toename van tabaksgebruik bij vrouwen over enkele jaren even vaak bij vrouwen voorkomen als bij mannen. Bij patiënten ouder dan veertig jaar met een voorgeschiedenis van astma en een relevante rookhistorie kan COPD naast astma voorkomen.

Astma is meestal goed te behandelen met ontstekingsremmers en luchtwegverwijders. Bij patiënten met COPD en/of astma die roken dient de nadruk te liggen op stoppen met roken. Een intensieve interventie ondersteund met medicamenteuze behandeling wordt hierbij aanbevolen (NHG-Standaard Stoppen met roken). Daarnaast wordt een beweegadvies gegeven, zo nodig ondersteund door een oefen- of fysiotherapeut gespecialiseerd in longreactivatie. Bij COPD is de medicamenteuze behandeling aanzienlijk minder effectief dan bij astma. Ter verlichting van de symptomen worden kort- of langwerkende luchtwegverwijders voorgeschreven en om het aantal exacerbaties te verminderen ICS of langwerkende luchtwegverwijders.

In dit hoofdstuk worden de mogelijkheden en beperkingen van farmacotherapie bij patiënten met astma en bij patiënten met COPD besproken.

2   Kinderen tot 6 jaar met symptoomdiagnose astma

Casus

Andy, 6 maanden oud, hoest ruim 2 weken. Tijdens het hoesten lijkt hij benauwd, en geeft hij soms over (slijm en melk). Zijn temperatuur was aanvankelijk verhoogd (> 38 °C), maar is nu normaal. Volgens moeder heeft hij soms een hoorbaar piepende ademhaling. Hij heeft licht eczeem gehad. Er komt geen astma in de familie voor. Beide ouders roken, maar proberen dit te vermijden waar Andy bij is. Bij onderzoek ziet de huisarts een niet erg ziek kind. KNO-onderzoek geeft geen duidelijke afwijkingen behalve een snotneus. Bij onderzoek van de longen is vesiculair ademgeruis hoorbaar. De huisarts twijfelt tussen een gewone wat lang aanhoudende bovenste luchtweginfectie en een bovenste luchtweginfectie met een eerste astmatische episode vanwege de anamnestische aanwezigheid van piepen. Zij adviseert roken in huis en in aanwezigheid van Andy te vermijden en schrijft een bèta-2-sympathicomimeticum voor, toe te dienen met een dosisaerosol met inhalatiekamer en masker. Zij spreekt een telefonisch contact af voor 2 dagen later, indien nodig eerder bij toename van benauwdheid. Bij het telefonisch contact blijkt het beter te gaan. Zij spreekt af dat de ouders de medicatie stoppen als de klachten verdwenen zijn. In de daaropvolgende winter heeft Andy regelmatig bovenste luchtweginfecties die steeds gepaard gaan met langdurig hoesten en een piepende ademhaling. De huisarts start met een ICS, waarmee na 6 weken de klachten goed onder controle blijken te zijn. Zes maanden later bij een controle door de praktijkondersteuner blijken de ouders de medicatie op eigen initiatief gestaakt te hebben, omdat Andy langere tijd klachtenvrij was.

Medicatie bij een symptoomdiagnose astma bij kinderen tot 6 jaar

De werkzaamheid van luchtwegverwijders bij jonge kinderen is niet goed onderzocht. Bij jonge kinderen met een symptoomdiagnose astma heeft elke behandeling het karakter van een proefbehandeling.
- *Stap 1* is een bèta-2-sympathicomimeticum, toegediend via een dosisaerosol met inhalatiekamer gedurende één tot twee weken.
- *Stap 2* (als de diagnose astma het meest waarschijnlijk blijft) is het toevoegen van een ICS (inhalatiecorticosteroïd) gedurende vier tot zes weken. Controleer het kind en verlaag de dosis van het ICS bij voldoende effect op geleide van het klinisch beeld in periodes van twee tot vier weken tot de minimale dosering waarbij het kind klachtenvrij blijft. Staak de medicatie als een kind langdurig klachtenvrij is. Verwijs het kind bij onvoldoende effect van het ICS naar de kinder(long)arts.
- Voor doseringen en toedieningsvormen zie tabel 4.1 en 4.2.

Tabel 4.1 Kortwerkende bèta-2-sympathicomimetica bij kinderen met astma.

leeftijd	≤ 6 jr	> 6 jr
toedieningsvorm	dosisaerosol-inhalatiekamer ≤ 4 jr: masker; > 4 jr: mondstuk	poederinhalator*
salbutamol	100 microg, zo nodig tot 4 dd 1-2 puffs	100-400 microg, zo nodig tot 4 dd 1 inhalatie
terbutaline		250-500 microg, zo nodig tot 4 dd 1 inhalatie

* Bij sommige poederinhalatoren gelden lagere doseringen: raadpleeg het Farmacotherapeutisch Kompas.

Tabel 4.2 Inhalatiecorticosteroïden (ICS) bij kinderen met astma.*

leeftijd	≤ 4 jr	> 4 jr ≤ 6 jr	> 6 jr
toedieningsvorm	dosisaerosol-inhalatiekamer met masker	dosisaerosol-inhalatiekamer met mondstuk	poederinhalator** of autohaler
beclometason	100 microg 2 dd 2 puffs	100 microg 2 dd 2 puffs	200 microg 2 dd 1 inhalatie
budesonide	200 microg 2 dd 1 puff	200 microg 2 dd 1 puff	200 microg 2 dd 1 inhalatie
fluticason	50 microg 2 dd 2 puffs	125 microg 2 dd 1 puff	100 microg 2 dd 1 inhalatie
beclometason extrafijn	100 microg 2 dd 1 puff	100 microg 2 dd 1 puffs	100 microg 2 dd 1 puff via autohaler

* Start van ICS heeft in alle gevallen het karakter van een proefbehandeling die twee tot vier weken na de start geëvalueerd dient te worden.
** Bij sommige poederinhalatoren gelden lagere doseringen: raadpleeg het Farmacotherapeutisch Kompas.

3 Kinderen van 6 jaar en ouder met astma

Casus

Ilona, 6 jaar, is al maanden aan het hoesten. Bij navraag zegt haar moeder dat Ilona ook regelmatig een piepende ademhaling heeft. In de familie komt veel astma voor. Bij onderzoek vindt de huisarts geen verdere bijzonderheden, in het bijzonder geen piepende ademhaling of een verlengd exspirium. Bij allergieonderzoek blijkt de RAST op huisstofmijt 96,0 E/ml (sterk positief) te zijn. De overige RAST-tests zijn negatief. Bij Ilona stelt de huisarts de diagnose allergisch astma en start met ICS.

Casus

Mehmet, 11 jaar, heeft last van piepen en benauwdheid, vooral op school als hij veel rent in de pauzes en tijdens en na gymnastiekles. Verder heeft hij weinig last. Bij onderzoek ziet de huisarts een niet-zieke, blozende jongen; bij auscultatie van de longen is er vesiculair ademgeruis. Spirometrie geeft normale waarden te zien. De huisarts vraagt de praktijkondersteuner om Mehmet en zijn moeder te instrueren om de piekstroom vóór en ná inspanning gedurende twee weken bij te houden. Hieruit blijkt een duidelijk verhoogde variabiliteit bij inspanning. Een screeningsonderzoek op inhalatieallergenen is negatief. Bij Mehmet is sprake van geïsoleerd inspanningsastma. De huisarts geeft een bèta-2-sympathicomimeticum dat tien tot vijftien minuten voor de inspanning gebruikt moet worden.

Vanaf de leeftijd van 6 jaar kan de diagnose astma met meer zekerheid gesteld worden. Is de huisarts tot die leeftijd afhankelijk van de interpretatie van de luchtwegklachten (symptoomdiagnose), van af 6 jaar is in principe spirometrie met reversibiliteitsmeting mogelijk (zie fig. 4.1). Spirometrie, in veel huisartspraktijken beschikbaar, heeft tegenwoordig de voorkeur boven piekstroommeting. De belangrijkste redenen hiervoor zijn dat FEV1 beter reproduceerbaar is en meer informatie geeft over de kleinere luchtwegen dan de piekstroom. Daarnaast zijn voor de spirometrische parameters betrouwbare referentiewaarden beschikbaar. Een voordeel van de piekstroommeter is, zoals in voorgaande casus, dat deze meegegeven kan worden naar huis. Uit onderzoek is wel bekend dat het invullen van de piekstroomdagboeken bij veel kinderen niet op betrouwbare wijze plaatsvindt.

Daarnaast kan het bepalen van specifiek IgE tegen inhalatieallergenen bijdragen aan het stellen van de diagnose.

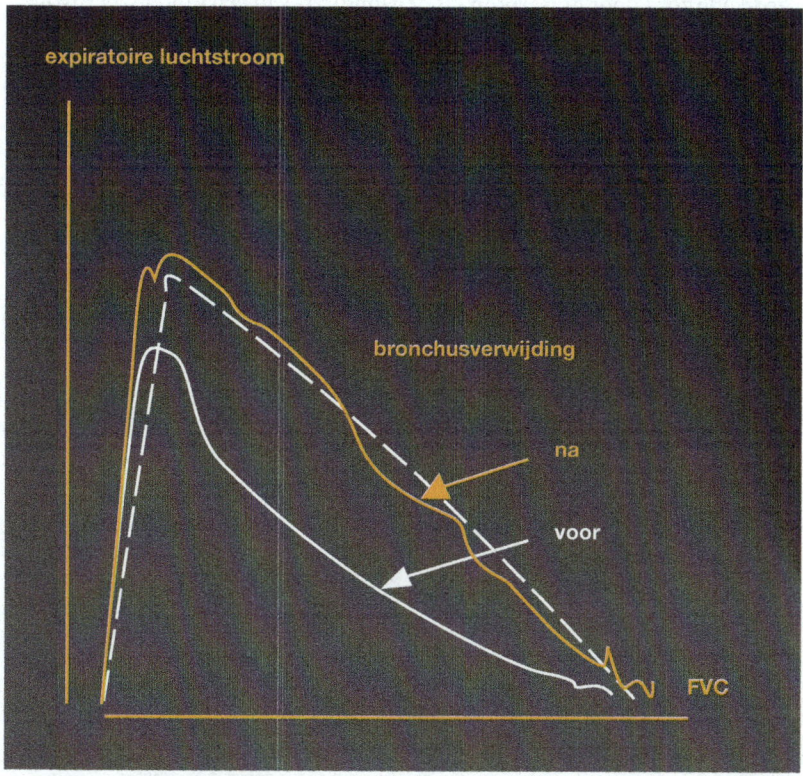

Figuur 4.1
Kind met astma: reversibele obstructie.

Medicatie bij kinderen met astma van 6 jaar en ouder (zie tabel 4.1 en 4.2)

- *Stap 1.* De werkzaamheid van bèta-2-sympathicomimetica bij kinderen van 6 jaar en ouder is voldoende aangetoond. Bij inspanningsastma en bij astma met intermitterende klachten gaat de voorkeur uit naar een bèta-2-sympathicomimeticum.
- *Stap 2.* Bij frequentere klachten moet overgestapt worden op behandeling met een ICS. De werking daarvan is overtuigend aangetoond voor het onder controle houden van de klachten of het voorkómen van exacerbaties.
- *Stap 3.* Als bij gebruik van 400 microg budesonide of beclometason of 200-250 microg fluticason of beclometason extrafijn per dag gedurende drie maanden de klachten persisteren en het behandeldoel niet gehaald wordt, wordt de reden daarvan nagegaan. Bij aanhoudende klachten ondanks adequate opvolging van niet-medicamenteuze en medicamenteuze adviezen en een goede inhalatietechniek, is sprake van ernstig persisterend astma. Dit is een indicatie voor verwijzing naar de kinder(long)arts.
- *Overige middelen.* Voor de combinatie van een ICS en een langwerkend bèta-2-sympathicomimeticum en voor een orale leukotriënenreceptorantagonist (LTRA) bij kinderen lijkt vooralsnog alleen een plaats in de

gedeelde zorg door huisarts en kinder(long)arts van een kind met ernstig persisterend astma die onvoldoende reageert op adequaat gedoseerde ICS. Bij de onderhoudsbehandeling van astma bij kinderen is geen plaats meer voor cromoglicinezuur. Over de werkzaamheid van ipratropiumbromide bij kinderen bestaat weinig onderzoek. Gezien de snellere werkzaamheid wordt de voorkeur gegeven aan een bèta-2-sympathicomimeticum.

4 Volwassenen met astma

Casus

Sandra Roelofsen, 23 jaar, komt een aantal malen wegens eczeem op het spreekuur. Uit de anamnese blijkt dat zij bekend is met allergie voor 'alles'. Omdat de huisarts ook merkt dat ze een piepende ademhaling heeft, vraagt hij of ze bekend is met astma en daarvoor een andere keer wil terugkomen. Bij het volgende consult blijkt Sandra als kind regelmatig 'bronchitis' te hebben gehad. Ze gebruikt wel eens salbutamol dosisaerosol, dat ze nog van de vorige huisarts heeft. Bij inspanning bij koud en vochtig weer moet ze soms na 10 tot 15 minuten stoppen wegens benauwdheid. Ze is de laatste weken met name 's nachts vaak benauwd. Ze wil zo weinig mogelijk medicatie gebruiken, omdat ze het idee heeft dat dat slecht voor haar is. Desondanks heeft ze de laatste weken dagelijks gemiddeld vier puffs salbutamol nodig gehad. Ze heeft een kat in huis; dit is het enige dier waarvoor ze niet allergisch is. Ze rookt ongeveer tien sigaretten per dag. Bij onderzoek is er sprake van lichte dyspneu in rust, een piepende ademhaling beiderzijds en een verlengd exspirium. Spirometrie verricht in een longfunctielaboratorium geeft de volgende waarden te zien: FEV_1 prebronchodilatatoir 2,6 liter (83 procent van voorspeld) en FEV_1 postbronchodilatatoir 3,2 L (102 procent); met een significante reversibiliteit van 600 ml. Omdat de diagnose zo wel duidelijk is, bespreekt de huisarts met haar dat ze astma heeft en dat een intensievere behandeling nodig is. De huisarts schrijft een ICS voor per poederinhalator 400 microg 2 dd. Hij legt het gebruik van de poederinhalator uit en spreekt af dat ze na vier weken terugkomt om het effect te bespreken. Hij legt uit dat de werking geleidelijk intreedt en na drie tot vier weken pas maximaal is en dat de medicatie minder werkzaam is als ze blijft roken. Hij spreekt met haar begeleiding bij het stoppen met roken af via de praktijkondersteuner. Hij adviseert de salbutamol op geleide van de klachten langzaam te minderen en alleen 'zo nodig' te gebruiken. Bij controle vier weken later gaat het goed met Sandra. Af en toe vergeet ze de medicatie. Salbutamol heeft ze de laatste twee weken slechts een paar maal nodig gehad. Ze heeft geen last van haar keel. Een rookstopdatum is gepland. De praktijkondersteuner heeft de inhalatie-instructie herhaald en haar verder geïnformeerd over astma en de behandeling daarvan. De huisarts spreekt af dat ze drie maanden zo doorgaat en dan telefonisch overlegt over eventueel minderen van de dosering. Bij problemen kan ze altijd eerder terecht.

Medicatie bij volwassenen met astma

Intermitterend astma: weinig frequente symptomen (≤ 2 keer per week)

Stap 1. Bij intermitterend astma gaat de voorkeur uit naar een bèta-2-sympathicomimeticum; bij patiënten ouder dan 60 jaar of bij patiënten met een hartziekte is er een lichte voorkeur voor ipratropium. Bij inspanningsastma geeft inhalatie van een bèta-2-sympathicomimeticum tien tot vijftien minuten voor de inspanning gedurende ongeveer twee uur bescherming. Bij langer durende inspanning kan desgewenst een langwerkend bèta-2-sympathicomimeticum (LWBM) worden voorgeschreven.

Persisterend astma: frequente symptomen (> 2 keer per week).

Stap 2. Bij frequentere klachten moet overgestapt worden op behandeling met een ICS. De werking daarvan is overtuigend aangetoond met betrekking tot het onder controle houden van de klachten en het voorkomen van exacerbaties.

Start met een lage dosering en controleer na twee tot vier weken het effect, de aanwezigheid van bijwerkingen, de therapietrouw, de inhalatietechniek, het vermijden van uitlokkende factoren en de rookstatus. Een deel van deze taken kan worden gedelegeerd aan de praktijkondersteuner. Verhoog indien nodig de dosering ICS. Continueer gedurende drie maanden de dosering die nodig is om het behandeldoel te bereiken.

Bij lokale bijwerkingen van ICS zoals heesheid of orale candidiasis ondanks aanvullende maatregelen, kan de dosering tijdelijk verlaagd worden of kan een eenmaal daagse dosering worden geprobeerd. Bij persisterende lokale bijwerkingen is een LTRA (montelukast 10 mg 1 dd 1 tablet) een – weliswaar minder werkzaam – alternatief.

Stap 3. Als ondanks een juiste diagnostiek en een adequaat beleid het behandeldoel niet bereikt wordt met een matige dosis ICS, gaat de voorkeur uit naar het toevoegen van een LWBM boven het verder verhogen van de dosis ICS. Bij bijwerkingen van LWBM of bij een relatieve contra-indicatie zoals een hartziekte, is een verdere verhoging van de dosis ICS een alternatief of het eventueel toevoegen van een LTRA.

Bij verergering van astmasymptomen kan 'zo nodig' een kortwerkend bèta-2-sympathicomimeticum tot maximaal acht inhalaties per dag worden toegevoegd. Een alternatief bij patiënten met een onderhoudsbehandeling van budesonide/formoterol zijn extra inhalaties daarvan, 'zo nodig' tot maximaal 1600/48 microg per dag.

Is het behandeldoel gedurende drie maanden bereikt, probeer dan de medicatie te minderen tot de laagste effectieve dosis ICS al dan niet in combinatie met een LWBM.

Stap 4. Bij het niet-behalen van het behandeldoel met de hiervoor genoemde medicamenteuze mogelijkheden is consultatie van of verwijzing naar de longarts aangewezen.

Overige middelen. Er is anno 2009 geen onderzoek naar tiotropium bij patiënten met astma gepubliceerd. Cromoglicinezuur en nedocromil zijn minder werkzaam dan ICS; deze middelen worden niet meer geadviseerd. Sublinguale immunotherapie wordt niet aanbevolen. In uitzonderlijke gevallen kan een onderhoudsbehandeling met orale corticosteroïden nodig zijn. Zowel bij deze indicatie als bij gebruik van hoge doses ICS is medebehandeling door een longarts gewenst. Andere tweedelijns behandelingsmogelijkheden voor bepaalde subgroepen patiënten zijn subcutane immunotherapie bij patiënten met een monoallergie en subcutane toediening van omalizumab, een monoklonaal antilichaam tegen IgE bij ernstig astma.

Voor doseringen en toedieningsvormen van medicatie bij astma bij volwassenen zie tabel 4.3, 4.4 en 4.5.

Tabel 4.3	Kortwerkende luchtwegverwijders bij volwassenen met astma of COPD.		
middel	inhalatiepoeder	dosisaerosol	maximum/dag
bij sommige dosisaerosolen of poederinhalatoren gelden lagere doseringen: raadpleeg het *Farmacotherapeutisch Kompas*			
ipratropium*	4 dd 40 microg	4 dd 20 microg	320 microg
salbutamol**	4 dd 100-400 microg	4 dd 100-200 microg	1600 microg
terbutaline**	4 dd 250-500 microg	–	4000 microg

* Anticholinergicum; ** bèta-2-sympathicomimeticum.

Tabel 4.4	ICS bij volwassenen met astma of COPD.*		
middel	lage dosis (per dag)	matige dosis (per dag)	hoge dosis (per dag)
bij sommige dosisaerosolen of poederinhalatoren gelden lagere doseringen: raadpleeg het *Farmacotherapeutisch Kompas*			
beclometason inhalatiepoeder (100, 200, 400 microg) of dosisaerosol (100, 250 microg)	200-400 microg	>400-800 microg	>800-1600 microg
budesonide inhalatiepoeder (100, 200, 400 microg) of dosisaerosol (50, 200 microg)	200-400 microg	>400-800 microg	>800-1600 microg
fluticason inhalatiepoeder (100, 250, 500 microg) of dosisaerosol (50, 125, 250 microg)	100-250 microg	>250-500 microg	>500-1000 microg

* Bij COPD: schrijf hoge dosis ICS voor (fluticason 1000 microg/dg, budesonide/beclometason 800-1600 microg/dg)

4 Farmacotherapie bij astma en COPD

Tabel 4.5	Langwerkende luchtwegverwijders en combinatiepreparaten bij volwassenen met astma of COPD.		
middel	inhalatiepoeder	dosisaerosol	maximum/dag
formoterol*	2 dd 6-12 microg	2 dd 12 microg	48 microg
salmeterol*	2 dd 50 microg	2 dd 25 microg	100 microg
tiotropium**	1 dd 18 microg	1 dd 5 microg	18 microg (poeder) 5 microg (aerosol)
budesonide/formoterol	2 dd 100/6-400/12 microg	-	1600/48 microg
salmeterol/fluticason	2 dd 50/100-50/500 microg	2 dd 25/50-25/250 microg	100/1000 microg

* Bèta-2-sympathicomimeticum; ** Anticholinergicum, uitsluitend geïndiceerd bij COPD.

5 Patiënten met COPD (chronic obstructive pulmonary disease)

Casus

Mevrouw Sonnemans, 49 jaar, komt bij de huisarts omdat zij het voorafgaande half jaar voortdurend hoest en slijm opgeeft. De laatste weken kan zij daardoor slecht slapen. Bij nader uitvragen blijkt zij inspanning slecht te verdragen. Zij heeft vanaf haar dertiende jaar gerookt, ongeveer een pakje per dag (36 'pakjaren'). Haar voorgeschiedenis is verder blanco. Bij onderzoek vindt de huisarts een magere vrouw die dyspnoïsch is bij aan- en uitkleden. Bij auscultatie is er zacht ademgeruis beiderzijds met expiratoir piepen en een verlengd exspirium maar zonder crepitaties. Bloeddruk, pols en temperatuur zijn normaal. De huisarts denkt primair aan COPD en ondergewicht bij een patiënte die pas laat voor het eerst aan de bel trekt. Hij schrijft een luchtwegverwijder voor (ipratropiumbromide 40 microg 4 dd) en een kuur prednisolon 30 mg per dag gedurende zeven dagen, en spreekt af dat de patiënt na twee dagen contact opneemt. Telefonisch meldt mevrouw Sonnemans na twee dagen dat het wat beter gaat. Zij slaapt beter en kan gemakkelijker de trap op. De huisarts spreekt af dat de patiënt na afloop van de kuur prednisolon spirometrie laat verrichten en daarna terugkomt. De uitslag van de spirometrie is als volgt: een matig ernstige, niet reversibele bronchusobstructie (FEV1 1,9 L, 60 procent van voorspeld, FVC 3,28, 89 procent van voorspeld, FEV1/FVC-ratio 0,58, BMI 16,9). Het daaropvolgende jaren heeft mevrouw frequent exacerbaties die soms in het ziekenhuis behandeld moeten worden. Definitief stoppen met

> roken is moeilijk door een scala aan psychosociale problemen. Haar longfunctie neemt zienderogen af (zie fig. 4.2).Uiteindelijk volgt een opname in een astmacentrum waar zij met hulp definitief stopt met roken. Na deze opname is haar gewicht 4 kg toegenomen en is haar conditie aanzienlijk verbeterd. De longfunctie is zes maanden na de opname in het astmacentrum vergelijkbaar met de waarden vlak voor de opname.

Medicatie bij COPD

Door het irreversibele karakter van de bronchusobstructie en het verlies aan gezond normaal functionerend longweefsel is de werkzaamheid van medicijnen bij COPD beperkt. De medicamenteuze therapie is veelal symptomatisch. Alleen van stoppen met roken is duidelijk aangetoond dat dit de versnelde achteruitgang van de longfunctie kan vertragen. Kortwerkende luchtwegverwijders worden gegeven om de klachten van dyspneu te verlichten. De vermindering van het gevoel van dyspneu wordt deels bewerkstelligd door afname van de hyperinflatiestand van de thorax. Empirisch wordt nagegaan welke soort luchtwegverwijder of combinatie van luchtverwijders het meest werkzaam is.

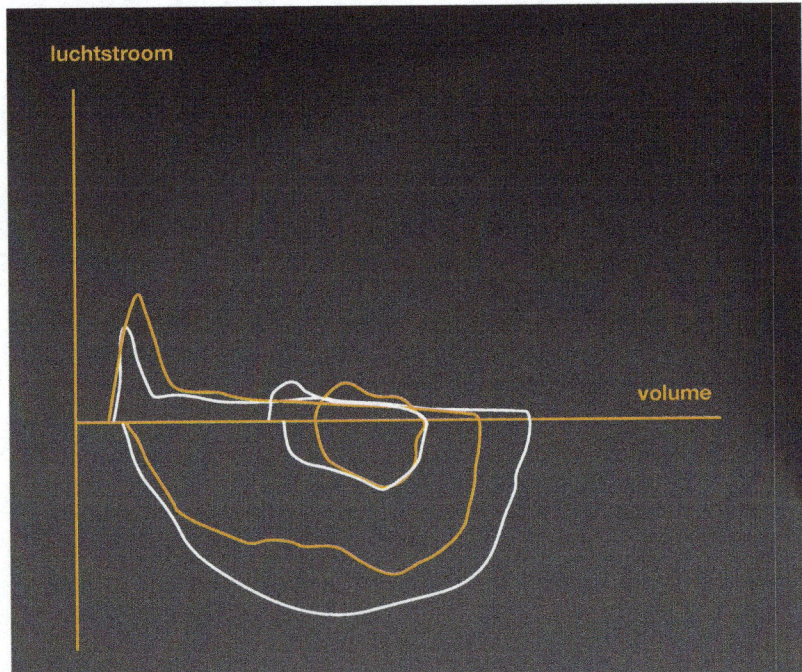

Figuur 4.2
Ernstig COPD.

Bij het niet-behalen van het behandeldoel (aanhoudend klachten, exacerbaties) bij patiënten met (matig) ernstig COPD wordt overgestapt op behandeling met een langwerkende luchtwegverwijder. Bij patiënten met ernstig COPD of cardiale comorbiditeit is er een lichte voorkeur voor het langwerkende anticholinergicum tiotropium. Ter vermindering van frequente exacerbaties kan behandeling met een hoge dosis ICS overwogen worden

Bij patiënten met een ernstige vorm van COPD wordt vaak een combinatiepreparaat van ICS en LWBM onderhoudsbehandeling voorgeschreven en soms een onderhoudsbehandeling orale corticosteroïden. Het verdient aanbeveling de indicatie hiervoor door de longarts te laten stellen.

Overige middelen. Acetylcysteïne bij patiënten met frequente exacerbaties COPD wordt niet meer aanbevolen omdat ICS bij deze indicatie werkzamer zijn.

Voor dosering en toedieningsvorm van luchtwegverwijders en ICS bij COPD zie respectievelijk tabel 4.3, 4.4 en 4.5.

6 Medicamenteuze behandeling van een exacerbatie van astma of COPD

Casus

Tiara van zes is al een paar dagen toenemend benauwd. Ze is bekend met astma. Ze is verkouden. De ouders hebben haar de afgelopen 24 uur zesmaal een luchtwegverwijder per poederinhalatie laten nemen, wat echter onvoldoende helpt. Tiara is benauwd in rust, er is een versnelde ademhaling. Er is een piepend verlengd exspirium; het ademgeruis is zachter dan de huisarts eigenlijk verwacht. Ze kan nog wel een korte zin achter elkaar uitspreken. Tijdens het spreekuur geeft de huisarts Tiara vier puffs salbutamol dosisaerosol, telkens een puff, in een grote inhalatiekamer, waarna Tiara vijfmaal in- en uitademt door de inhalatiekamer. Ze knapt enigszins op. De huisarts instrueert de ouders over een uur weer vier puffs te geven zoals hij dat net gedaan heeft en over twee uur terug te bellen. Na twee uur gaat het geleidelijk beter, maar het is zeker nog niet over. De huisarts besluit een stootkuur orale steroïden te geven: 25 mg per dag gedurende vijf dagen (Tiara weegt 23 kg). De huisarts spreekt af dat de ouders de volgende dag terugkomen. Hij vertelt dat bij een toename van de benauwdheid vanavond de huisartsenpost gebeld moet worden en dat dan waarschijnlijk een opname nodig is. De huisarts faxt een overdrachtbericht naar de huisartsenpost. De volgende dag gaat het duidelijk beter met Tiara. De huisarts bespreekt de noodzaak van het gebruik van ICS en start daarmee. De orale steroïden worden na vijf dagen gestaakt.

> **Casus**
>
> De heer Loevenhout, 42 jaar, is bekend met ernstig astma. Hij wil zo weinig mogelijk met artsen te maken hebben en regelt zijn medicatie voor een groot deel zelf. Hij rookt niet, woont in een oud vervallen huis. Hij belt dat het nu niet gaat, hij is al dagen benauwd. De huisarts gaat bij hem langs. De heer Loevenhout lijkt ogenschijnlijk niet zo benauwd, maar het uitkleden is hem eigenlijk al te veel. De ademhaling is snel en oppervlakkig met een frequentie van 32 per minuut. Hij heeft een pols van 110 slagen per minuut. De zuurstofsaturatie gemeten met een pulsoximeter is 93 procent (laag normaal). Het ademgeruis is zacht, er is beiderzijds een piepende expiratie. Een duidelijke oorzaak voor de exacerbatie is er niet. De huisarts bepreekt met hem dat hij een ernstige exacerbatie heeft en schrijft een prednisolonkuur voor. Hij laat de patiënt viermaal een puff salbutamol via een inhalatiekamer inhaleren. Hij adviseert de komende 24 uur zesmaal daags twee puffs via een inhalatiekamer te gebruiken. Bij telefonisch contact de volgende dag gaat het wat beter. 's Nachts heeft hij tweemaal moeten inhaleren en tussendoor heeft hij redelijk geslapen. De huisarts spreekt af dat hij een onderhoudsdosis LWBM naast zijn matige dosis ICS gaat gebruiken en dat hij in de loop van de week op het spreekuur komt om te bekijken of zijn astma toch beter onder controle is te krijgen. De patiënt gaat hiermee akkoord, maar komt de afspraak verder niet na. Bij het aanvragen van een vervolgrecept voor salmeterol en salbutamol een maand later merkt de huisarts op dat er geen inhalatiecorticosteroïd aangevraagd wordt. De huisarts instrueert de assistente de patiënt hierover te bellen, met de boodschap dat er ten minste telefonisch contact moet zijn voordat een recept voor astmamedicatie wordt uitgeschreven.

Medicamenteuze behandeling van een exacerbatie van astma of COPD

De behandeling van een astma-exacerbatie op alle leeftijden bestaat primair uit het inhaleren van een snelwerkende luchtwegverwijder, namelijk een bèta-2-sympathicomimeticum met een dosisaerosol en een inhalatiekamer, één puff per keer, en de patiënt vervolgens vijfmaal door de inhalatiekamer laten ademen. Dit wordt ten minste viermaal kort achter elkaar herhaald. In plaats van een inhalatiekamer kan ook een vernevelaar worden gebruikt; dit lijkt bij zeer ernstige dyspneu gemakkelijker voor de patiënt.

Bij onvoldoende verbetering kunnen twee tot vier puffs ipratropium toegevoegd worden.

Bij gebruik van een vernevelaar kunnen een bèta-2-sympathicomimeticum en ipratropiumbromide tegelijkertijd worden toegediend. Toevoeging van ipratropiumbromide geeft in beperkte mate extra bronchusverwijding; de werking van ipratropiumbromide treedt na circa 45 minuten in, terwijl een bèta-2-sympathicomimeticum na tien tot vijftien minuten werkzaam is.

Bij onvoldoende herstel of een snelle terugkeer van symptomen bestaat een indicatie voor een prednisolonkuur.

Een exacerbatie van astma is een signaal dat het beleid opnieuw geëvalueerd moet worden, zowel niet-medicamenteus als medicamenteus. Patiënten zien hier zelf de noodzaak niet altijd van in zoals de laatste casus illustreert.

Voor overige medicatie (orale theofyllinen, antibiotica) bestaat geen indicatie bij een astma-exacerbatie.

Bij kinderen tot 1 jaar kan een (eerste) astma-aanval moeilijk te onderscheiden zijn van acute bronchiolitis (als gevolg van een virale luchtweginfectie door bijvoorbeeld het RS-virus). Voor het beleid bij acute bronchiolitis wordt verwezen naar de NHG-Standaard *Acuut hoesten* (www.nhg.org). Bij onvoldoende verbetering of bij onvoldoende zorgmogelijkheden thuis bestaat er bij ernstige dyspneu door astma een indicatie voor klinische behandeling.

Sinds enkele jaren is op alle huisartsenposten en in sommige huisartsenpraktijken een saturatiemeter beschikbaar. Dit is een handzaam apparaatje waarmee aan de vinger transcutaan de zuurstofverzadiging in het bloed kan worden gemeten. Over de toegevoegde waarde van de saturatiemeter bij het gebruikelijke onderzoek van patiënten met een astma-exacerbatie is weinig bekend. Over een afkappunt voor hypoxie bestaat nog geen consensus. In de internationale astma richtlijn (GINA-guidelines) worden naast de gebruikelijke klinische criteria de volgende afkappunten genoemd voor de ernst van een exacerbatie: licht ($SaO_2 > 95\%$), matig ernstig (SaO_2 91-95%) en ernstig ($SaO_2 < 90\%$). In de praktijk is een SaO_2 van 92 procent of lager een gebruikelijk criterium om te overleggen over klinische behandeling.

Voor dosering en toedieningsvorm van medicatie bij een exacerbatie van astma zie tabel 4.6 en 4.7.

Het beleid bij een exacerbatie van COPD is in wezen hetzelfde als bij astma: frequente toediening van een bèta-2-sympathicomimeticum per inhalatie. Vaker dan bij astma zal een prednisolonkuur noodzakelijk zijn, in het bijzonder als de restlongfunctie geringer is. Bij COPD wordt in het algemeen een langere prednisolonkuur gegeven, zeven tot veertien dagen. Antimicrobiële middelen zoals amoxicilline of doxycycline gedurende zeven tot tien dagen worden alleen geadviseerd bij klinische infectieverschijnselen (temperatuur > 38 °C, algemeen ziek zijn) in combinatie met een bekende zeer slechte FEV_1 (< 30 procent van de voorspelde waarde) of onvoldoende verbetering na vier dagen.

Differentiatie tussen een pneumonie bij COPD en een exacerbatie van COPD zal lang niet altijd mogelijk zijn.

Bij onvoldoende verbetering, bij onvoldoende zorgmogelijkheden thuis of bij alarmsymptomen (verwardheid, verminderd bewustzijn, cyanose) is een opname geïndiceerd.

Voor de dosering en toedieningsvorm van medicijnen bij een exacerbatie van COPD, zie tabel 4.7.

Tabel 4.6	Medicamenteuze therapie van acuut ernstig astma bij kinderen.		
Middel	*toedieningsvorm en dosis*	*opmerkingen*	
bèta-2-sympathicomimeticum,* bijvoorbeeld salbutamol	dosisaerosol per inhalatiekamer; 100 microg 4-8 puffs (1-2 puffs per keer in inhalatiekamer)	herhaal inhalaties na een kwartier; verwijs bij geen verbetering binnen half uur	
Prednisolon	tablet; bij zuigelingen en peuters drank (5 mg/ml) 1-2 mg/kg lichaamsgewicht (max. 40 mg/dag) gedurende vijf dagen	ineens stoppen, geleidelijk minderen niet nodig	

* Eventueel per vernevelaar: 5 mg/ml; < 4 jaar 0,5 ml; ≥ 4 jaar 1 ml.

Tabel 4.7	Medicamenteuze behandeling van een ernstige exacerbatie bij volwassenen met astma of COPD.	
middel	*toedieningsvorm en dosis*	*opmerkingen*
bèta-2-sympathicomimeticum, bijvoorbeeld salbutamol	- dosisaerosol per inhalatiekamer (100 microg per keer in inhalatiekamer; 5 maal inademen; procedure 4-10 keer herhalen) - eventueel per injectie (0,5 mg/ml 1 ml)	- herhaal inhalaties na enkele minuten - voeg bij onvoldoende verbetering ipratropium toe (20 microg per keer in inhalatiekamer; procedure 2-4 keer herhalen) - verwijs bij geen verbetering binnen een half uur
prednisolon oraal	1 dd 30 mg, 7-10 dagen	

7 Inhalatietherapie

Er bestaan twee soorten toedieningsvormen:
- *dosisaerosolen*: een dosisaerosol lijkt gemakkelijk in gebruik, maar heeft als nadeel dat het tegelijk indrukken en inademen lastig kan zijn, waardoor de longdepositie ongunstig beïnvloed wordt. Het coördinatieprobleem is niet aanwezig bij een inademinggestuurde dosisaerosol. Als voor een gewone dosisaerosol gekozen wordt, heeft de combinatie met een inhalatiekamer de voorkeur.
- *poederinhalatoren*: bij poederinhalatoren is er geen coördinatieprobleem. Bij voldoende inspiratiekracht is de longdepositie hoger dan bij dosisae-

rosolen zonder inhalatiekamer. Bij ernstig verminderde longfunctie, zoals vaak aan de orde is bij COPD, is er meestal onvoldoende inspiratiekracht. Multidose-inhalatoren zijn gemakkelijk gebruiksklaar te maken.

Toediening via een dosisaerosol en een poederinhalator is minder bewerkelijk dan toediening via een vernevelaar, terwijl de werkzaamheid vergelijkbaar is. Het verdient aanbeveling het inhaleren voor te doen – in de huisartsenpraktijk of in de apotheek – en te observeren of de patiënt het zelf adequaat kan uitvoeren. Deze instructie moet ten minste eenmaal per jaar worden herhaald. Afgesproken wordt dat de patiënt de inhalator(en) meeneemt naar het spreekuur.

Kinderen

- Gebruik bij kinderen tot en met 6 jaar een dosisaerosol met een inhalatiekamer (metalen nebuhaler®, babyhaler®, aerochamber®; bij kinderen tot 4 jaar met neus-mondmasker en bij kinderen van 4 tot 6 jaar alleen met mondstuk).
- Schrijf aan kinderen ouder dan 6 jaar een poederinhalator voor.

De hiervoor aangegeven leeftijdsgrenzen zijn aanbevelingen. Het hangt van de inspiratiekracht van het individuele kind af wanneer het een poederinhalator kan gaan gebruiken.

Volwassenen

- Kies bij adequate coördinatie en *voldoende inspiratoire luchtstroomsterkte* een droge poederinhalator of een dosisaerosol.
- Kies bij *inadequate coördinatie* een droge poederinhalator, een dosisaerosol met inhalatiekamer of een inademinggestuurde dosisaerosol.
- Kies bij *onvoldoende inspiratoire luchtstroomsterkte* een dosisaerosol met inhalatiekamer of een inademinggestuurde dosisaerosol.

Streef naar uniformiteit in de toedieningsvorm bij gebruik van verschillende middelen.

Bij ernstige dyspneu gaat op alle leeftijden de voorkeur uit naar een dosisaerosol met een inhalatiekamer of eventueel een elektrische jetvernevelaar. Dit geldt ook voor oudere patiënten (met onvoldoende inspiratiekracht en/of gebrekkige coördinatie). Bij gebruik van verschillende middelen wordt gestreefd naar uniformiteit in de toedieningsvorm.
De volgende inhalatie-instructie wordt gegeven:
– *dosisaerosol*: schudden voor gebruik, langzaam inademen, tegelijk met het indrukken van de verstuiver, ten minste vijf seconden de adem inhouden;

- *poederinhalatie*: krachtig en diep inademen;
- *inhalatiekamer*: dosisaerosol schudden voor gebruik, één puff per keer, direct na het verstuiven inademen om neerslaan van het geneesmiddel op de wand te beperken; plastic inhalatiekamers regelmatig wassen en aan de lucht laten drogen om neerslaan op de wand door statische elektriciteit te verminderen.

Zie voor meer informatie de NHG-Praktijkwijzer *Astma/COPD*. Voor een overzicht van alle NHG-Patiëntenbrieven over astma of COPD wordt verwezen naar de NHG-website (www.nhg.org, rubriek patiëntenvoorlichting).

8 Bijwerkingen

Bèta-2-sympathicomimetica. De meest voorkomende bijwerkingen bij hoge doseringen zijn tremor van handen en vingers, hoofdpijn, stijging van de hartfrequentie en perifere vaatverwijding. Soms treden deze bijwerkingen ook op bij 'normale' doseringen bij gebruik van inhalatoren die een hogere longdepositie geven.

Anticholinergica. Ipratropiumbromide heeft ook in hoge doseringen geen noemenswaardige bijwerkingen. De meest voorkomende bijwerking van tiotropium is een droge mond.

ICS. De belangrijkste lokale bijwerkingen zijn orofaryngeale candidiasis (bij 5 tot 13 procent van de volwassenen) en heesheid. De kans hierop kan verminderd worden door het spoelen van de mond na inhalatie en het uitspugen van het spoelsel, door gebruik te maken van een inhalatiekamer of door tijdelijk de dosering te verlagen of eenmaal daags te doseren. Bij gebruik van ICS bij kinderen vertraagt de groei (als die al vertraagt) alleen in het eerste jaar van behandeling, met gemiddeld ongeveer anderhalve centimeter. De eindlengte van kinderen die gebruikmaken van ICS is normaal. Systemische bijwerkingen bij volwassenen bij doseringen tot 1600 microg per dag (budesonide/beclometason) of 1000 microg per dag (fluticason) zijn zeldzaam.

Prednisolon. De belangrijkste bijwerkingen zijn osteoporose (bij vrouwen en mannen), diabetes mellitus en hypertensie. De kans op osteoporose wordt groter naarmate prednisolon gedurende langere tijd gebruikt wordt. Bij prednisolongebruik (> 7,5 mg/dag) langer dan drie maanden, wordt aanvullende diagnostiek (meting van de botdichtheid) en/of preventieve medicamenteuze behandeling aanbevolen (zie NHG-Standaard *Osteoporose*). Het diabetogene en hypertensieve effect is afhankelijk van het actuele prednisolongebruik en verdwijnt als het gebruik gestaakt wordt. Dit laatste betekent dat eventueel ingestelde therapie met antihypertensiva of orale antidiabetica bij verlaging van de dosis prednisolon meestal ook verminderd of gestaakt moet worden.

9 Samenvatting

Astma

De basistherapie van astma bij incidentele klachten bestaat uit een bèta-2sympathicomimeticum en bij frequentere klachten uit een ICS aangevuld met een bèta-2-sympathicomimeticum op 'zo nodig' basis.

ICS worden veelal in een matige dosering gestart en vervolgens verminderd tot de laagste effectieve dosis.

De voorkeur gaat op alle leeftijden uit naar inhalatiemedicatie, bij kinderen tot en met 6 jaar in de vorm van een dosisaerosol met een inhalatiekamer (metalen nebuhaler®, babyhaler®, aerochamber®;) en bij kinderen van 6 jaar en ouder in de vorm van een poederinhalator. Bij ernstige dyspneu wordt gebruikgemaakt van een inhalatiekamer en dosisaerosol of eventueel een elektrische vernevelaar.

COPD

De basistherapie bij COPD is stoppen met roken. De symptomatische behandeling bestaat uit luchtwegverwijders (een anticholinergicum, een bèta-2-sympathicomimeticum of een combinatie van beide). Bij frequente exacerbaties wordt een behandeling met een ICS overwogen.

Bij personen met COPD én astma of atopie in de voorgeschiedenis of personen met COPD die nooit gerookt hebben, bestaat de onderhoudsbehandeling primair uit een ICS.

Bij ernstig COPD kan eventueel prednisolon als onderhoudsbehandeling worden gegeven: de indicatie hiervoor wordt door de longarts gesteld.

Leesadvies

Bindels PJE, Wouden JC van der, Ponsioen BP, Brand PLP, Salomé PL, Hensbergen W van, Hasselt PA van, Steenkamer TA, Grol MH. NHG-Standaard Astma bij kinderen. Huisarts Wet. 2006;49:557-72.

Geijer RMM, Chavannes NH, Muris JWM, Sachs APE, Schermer T, Smeele IJM, Thoonen B, Molen T van der, Schayck CP van, Weel C van, Kolnaar BGM, Grol MH. NHG-Standaard Astma bij volwassenen. Huisarts Wet. 2007;50:537-51

Smeele IJM, Weel C van, Schayck CP van, Molen T van der, Thoonen B, Schermer T, Sachs APE, Muris JWM, Chavannes NH, Kolnaar BGM, Grol MH, Geijer RMM. NHG-Standaard COPD. Huisarts Wet. 2007;50:362-79.

5 Diagnostische methoden

M.H.J. Vaessen en dr. G.J. Wesseling

1 Inleiding

Diagnostiek begint altijd met een zorgvuldige anamnese en ook bij (het vermoeden op) een longaandoening wordt op deze regel geen uitzondering gemaakt. De hoofdklachten bij longaandoeningen zijn beperkt tot hoest, kortademigheid, sputum opgeven en eventueel pijn op de borst. Deze klachten zijn niet specifiek voor enige longaandoening, ook niet als ze in combinatie voorkomen. Het diagnostisch denken kan worden gestuurd door te vragen naar het begin van de klachten, de ernst, het verloop, uitlokkende factoren en eventueel begeleidende verschijnselen. Een zinvolle aanvulling hierop is informatie over de persoonlijke voorgeschiedenis, het beroep, hobby's, leefgewoonten en rookgedrag en het voorkomen van longziekten in de familie.

De gegevens van de anamnese worden aangevuld met een lichamelijk onderzoek dat dient te bestaan uit inspectie, percussie, auscultatie en palpatie van de thorax, aangevuld met een algemeen onderzoek (bijvoorbeeld naar het voorkomen van eczeem, cyanose, lymfeklieren, gestuwde halsvenen, trommelstokvingers en perifeer oedeem) en het meten van polsfrequentie, bloeddruk en zo nodig de lichaamstemperatuur. In de dagelijkse praktijk beperkt de huisarts zich vaak tot een gericht lichamelijk onderzoek op grond van de anamnese en de kenmerken van de patiënt, met in zijn achterhoofd de prevalentiegegevens van longaandoeningen in de huisartspraktijk. Op grond van de verzamelde gegevens wordt een werkhypothese gevormd die richting geeft aan het verdere beleid met betrekking tot aanvullende diagnostiek, therapie of verwijzing naar een ziekenhuisspecialist.

Als aanvullende diagnostiek bij longziekten in de eerste lijn heeft de huisarts de beschikking over allergologisch en spirometrisch onderzoek. In eigen beheer kan in-vitro-onderzoek naar het voorkomen van specifiek IgE worden aangevraagd, met als alternatief het uitvoeren van huidpriktests in de eigen praktijk. De apparatuur voor het verrichten van spirometrisch onderzoek is voor de huisarts hanteerbaar en betaalbaar geworden. In voorkomende gevallen kan een thoraxfoto worden aangevraagd.

In dit hoofdstuk worden, aan de hand van een casus, de verschillende diagnostische methoden besproken waarover de huisarts kan beschikken.

> **Casus**
>
> De heer D. is 37 jaar. Hij bezoekt het spreekuur omdat hij snel moe is bij het fietsen. Hij voelt zich dan kortademig, maar piept niet. Een enkele keer gaan de klachten gepaard met hoestbuien. Hij rookt al 20 jaar sigaretten.

2   De anamnese

Van de hoofdklachten bij longaandoeningen wordt hoest het meest frequent gepresenteerd op het spreekuur van de huisarts. Ongeveer 25 procent van alle kinderen van 0-14 jaar bezoekt de huisarts jaarlijks met dit probleem, in de leeftijdscategorie van 15-45 jaar en boven de 45 jaar is dit bij benadering respectievelijk 10 procent en 15 procent. Kortademigheid wordt veel minder vaak op het spreekuur gepresenteerd en vooral door personen ouder dan 45 jaar. Van hen consulteert ongeveer 4 procent jaarlijks de huisarts vanwege deze klacht. Van kinderen tot 15 jaar en de personen van 15-45 jaar bezoekt jaarlijks slechts 2 procent respectievelijk 1 procent de huisarts vanwege kortademigheid.

Bij de eerste contacten met hoest en/of kortademigheid als klacht komt de huisarts meestal tot de diagnose acute bronchitis of bovenste luchtweginfectie, terwijl de diagnose pneumonie bij deze klachten doorgaans zelden wordt gesteld. In de literatuur blijkt geen klacht(encomplex) kenmerkend voor de diagnose pneumonie. Bij koorts en kortademigheid in afwezigheid van klachten van de bovenste luchtwegen moet een pneumonie serieus worden overwogen. Over de betekenis van pijn in de borst als symptoom van pneumonie is de literatuur niet eensluidend.

Overigens wordt thoracale pijn vaker veroorzaakt door structuren die het ademhalingsstelsel omgeven dan door respiratoire aandoeningen. De parietale pleura is rijk aan sensibele zenuwtakjes, terwijl de trachea en de grote bronchi slechts weinig pijnzenuwen bevatten. Het longparenchym en de viscerale pleura zijn niet pijngevoelig. Van de respiratoire aandoeningen die pijn in de borst kunnen veroorzaken, komt in de huisartspraktijk de virale tracheobronchitis het frequentst voor. Minder frequente respiratoire oorzaken van thoracale pijn zijn een pneumonie, pleuritis, pneumothorax, longinfarct c.q. longembolie, tumor, trauma, enzovoort.

Bij de casus in dit hoofdstuk denken we al snel in de richting van een obstructieve luchtwegaandoening.

Over het algemeen blijkt de anamnese weinig sensitief voor het stellen van de diagnose astma, en dit geldt in nog sterkere mate voor COPD. Klassiek worden bij de astmapatiënt de periodes met kortademigheid, piepen en soms ook hoest afgewisseld door (vrijwel) klachtenvrije intervallen. Mede afhankelijk van de leeftijd kan astma zich sterk wisselend presenteren.

Bij kinderen jonger dan 4 jaar wordt door de ouders meestal hoest en 'vol zitten' als klacht gepresenteerd. Deze klachten doen zich als regel voor in aansluiting op een 'verkoudheid'. Piepen wordt in deze leeftijdscategorie betrekkelijk zelden gehoord. Het belangrijkste verschil met kinderen die niet 'at risk' voor astma zijn is niet zozeer de frequentie van de klachten als wel de duur: een gewone verkoudheid is na ongeveer 10 dagen duidelijk beter, terwijl deze 'at risk' kinderen blijven hoesten en 'vol zitten'. De klachten doen zich vooral 's nachts voor en na of tijdens inspanning. Overigens is de prognose van deze kinderen betrekkelijk gunstig, omdat twee derde van hen op de leeftijd van 6 jaar klachtenvrij is. De resterende groep houdt klachten, die dan voornamelijk bestaan uit kortademigheid en piepen. De kinderen die klachten houden hebben vaak constitutioneel eczeem in hun voorgeschiedenis en bij familieleden in de eerste graad komen vaak astma en IgE-gemedieerde allergie voor.

Bij COPD ontstaat de kortademigheid zeer geleidelijk en wordt vaak als normaal ervaren bij rokers met vorderende leeftijd. Deze categorie patiënten bezoekt weinig frequent het spreekuur en als men komt is men snel tevreden met een antibioticumkuurtje voor de 'verkoudheid'. De huisarts moet zich realiseren dat 15-20 procent van alle rokers COPD ontwikkelt. Het loont de moeite bij iedere roker die zich meldt met een 'verkoudheid' expliciet te vragen naar hoest, kortademigheid en inspanningstolerantie. Er bestaat slechts een zwakke correlatie tussen de ernst van de klachten en de mate van bronchusobstructie. Klachten zijn een goede indicatie voor het subjectieve welbevinden, maar niet voor de aard en de ernst van de ziekte.

Casus - de anamnese

Pijn in de borst heeft de heer D. nooit. Ook in rust voelt hij zich vaker kortademig zonder dat hij factoren of omstandigheden kan benoemen die de klachten uitlokken of doen toenemen. Klachten van de ogen of de neus zijn er niet. Hij heeft geen koorts (gehad). De patiënt zegt dat de klachten in het afgelopen half jaar geleidelijk, maar wel in toenemende mate zijn ontstaan. Aan zelfmedicatie heeft hij van de drogist een drankje voor vastzittend slijm gebruikt en verder ook nog de salbutamol die hij nog thuis in de la had liggen. Dit alles zonder duidelijk resultaat. De voorgeschiedenis leert dat de patiënt vanaf zijn 15e jaar bekend is met astma, voor die tijd heeft hij nooit luchtwegklachten gehad. Hij is niet bekend met eczeem. De eerste jaren na de diagnose heeft hij in lage frequentie de specialist geconsulteerd, maar vanaf zijn 22e jaar heeft hij zich aan regelmatige controle onttrokken. Via de dienst regelde hij een enkele keer een antibioticumkuurtje en een salbutamol dosisaerosol. Hij is nu 1,5 jaar werkeloos (als gevolg van een bedrijfsreorganisatie) en woont na zijn echtscheiding alleen met een kat als huisgenoot. Als hobby fokt hij hamsters en heeft een permanente 'voorraad' van 30 tot 40 beestjes. Vanaf zijn 16e jaar rookt hij ongeveer twintig sigaretten per dag. In de naaste familie blijkt zijn vader een 'rokersbronchitis' te hebben.

3 Het lichamelijk onderzoek

Bij luchtwegklachten zal de huisarts altijd inspectie en auscultatie van de thorax uitvoeren, terwijl palpatie en percussie veel meer op indicatie van anamnese, inspectie en auscultatie plaatsvinden. Bij inspectie kunnen bij benauwdheid tekenen van verhoogde ademarbeid waarneembaar zijn, zoals intrekkingen en het gebruik van hulpademhalingsspieren. Deze symptomen geven een indicatie van de ernst van de luchtwegvernauwing. Sterk suggestief voor een slappe long (c.q. emfyseem) is het lippersen waarmee de patiënt de expiratoire collaps van de kleine luchtwegen probeert te voorkomen. Bij ernstige vormen van emfyseem wordt de thorax vatvormig door 'airtrapping' c.q. hyperinflatie. Andere vormafwijkingen zijn als regel bepaald door aandoeningen van het skelet of van het neuromusculaire stelsel.

Bij auscultatie blijkt het moeilijk de waargenomen geluiden uniform te omschrijven en te interpreteren. De verschillende onderdelen van longgeluiden en de nomenclatuur ervan zijn enkele jaren geleden gestandaardiseerd. De aspecten van de longgeluiden zijn samengevat in tabel 5.1.

Tabel 5.1	Aspecten van longgeluiden.		
aspecten longgeluiden	normaal	pathologisch	
karakter luidheid tijdsverhouding in- en expirium	vesiculair normaal inspirium > expirium	bronchiaal verzwakt inspirium ≤ expirium	
bijgeluiden	geen	rhonchi	hoogfrequent = piepen laagfrequent = brommen
		crepitaties	hoogfrequent = fijn laagfrequent = grof
		pleurawrijven	

Bronchiaal ademgeruis is in normale omstandigheden alleen boven de trachea te horen. Als dit elders boven de longvelden wordt gehoord, duidt dit doorgaans op een infiltraat met open bronchus c.q. lobaire pneumonie. Zeldzamer is het geluid te horen aan de rand van pleuravocht (door compressie van longweefsel) of in de bovenkwabben boven een infiltraat met gesloten bronchus met een resorptieatelectase die tegen de trachea aan ligt. Verzwakt ademgeruis treedt op bij een verminderde stroomsnelheid of bij een verminderde geluidsgeleiding. De stroomsnelheid is verminderd bij emfyseem, een ernstige astma-aanval ('silent chest'), een afgesloten bronchus (tumor, corpus alienum) en bij een diafragmaparalyse. De geluidsgeleiding is verminderd bij adipositas, pneumothorax en pleuravocht of -zwoerd. Men spreekt van een verlengd exspirium als het hoorbare deel van het exspirium langer is dan het inspirium. Een verlengd exspirium kan wijzen op bronchusobstructie.

Hoogfrequente rhonchi (c.q. piepen of fluiten) worden geassocieerd met bronchospasme, terwijl laagfrequente rhonchi (c.q. brommen of zagen) wijzen op verdikte bronchuswanden en slijm. Gezonde personen kunnen expiratoire piepende rhonchi produceren door het aanspannen van de stembanden. Dit kan van 'echt' piepen worden onderscheiden door de tongbasis naar voren te drukken/trekken of zonder stethoscoop te luisteren. Crepitaties zijn, in tegenstelling tot rhonchi, discontinue geluiden tijdens de inspiratie, die ontstaan bij interstitiële aandoeningen van de long. Deze geluiden worden gehoord bij pneumonieën, longoedeem (linksdecompensatie), pneumoconiose en longfibrose. Bij deze aandoeningen zijn de crepitaties fijn (hoogfrequent) en te horen tot aan het einde van het inspirium. Bij patiënten met emfyseem zijn in de eerste helft van de inspiratie of midinspiratoir crepitaties te horen door het explosief opengaan van de luchtwegen die tijdens de expiratie waren samengevallen door verlies van elastische retractiekracht. In deze gevallen kunnen de crepitaties wat grover (laagfrequent) klinken. Ze duiden dan dus niet op een linksdecompensatie van het hart, waarmee ze vaak worden verward. Bij patiënten met longfibrose kunnen de crepitaties klinken zoals het lostrekken van klittenband, het zogenoemde kleefbandfenomeen.

Pleurawrijven is vaak moeilijk te onderscheiden van crepiteren. Bij pleurawrijven klinken de geluiden dichter bij het oor en de geluiden tijdens inspiratie kunnen tijdens expiratie in omgekeerde volgorde terugkomen (spiegelbeeldeffect). Het geluid van pleurawrijven doet vaak denken aan voetstappen in verse sneeuw.

> **Casus – het lichamelijk onderzoek**
>
> De heer D. is een tengere, wat vaal uitziende man. Bij een lengte van 171 cm weegt hij 62 kg. Hij kan zijn zinnen afmaken zonder tussendoor naar lucht te happen. De thorax heeft een normale vorm en hij gebruikt geen hulpademhalingsspieren. De huid toont geen eczeem. Bij auscultatie is een vesiculair ademgeruis te horen, normale luidheid, een matig verlengd exspirium met expiratoir piepende en brommende rhonchi. Er zijn geen links-rechtsverschillen.
>
> *Commentaar bij de bevindingen tot nu toe*
>
> Deze patiënt lijkt op grond van de anamnese en de bevindingen bij het lichamelijk onderzoek symptomen van bronchusvernauwing te hebben. Tekenen van een (dreigende) ernstige respiratoire insufficiëntie zijn er niet: de patiënt is niet cyanotisch, gebruikt geen korte zinnen, heeft geen intrekkingen en gebruikt geen hulpademhalingsspieren, er is geen 'silent chest', dat wil zeggen afwezigheid van ademgeruis door extreme afname van de flow. Het is bekend dat het lichamelijk onderzoek c.q. de auscultatie weinig sensitief is bij het opsporen van lichte tot matige vormen van bronchusobstructie. Ook het inschatten van de ernst van de obstructie, een kwantificering van de reactie op interventies en het beoordelen van het beloop in de tijd blijkt niet goed mogelijk met de stethoscoop. In hoeverre een allergie als oorzakelijke factor meespeelt bij de klachten is uit de anamnese van deze patiënt niet op te maken. Ongeveer de helft van de volwassenen patiënten met astma heeft een IgE-gemedieerde allergie die mede verantwoordelijk kan zijn voor het inflammatoire proces in de bronchiale boom. Het meten van de longfunctie en onderzoek naar een eventuele allergische sensitisatie is aangewezen.

4 Longfunctieonderzoek

De eerste longfunctiemeter is al in 1846 in Londen door John Hutchinson ontwikkeld. Toch heeft het nog ongeveer anderhalve eeuw geduurd voordat longfunctiemeting geleidelijk in de huisartspraktijk werd ingevoerd. Inmiddels is instrumentarium ter beschikking gekomen dat in de huisartspraktijk goed hanteerbaar is. In het vervolg van dit hoofdstuk komen achtereenvolgens aan de orde:
– De parameters.
– De apparatuur die de huisarts ter beschikking staat.
– De kwaliteit van de longfunctiemeting in de huisartspraktijk.
– De testuitvoering.
– De integratie van longfunctiemeting in de praktijkvoering.
– Longfunctieonderzoek in de tweede lijn.

De parameters

In de NHG-Standaard wordt geadviseerd bij (het vermoeden op) astma de longfunctie te meten. Meting van de piekstroom heeft beperkte waarde omdat de spreiding in waarden zeer groot is (voor mannen 120 l/min. en voor vrouwen 90 l/min.). Veranderingen in de piekstroomwaarden hebben meer diagnostische waarde. Vooral de reactie op een bronchusverwijder en de diurnale veranderingen zijn belangrijk. De reversibiliteit op een bronchusverwijder is significant als de piekstroom 15 procent of meer verbetert ten opzichte van de uitgangswaarde. Hierbij dient men de bronchusverwijder voldoende hoog te doseren.

> **Middelen en dosering ten behoeve van de reversibiliteitstest**
>
> *reversibiliteitstest*
> 10-15 minuten na
> – salbutamol 400 mcg via de voorzetkamer
> – terbutaline 500 mcg via de voorzetkamer
>
> 45 minuten na
> – ipratropiumbromide 80 mcg via de voorzetkamer

De piekstroommeting is ook goed te gebruiken om kortademigheid op de werkvloer of tijdens het uitoefenen van de hobby te objectiveren. Zelfmanagement geniet toenemende belangstelling en bij het opstellen van een actieplan is meting van de piekstroom niet goed weg te denken. De piekstroom kent echter ook belangrijke beperkingen. De meting is sterk inspanningsafhankelijk en daarmee matig reproduceerbaar. Bij correct herhaalde metingen kan men een spreiding van 11 procent verwachten. Een ander nadelig kenmerk van de piekstroom is dat deze vooral de doorgankelijkheid van de grotere luchtwegen weerspiegelt en verminderde doorgankelijkheid van de kleine vertakkingen mist of onderschat. Daarom is de piekstroom goeddeels verlaten en ook bij astma vervangen door de spirometrie en is de piekstroommeter niet bruikbaar bij het diagnosticeren en monitoren van COPD-patiënten.

In de NHG-Standaard wordt dan ook geadviseerd bij (het vermoeden op) een obstructieve longaandoening spirometrie te verrichten met bepaling van de één-secondewaarde (FEV1), de vitale capaciteit (VC) en een flow-volumecurve. De FEV1 meet over een veel groter uitademingstraject dan de piekstroom. Daardoor is het resultaat veel minder inspanningsafhankelijk en beter reproduceerbaar. Bij correct herhaalde metingen zal de spreiding ≤ 5 procent bedragen. Een ander belangrijk voordeel van de FEV1 ten opzichte van de piekstroom is dat een obstructie in de kleinere vertakkingen van de bronchiale boom met de FEV1 beter is te meten. Tot slot dient nog te worden vermeld dat de mogelijkheid om de FEV1 te relateren aan de geforceerde vitale capaciteit (FVC) (FEV1/FVC, ook wel genoemd de tiffeneau-ratio) de huisarts kan behoeden voor de valkuil dat een verlaagde FEV1 steeds zou wijzen op een obstructieve stoornis en een verlaagde VC per definitie op een restrictieve stoornis. Bij een zuiver obstructieve stoornis is de FEV1 meer verlaagd dan de VC, wat resulteert in een afgenomen FEV1/FVC-ratio, waarbij als grenswaarde 0,7 wordt gehanteerd. Bij een zuiver restrictieve stoornis is de VC principieel verlaagd, maar 'wat er niet in zit kan er ook niet uitkomen', dus ook de FEV1 is verlaagd. De veranderingen zijn zodanig dat de ratio FEV1/FVC normaal of zelfs verhoogd is. Mengvormen komen zeker voor, maar bij tekenen van obstructie kan 'airtrapping' een verlaagde VC geven, die dan niet wijst op een restrictieve component.

De flow-volumecurve voegt een extra dimensie toe aan de longfunctiediagnostiek. De vorm van de curve geeft een goede differentiatie tussen normaal en afwijkend en geeft bovendien een indruk van de aard van de aandoening (fig. 5.1 en 5.2). Ook de coöperatie van de patiënt en daarmee de kwaliteit van de meting zijn goed te beoordelen. Naast de curve dienen de getallen tot nadere precisering. De meeste spirometers kunnen wel twintig tot dertig parameters produceren. Dit veroorzaakt mogelijk verwarring. Men kan zich

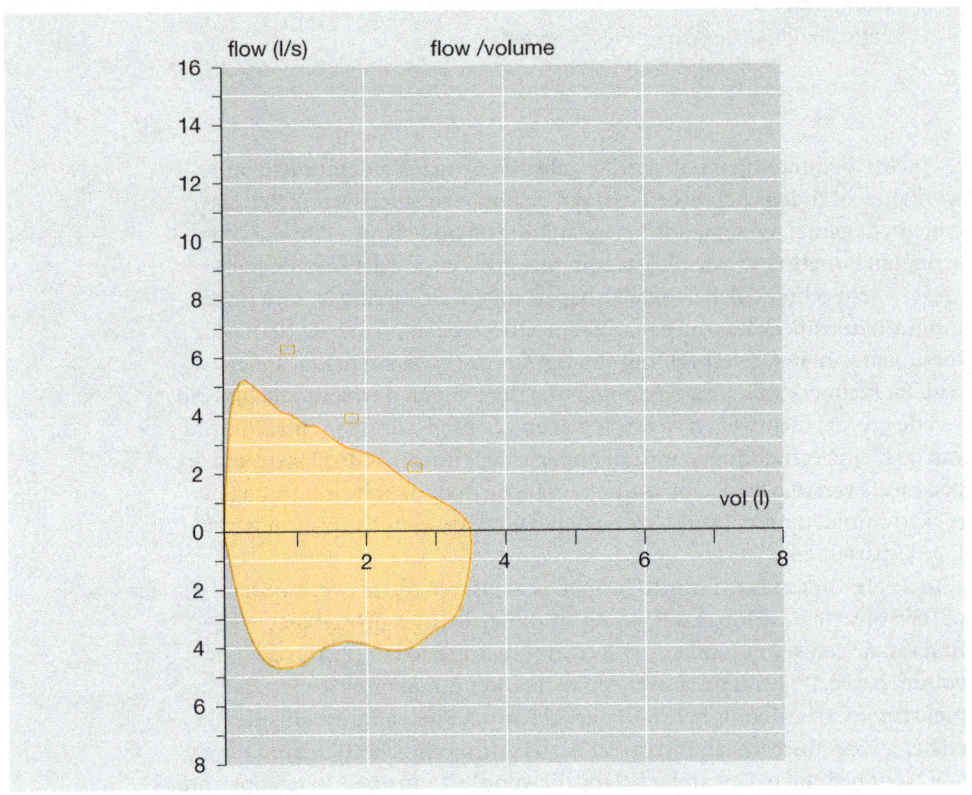

Figuur 5.1
Flow-volumecurve van een astmapatiënt.

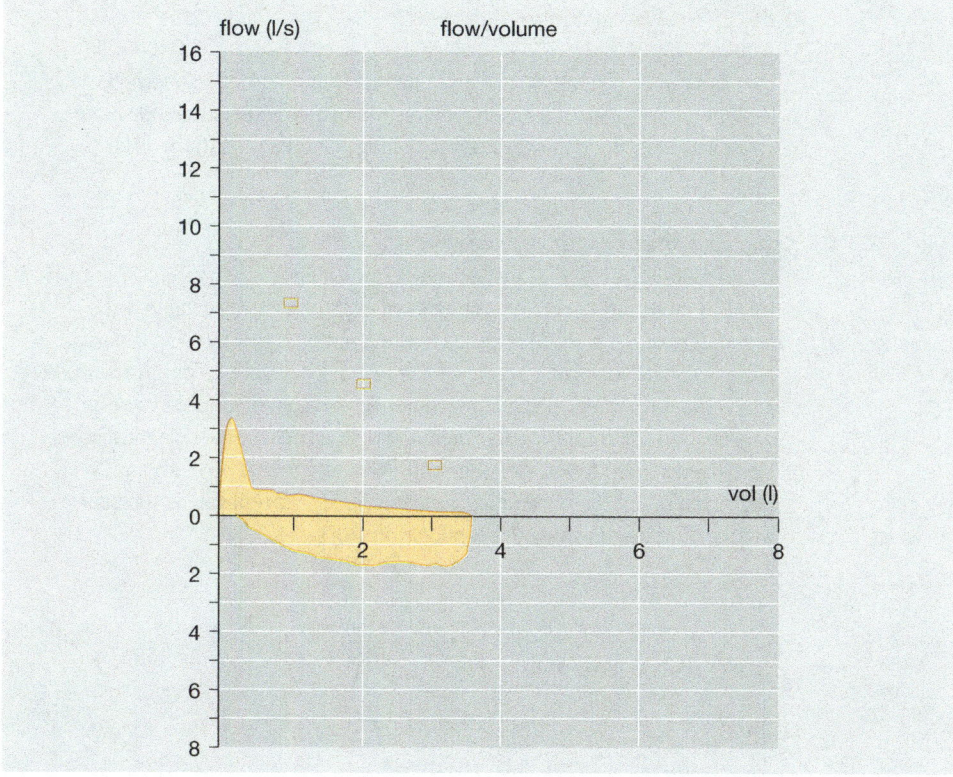

Figuur 5.2
Flow-volumecurve van een COPD-patiënt met elasticiteitsverlies.

het best beperken tot beoordeling van de vorm van de curve en van de FEV1, de VC en de tiffeneau-ratio. De flow halverwege de uitademing (MEF50) wordt vaak gebruikt als uitdrukking van de concaviteit van het afdalende deel van de expiratoire curve. De waarde heeft een betrekkelijk grote spreiding en kan niet worden gebruikt bij de berekening van de reversibiliteit. Bij bronchusverwijding neemt namelijk als regel ook de FVC toe, waardoor het meetpunt van de MEF50 op de x-as naar rechts verschuift zodat de waarden voor en na de interventie niet vergelijkbaar zijn.

Alle tot nu toe beschreven parameters zijn een maat voor de doorgankelijkheid van de luchtwegen. Vooral bij COPD kan door het alveolaire structuurverlies ook de diffusiecapaciteit gestoord zijn. Deze informatie kan alleen met specialistisch onderzoek in maat en getal worden vastgelegd. Dat geldt ook voor de totale longcapaciteit, die wordt gevormd door de som van de VC en het residuale volume.

Casus – de longfunctiegegevens

Op basis van de gegevens uit de anamnese en het lichamelijk onderzoek bestaat het vermoeden dat de heer D. astma heeft met persisterende bronchusobstructie mede ten gevolge van twintig jaar roken. Conform de NHG-Standaard wordt spirometrie uitgevoerd.

Commentaar bij de longfunctiegegevens

De FEV1 en de ratio FEV1/FVC zijn fors verlaagd, passend bij een ernstige bronchusobstructie. Bij de reversibiliteitstest verbetert de FEV1 0,19 l, dit is 4,8 procent van de voorspelde waarde. Deze test is dus negatief. Conform de oude NHG-Standaard kreeg de patiënt gedurende 14 dagen prednisolon 30 mg/dag. In de meest recente NHG-standaard is deze zogenoemde diagnostische steroïdtest komen te vervallen. Bij controle na 14 dagen is de FEV1 0,35 l verbeterd ten opzichte van de uitgangswaarde, c.q. 9 procent van de voorspelde waarde. Er resteert echter nog een forse obstructie.

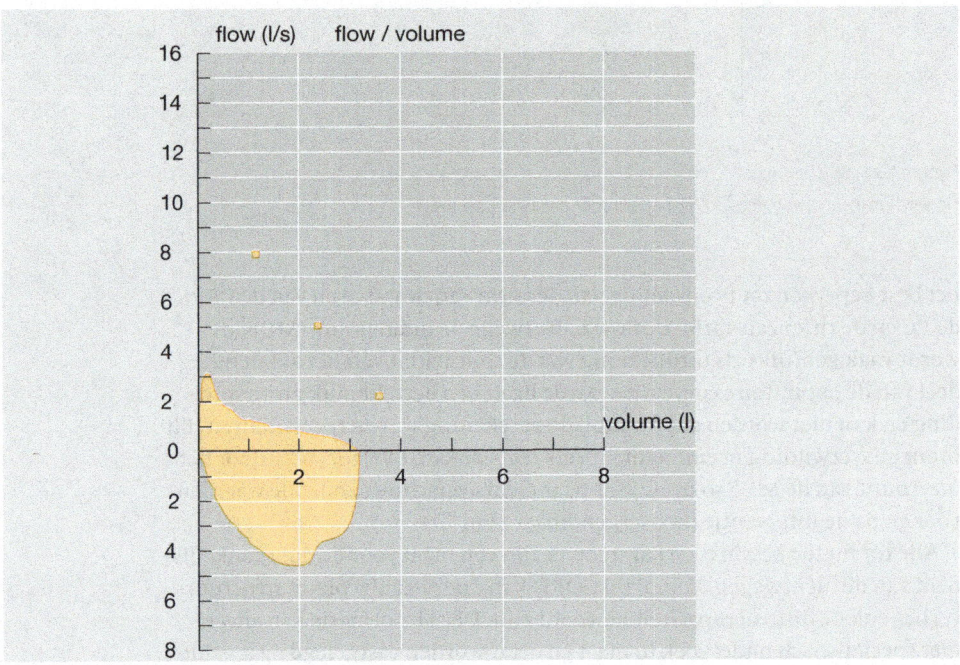

Figuur 5.3
Baseline flow-volumecurve.

De FEV1/FVC-ratio daalt, omdat de FVC in verhouding meer stijgt dan de FEV1. Omdat zowel de teller als de noemer verandert bij bronchusverwijding,

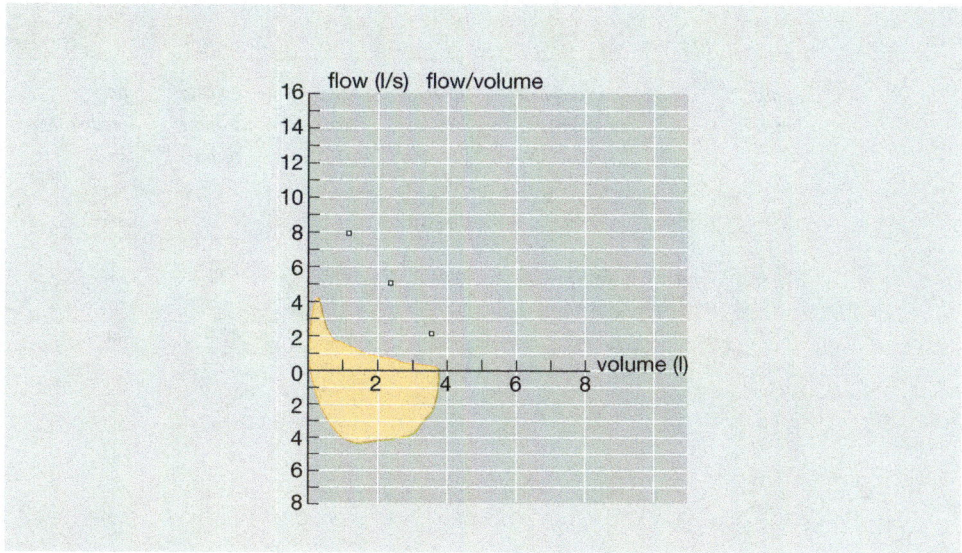

Figuur 5.4
Flow-volumecurve na 400 mcg salbutamol (via de voorzetkamer).

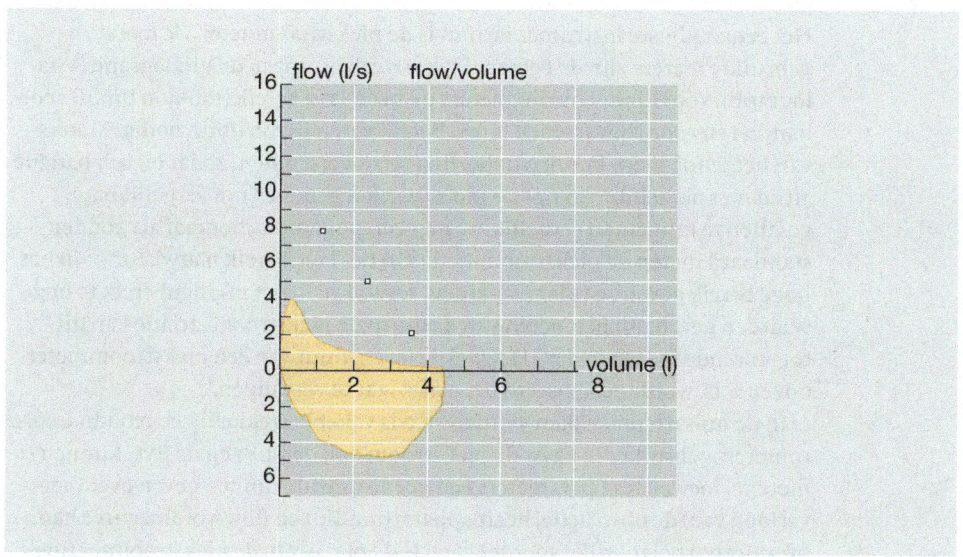

Figuur 5.5
Flow-volumecurve na een prednisolonstootkuur.

is deze parameter niet geschikt om de mate van verbetering te beoordelen. De MEF50 daalt ondanks de bronchusverwijding doordat het meetpunt op de x-as naar rechts verschuift door de toename van de FVC.

Tabel 5.2 Resultaten van spirometrie.						
parameter	E	voorspelde waarde	spreiding	testresultaat	na bèta-2 mimeticum	na prednisonstoot
FVC	L	4,72	1,0	3,23	3,73	4,42
FEV_1	L	3,92	0,84	1,60	1,79	1,95
FEV_1/FVC	%	83,0	11,8	49,5	47,9	44,2
PEF	L/min	554	129	195	252	250
MEF_{50}	L/s		2,2	1,04		0,91

De apparatuur die de huisarts ter beschikking staat

Het eenvoudigste instrumentarium is de piekstroommeter. De meest gebruikte meters zijn de Personal Best (Healthscan) en de Vitalograph (Vitalograph). Voor kinderen zijn meters met een laag bereik (100-400 l/min) voorhanden en voor volwassenen is een bereik van 100-700 l/min nodig. Meters van hetzelfde merk kunnen onderling sterk verschillen, zodat bij een patiënt altijd met hetzelfde exemplaar moet worden gemeten om vergelijkbare getallen te krijgen. In vergelijking met een pneumotachograaf als gouden standaard meten de piekstroommeters in het lage bereik nauwkeurig. In het hoge bereik geven ze te lage waarden, terwijl ze in het middenbereik te hoge waarden geven. Bij het meten van de diurnale piekstroomvariatie kan dit tot storende fouten leiden. Hoewel de levensduur van een piekstroommeter onzeker is, wordt geadviseerd deze na 2 jaar te vervangen.

In de huisartspraktijken worden steeds vaker betrekkelijk eenvoudige spirometers gebruikt die naast de piekstroom ook de FEV1 en de FVC kunnen meten. Hoewel deze parameters een goede indruk kunnen geven over (het verloop van) de obstructie, heeft apparatuur die een flow-volumecurve kan produceren belangrijke voordelen en is de plaats van de piekstroommeting de laatste jaren sterk afgenomen. De vorm van de curve is indicatief voor de aanwezigheid, de aard en de ernst van bronchusobstructie. Ook kan men zich op grond van de vorm van de curve een oordeel vormen over de coöperatie van de patiënt. Dit is zeker goed mogelijk bij apparaten die worden geleverd met software die de mogelijkheid biedt simultaan met het blazen de curve op de monitor van een pc-configuratie te zien. De curve op het scherm is voor de meeste patiënten een uitdaging om bij een volgende poging zichzelf te overtreffen. De pc biedt verder de mogelijkheid curven en getallen op te slaan, zodat het beloop van de parameters zelfs in een grafiek kan worden weergegeven. De integratie met HIS-systemen die werken onder Windows is goed mogelijk.

De meest gebruikte meters werken in de meetkoppen met het pneumotachograaf- of turbinemeterprincipe. De pneumotachograaf meet het drukverschil dat ontstaat over een weerstand. Bij de turbinemeter gaat door de luchtstroom een propellertje draaien en het aantal omwentelingen wordt omgerekend naar een flow. Het nadeel van het propellerprincipe is dat al een geringe voorwaartse beweging van de meetkop een rotatie veroorzaakt en dus een meting.

Er zijn geen gegevens bekend over de duurzaamheid van de verschillende systemen bij regelmatig gebruik in de huisartspraktijk. Het propellersysteem lijkt bij regelmatig schoonmaken wat gevoeliger voor aanslag en dergelijke dan de pneumotachograafkop. De reinigingsprocedure is afhankelijk van het type apparaat; men dient de voorschriften van de fabrikant op te volgen. Over de noodzaak van het gebruik van bacteriefilters om besmetting via de spirometer te voorkomen, bestaat geen eensluidende mening. De kans op besmetting blijkt in de praktijk uiterst gering te zijn als voor iedere patiënt een nieuw disposable mondstuk wordt gebruikt.

De kwaliteit van de longfunctiemeting in de huisartspraktijk

De kwaliteit van de meetresultaten wordt bepaald door de kwaliteit van de meters en die van de onderzoeker. Tegen de achtergrond van de biologische variatie (die kan variëren van 5 tot 20 procent, afhankelijk van de mate van bronchusobstructie!) zijn de flow-volumemeters in het algemeen voldoende betrouwbaar voor gebruik in de huisartspraktijk. Scholing en training van huisartsen en doktersassistenten of praktijkondersteuners voor adequate indicatiestelling, uitvoering van de metingen en interpretatie van de uitkomsten zijn nodig om tot bevredigende resultaten te komen. Een ervaren en geoefende huisarts blijkt de resultaten van een ervaren longfunctielaborant met een geavanceerde spirometer beter te benaderen dan collega's die nog maar weinig ervaring hebben opgedaan met spirometrie. Laatstgenoemden komen uit op belangrijk lagere waarden voor de FEV1 en de FVC (280 ml resp. 360 ml) dan een longfunctielaborant.

De betrouwbaarheid van de metingen wordt verbeterd door de meter regelmatig te kalibreren. Kalibratie vindt plaats door met een ijkspuit een bekend volume (bij voorkeur 3 l) door de meter te pompen, met drie verschillende snelheden (bij benadering binnen 1, 3 en 6 seconden). De maximale afwijking mag steeds niet meer dan 3 procent bedragen (bij 3 l dus 90 ml). De frequentie van kalibratie in de huisartspraktijk is discutabel. Door de hoge aanschafprijs van een ijkspuit (ongeveer 400 euro) is het efficiënt een spuit te laten circuleren binnen bijvoorbeeld een HAGRO. Afhankelijk van de intensiteit van gebruik en de temperatuurwisselingen die de meter ondergaat, is het aan te bevelen eenmaal per 2 tot 4 weken te kalibreren.

De testuitvoering

In verband met de drukke spreekuren van de huisarts is het nodig de spirometrie te delegeren aan de POH, praktijkassistente of -verpleegkundige. Zij moeten voor het uitvoeren van de tests dan ook wel over voldoende tijd en over een geschikte ruimte beschikken. De testuitvoering kent de volgende fases:
- de meetapparatuur in gereedheid brengen;
- de gegevens van de patiënt invoeren;
- het gebruik van bronchusverwijders navragen (kortwerkende zijn na 8 uur zeker uitgewerkt en langwerkende na 12 tot 16 uur);
- voorlichting geven aan de patiënt over de aard van de meting;
- instructies geven aan de patiënt over de uitvoering van de blaastest (zie de kadertekst hierna);
- de patiënt stimuleren tijdens het blazen;
- beoordelen van de coöperatie en de reproduceerbaarheid van de tests (tabel 5.3);
- eventueel toedienen van een bronchusverwijder en herhalen van de meting (tabel 5.4).

Instructies ten behoeve van de blaastest

- Ga goed rechtop zitten of staan, en buig ook tijdens het blazen niet voorover.
- Maak kleding die om de hals klemt los.
- Houdt de spirometerkop naast de mond gereed.
- Adem zo diep mogelijk in.
- Neem het disposable mondstuk tussen de tanden en omsluit het goed met de lippen.
- Adem zo snel en krachtig mogelijk volledig uit.
- Adem zo snel en krachtig mogelijk volledig in.

Tabel 5.3	Kenmerken van een correct geblazen flow-volumecurve.
uitademing	- snelle stijging
	- spitse of iets afgeronde top
	- 'gladde curve'
	- afdalend deel loopt vloeiend naar de x-as
inademing	- de vorm is nagenoeg een halve cirkel
	- 'gladde curve'
	- curve eindigt in het snijpunt van de assen
bij herhaald meten	- curven 'passen' goed op elkaar
	- de FEV_1 varieert < 5% in de verschillende tests
	- minimaal 3 en maximaal 8 tests

Tabel 5.4	Reversibiliteit van bronchusobstructie.
reversibiliteitstest positief als	
piekstroom	> 15% verbetert t.o.v. de uitgangswaarde; of
	> 60 l/min. verbetert t.o.v. de uitgangswaarde
FEV_1	> 9% verbetert t.o.v. de voorspelde waarde én > 200 ml

Integratie van longfunctiemeting in de huisartspraktijk

De introductie van spirometrie in de huisartspraktijk blijkt niet altijd zonder strubbelingen te gaan. Arts en assistente moeten kennis en ervaring opdoen. Een startcursus vergt ongeveer 10 uur scholing. Zeker in de eerste jaren is voor het bijhouden van kennis en het bespreken van problemen tweemaal per jaar een bijscholingscursus nodig. Maak zo mogelijk afspraken met de longarts voor deskundigheidsbevordering en hulp bij de interpretatie van de uitslagen.

Meestal zijn aanpassingen nodig in de praktijkruimten en in de werkorganisatie van de arts en de assistente. Spirometrie vergt tijd en geduld. Baliewerk en blaastests zijn niet te combineren. De spirometrie moet plaatsvinden in een aparte afgesloten ruimte, zodat patiënten in de wachtruimte niet tot hyperventileren worden aangemoedigd. In solopraktijken waar slechts één assistente werkt, is het instellen van een categoraal spreekuur te overwegen, eventueel met de telefoon in de spoedgevallenschakeling.

Niet zelden moeten computers en softwarepakketten worden aangepast. Om frustraties te voorkomen is het goed pas tot aankoop van de spirometer over te gaan als de leverancier ter plaatse heeft aangetoond dat de systemen compatibel zijn.

Longfunctieonderzoek in de tweede lijn

Men moet zich realiseren dat spirometrie alleen geschikt is voor het detecteren van bronchusobstructie. Andere longfunctiestoornissen kunnen met spirometrie niet worden geobjectiveerd. In het specialistisch longfunctielaboratorium zijn apparatuur en deskundigheid beschikbaar voor de diagnostiek van restrictieve stoornissen, van bronchiale hyperreactiviteit, van diffusiestoornissen, van ventilatoir pompfalen, alsmede voor de bepaling van de arteriële bloedgassen en voor inspanningsonderzoek.

Restrictief longlijden leidt tot een verlaagde VC en in min of meer gelijke mate tot een verlaagde FEV1. Bij een verhoogd residuaal volume (de hoeveelheid lucht die na een maximale uitademing achterblijft in de longen) kan de totale longcapaciteit, dat wil zeggen de som van de VC en het residuale volume (RV), echter toch normaal zijn. In die gevallen is er geen sprake van restrictie, ook al is de VC verlaagd. In de lichaamsplethysmograaf, in de body-box of met heliumverdunningstechnieken kan zo'n restrictieve stoornis met zekerheid worden gediagnosticeerd.

Bepaling van de bronchiale prikkeldrempel voor histamine of metacholine in de vorm van een provocatietest kan een belangrijke bijdrage leveren aan de diagnostiek van asthma bronchiale, vooral in die gevallen waar twijfel bestaat over de diagnose.

Meting van de diffusiecapaciteit, meestal met behulp van koolmonoxide (CO), de zogenoemde DLCO, levert informatie over de functie van de alveolocapillaire membraan, de plaats waar in de long de gasuitwisseling plaatsvindt. Deze DLCO is een belangrijke maat voor emfyseem en geeft bij interstitiële longaandoeningen onmisbare informatie over de ernst van de ziekte.

Bepaling van de ademhalingsspierkracht met behulp van manometrie kan informatie geven over de kracht van de ventilatoire spierpomp ofwel de ademhalingsmusculatuur. Bij patiënten met COPD kan in het verloop van de ziekte door hyperinflatie en door verlies aan vetvrije massa (lees: spiermassa) een daling van de ventilatoire spierkracht ontstaan. Een verminderde ademhalingsspierkracht levert een belangrijke bijdrage aan het gevoel van kortademigheid.

Bepaling van de arteriële bloedgassen is van waarde voor het opsporen van zuurstoftekort (hypoxie) en kooldioxidestapeling (hypercapnie). Een langer bestaande hypoxie verhoogt de kans op het ontstaan van een cor pulmonale en heeft grote invloed op de prognose bij COPD. Een onderhoudsbehandeling met zuurstof geeft bij COPD-patiënten met persisterende hypoxie een significante verbetering van de prognose en van de kwaliteit van leven. Alleen een gedocumenteerde hypoxie is een indicatie voor langdurige zuurstoftherapie.

Inspanningsonderzoek op de fietsergometer of de loopband, aangevuld met meting van de ventilatie of de arteriële bloedgassen, is een belangrijke aanvulling op longfunctieonderzoek in rust. Bij een diffusiestoornis kan tijdens inspanning hypoxie optreden. Inspanningsonderzoek is geïndiceerd bij de voorbereiding van een longresectie en voorts bij de diagnostiek van onbegrepen kortademigheidsklachten en bij keuringen. Met behulp van de gegevens van inspanningsonderzoek kan onderscheid worden gemaakt tussen verschillende oorzaken van verminderde inspanningstolerantie en tussen ventilatoire, cardiale of conditionele beperkingen.

5 Allergologisch onderzoek

Bij meer dan de helft van alle astmapatiënten is een inhalatieallergie medeverantwoordelijk voor het ontstaan van bronchiale inflammatie. Als de diagnose astma is gesteld, dient allergologisch onderzoek plaats te vinden. De anamnese blijkt onvoldoende betrouwbaar, zodat aanvullend hulponderzoek nodig is.

De bepaling van het totaal IgE en/of het absolute aantal eosinofielen heeft nauwelijks waarde, omdat abnormale waarden niet specifiek zijn voor een allergische aandoening. De interpretatie wordt bovendien bemoeilijkt door sterke leeftijdsafhankelijkheid en een grote interindividuele spreiding. Veel beter bruikbaar zijn het serologisch onderzoek naar specifiek IgE en de huidpriktests in eigen beheer of in een (huisartsen)laboratorium. Bij het serologisch onderzoek wordt in het algemeen als eerste een screeningstest (de Phadiatop) uitgevoerd naar de meest voorkomende allergenen zoals huisstofmijt, boom- en graspollen, kat, hond, kruidenpollen en schimmels. Bij een positieve uitslag moet verdere differentiatie plaatsvinden naar verantwoordelijke allergenen door middel van de radio-allergo-sorbent-test (RAST). De RAST heeft het voordeel dat naar een specifiek allergeen kan worden gezocht. Bij een negatieve Phadiatop-uitslag kan het veel duurdere RAST-pakket worden bespaard. Men dient er rekening mee te houden dat sommige allergenen (bijvoorbeeld knaagdieren) niet worden getest met de Phadiatop.

Als alternatief voor de Phadiatop-RAST-procedure kan worden gekozen voor het uitvoeren van huidtests in eigen praktijk of in een (huisartsen)labratorium. Voor het onderzoek naar het voorkomen van specifiek IgE zijn krastests obsoleet en intracutane tests te gecompliceerd voor de huisartspraktijk. Goed bruikbaar zijn de priktests waarbij met een speciaal naaldje door een allergeenoplossing heen in de huid wordt geprikt, waardoor een gestandaardiseerde hoeveelheid in de huid terechtkomt. De huidpriktests blijken een goede concordantie te laten zien met de RAST. Voorwaarde is wel dat er voldoende kennis, ervaring, vaardigheid en testmateriaal van goede kwaliteit voorhanden zijn. De huidpriktests zijn aanzienlijk goedkoper dan de RAST. Een ander voordeel is dat bij een positieve test de kwaddel en de jeuk veel meer tot de verbeelding van de patiënt spreken dan een aantal plusjes op het laboratoriumformulier, zodat hij eerder bereid is tot (soms vervelende) saneringsmaatregelen.

Casus – het allergologisch onderzoek

Bij het uitvoeren van de huidpriktest wordt bij een patiënt bij het boompollenmengsel een kwaddel van 7 mm gevonden en bij het knaagdierenmengsel (waaronder de hamster) een kwaddel van 9 mm. De positieve controle van de histaminekwaddel is 4 mm, terwijl de negatieve controleoplossing niet opkomt. De kwaddelratio allergeen/histamine is voor boompollen dus 1,8 en voor knaagdieren 2,3. Conclusie: positieve test voor boompollen en knaagdieren.

Uitvoering van de huidtest

- Positioneer de patiënt zittend achter een tafel.
- Plaats beide ontblote onderarmen van de patiënt met de volaire zijde naar boven op de tafel.
- Veeg de volaire zijde van de onderarmen af met 70 procent alcohol en laat deze goed verdampen.
- De afstand tussen de opeenvolgende prikken moet circa 4 cm zijn.

- Markeer 2 cm naast de prikplaats het door u gebruikte kenmerk van het betreffende allergeen.
- Breng van iedere testvloeistof een druppel aan op de huid.
- Prik met het speciale naaldje gedurende 1 seconde door de druppel in de huid (voor iedere druppel een nieuwe naald gebruiken!) – onmiddellijk na de eerste prik de stopwatch starten.
- Laat na een minuut de druppels absorberen met een uitgevouwen tissue (niet vegen!).
- Lees na 15 minuten de huidreacties af in volgorde van de toegediende prikken.
- Geef met een fineliner de omtrek van de ontstane kwaddel aan en plak dit af met tape.
- Tape even aan en plak deze na verwijdering op een wit stuk papier.
- Meet de huidreactie als volgt: $(l + b) / 2$ mm.

Commentaar bij de allergietest

Bij de huidpriktest wordt de grootte van de kwaddel gemeten door de grootste diameter te middelen met de middelloodlijn op de grootste diameter. De grootte van de allergeenkwaddel wordt gecorrigeerd voor de histaminekwaddel, omdat de reactie op allergeen ten dele afhankelijk is van de gevoeligheid van de huid voor histamine. Afhankelijk van het gebruikte testmateriaal wordt veelal een grenswaarde voor de kwaddelratio allergeen/histamine van 0,4 aangehouden.

6 Beeldvormende technieken

In een aantal gevallen kan beeldvormend onderzoek een waardevolle bijdrage leveren aan de diagnostiek van aandoeningen van het ademhalingsstelsel. Men moet zich daarbij realiseren dat, zeker met het voortdurend beschikbaar komen van nieuwe technieken, met de indicatie voor beeldvormend onderzoek zorgvuldig moet worden omgegaan uit oogpunt van kostenbeheersing, maar ook om door de bomen het zicht op het bos niet te verliezen.

Voor de huisarts verreweg het belangrijkste beeldvormend diagnosticum is de thoraxfoto. De waarde van de thoraxfoto in de diagnostiek van astma is uiterst beperkt. Men zal eerder een thoraxfoto laten maken om een andere aandoening aan te tonen of uit te sluiten, zoals een maligniteit, pneumonie of decompensatio cordis. Ook voor chronisch obstructief longlijden (COPD) is een thoraxfoto niet diagnostisch. Wel kunnen op een foto bij patiënten met ernstige bronchusobstructie tekenen van hyperinflatie worden gezien in de zin van een laagstand, afgeplat diafragma en een vergrote retrosternale ruimte of een horizontaal ribverloop.

In algemene zin zou men kunnen stellen dat een thoraxfoto vooral geïndiceerd is wanneer bij het lichamelijk onderzoek bij percussie of auscultatie een verschil tussen links en rechts wordt opgemerkt of wanneer men een maligniteit wil uitsluiten. 'Gewone' obstructieve luchtwegaandoeningen zijn in beide longen in gelijke mate aanwezig. Bij een eenzijdige demping bij percussie of een verschil in de luidheid van het ademgeruis of in de eventueel hoorbare bijgeruisen moet men bedacht zijn op andersoortige pathologie en in die omstandigheden zal een thoraxfoto van waarde zijn.

Een thoraxfoto kan de aanwezigheid van een pneumonie of een pneumothorax, van pleurale afwijkingen en in de meeste gevallen ook van een tumor aan het licht brengen. Ook bronchiëctasieën, kleinvlekkige longafwijkingen en decompensatio cordis (toegenomen hartgrootte en overvulling) kunnen op een thoraxfoto zichtbaar zijn.

Hoewel computertomografie van de thorax niet tot het diagnostisch arsenaal van de huisarts behoort, is een korte bespreking hier op zijn plaats. Met een computertomogram (CT) worden dwarsdoorsneden (coupes) van het te onderzoeken orgaan gemaakt, waarmee – beter nog dan met een thoraxfoto – longparenchym, centrale luchtwegen en pleura kunnen worden afgebeeld. Vooral voor de diagnostiek van kwaadaardige nieuwvormingen is computertomografie onmisbaar, omdat op een CT de uitbreiding van het proces en de aanwezigheid en grootte van lymfeklieren zeer nauwkeurig kunnen worden vastgesteld. Ook voor de diagnostiek van longemfyseem blijkt een CT in een aantal gevallen meerwaarde te hebben boven de thoraxfoto. Vooral bij de diagnostiek van emfyseem en van bronchiëctasieën levert een hoge-resolutie-CT (HR-CT) met dunne coupes meer informatie dan een gewoon CT. Een nieuwe ontwikkeling bij de CT is de zogenaamde PET-CT, waarmee met radioactief gelabeld glucose sneldelend weefsel kan worden gevisualiseerd als hulpmiddel bij het opsporen van tumoren en eventuele metastasen.

Naast de thoraxfoto en de CT dragen de ventilatie-perfusiescintigrafie en de magnetische resonantietechniek bij aan de beeldvorming van het ademhalingsstelsel. Een ventilatie-perfusiescan (V/Q-scan) is vooral van waarde bij de diagnostiek van longembolie. Een normale ventilatie in een longdeel met verminderde of afwezige perfusie (pulmonale doorbloeding) bij een patiënt met een normale thoraxfoto is vrijwel bewijzend voor de diagnose longembolie. Voor de diagnostiek van longembolie is de rol van de V/Q-scan de laatste jaren vrijwel volledig overgenomen door de spiraal-CT of CT-angio.

De ventilatie-perfusiescan wordt nog wel gebruikt voor de bepaling van de regionale verdeling van ventilatie en perfusie, om bij een patiënt die een (partiële) longresectie moet ondergaan de bijdrage van dat betreffende deel te schatten.

De magnetische resonantietechniek (MRI) is de nieuwste beeldvormende techniek. Meer nog dan het CT biedt de MRI de mogelijkheid de uitbreiding of doorgroei van een tumor te bepalen, metastasen van een maligniteit, bijvoorbeeld in hersenen of skelet aan te tonen, of het mediastinum af te beelden, en dat alles zonder de stralenbelasting die – hoewel met de modernere röntgenapparatuur slechts in geringe hoeveelheden – gepaard gaat met andere beeldvormende technieken.

Casus – De thoraxfoto

Bij de heer D. bestaat geen discrepantie tussen de klachten en de longfunctieafwijkingen. Bij het lichamelijk onderzoek worden geen verschillen tussen linker- en rechterthoraxhelft gevonden. Hoewel er geen indicatie bestaat voor het maken van een thoraxfoto, dringt de patiënt aan, omdat bij zijn overbuurman recentelijk een gemetastaseerd longcarcinoom is ontdekt. Het verslag van de radioloog is als volgt: Recht ingeschoten foto. Wat laagstaande afgeplatte diafragmata. Normale cor-grootte, normale hilaire structuren. Wat sprieterige longvaattekening. Geen aanwijzingen voor een tumor.

Commentaar bij het röntgenverslag

Uit de beschrijving van de thoraxfoto blijkt dat er geen tumor zichtbaar is. Van belang is dat de sensitiviteit van de thoraxfoto voor het opsporen van een tumor niet 100 procent is maar eerder 80 tot 90 procent. In het bijzonder centraal gelegen tumoren en tumoren kleiner dan een halve centimeter kunnen op de foto onzichtbaar blijven. Wanneer in de maanden na het maken van een thoraxfoto het vermoeden op een maligniteit blijft bestaan, dient deze derhalve te worden herhaald, bijvoorbeeld na 3 maanden. In het verslag wordt gesproken van laagstaande afgeplatte diafragmata. Dit wijst op hyperinflatie, die kan berusten op ernstige bronchusobstructie of op emfyseem. In het algemeen levert een thoraxfoto voor een eventuele diagnose emfyseem hooguit ondersteuning maar geen bewijs. Het vinden van bulleuze lijntjes op de foto wijst wel op bulleus emfyseem. Bij gelokaliseerd bulleus emfyseem kan de longfunctie overigens nog lang normaal blijven. De omschrijving 'sprieterige vaattekening' is een subjectieve bevinding die kan passen bij alveolair structuurverlies in de zin van emfyseem, maar ook bij hyperinflatie ten gevolge van ernstige bronchusobstructie.

Casus

Bij de heer D. is dus sprake van obstructief longlijden. Ook na een prednisolonstootkuur blijft obstructie aanwezig, hoewel er sprake is van relevante reversibiliteit, in dit geval 9 procent. De NHG-Standaard spreekt in dit geval van de combinatie van astma en COPD. Voorheen zou gesproken worden van astma met persisterende obstructie. De patiënt moet in elk geval stoppen met roken. Doorgaan met roken betekent onherroepelijk een verdere verslechtering van de longfunctie. Daarnaast zijn er aanwijzingen dat doorgaan met roken bij patiënten met astma de effecten van inhalatiecorticosteroïden tenietdoet. Zoals blijkt uit het allergologisch onderzoek is de patiënt allergisch voor hamsters en boompollen. Bij een inhalatieallergie verdient saneren verreweg de voorkeur boven medicamenteuze therapie en het advies dient dan ook te zijn dat de patiënt een andere hobby zoekt. Voortgaande blootstelling aan allerge-

> nen zal de allergische inflammatie in de bronchiale boom blijven onderhouden en het effect van de behandeling ondermijnen. Volgens de standaard moet de heer D. een onderhoudsbehandeling met inhalatiecorticosteroïden voorgeschreven krijgen, aangevuld met een kortwerkende luchtwegverwijder zo nodig. Bij persisteren van de klachten, wat bij deze mate van stoornissen wel valt te verwachten, kan ook een langwerkende luchtwegverwijder (salmeterol of formoterol of het langwerkende anti-cholinergicum tiotropium) worden gegeven. De patiënt moet met enige regelmaat worden gecontroleerd, met aandacht voor het roken, de therapietrouw en de inhalatietechniek, en controle van de longfunctie. Gezien de ernst van de obstructie en de jeugdige leeftijd valt (eenmalige) verwijzing naar een longarts zeker te overwegen.

7 Laboratoriumonderzoek bij longaandoeningen

Over het algemeen geldt dat laboratoriumonderzoek bij obstructieve longaandoeningen betrekkelijk weinig oplevert. In de routinediagnostiek van astma en COPD in de huisartspraktijk verdient bloedonderzoek dan ook geen prominente plaats. Een uitzondering vormt mogelijk screenend onderzoek naar inhalatieallergenen bij de diagnostiek van astma. Daarbij geldt echter dat bij een hoge waarschijnlijkheid beter direct kan worden gekozen voor meer specifiek onderzoek in de vorm van huidtesten of bepaling van allergeen-specifiek IgE met behulp van RAST.

In de diagnostiek van longembolie heeft bepaling van de D-dimeer inmiddels een voorname plaats gekregen. Wanneer bij een patiënt met de verdenking van longembolie een normale D-dimeer wordt gevonden (de normaalwaarden kunnen per laboratorium verschillen), is de kans op longembolie zeer klein en dient gezocht te worden naar een andere verklaring voor de klachten. Bij een verhoogde waarde dient het onderzoek te worden uitgebreid, bijvoorbeeld met een CT-angiografie.

De laatste jaren heeft bepaling van het pro-BNP of BNP, het B-natriuretisch peptide een plaats gekregen in de diagnostiek van hartfalen. In geval van hartfalen wordt dit hormoon in verhoogde mate uitgescheiden, waarmee het een rol kan spelen in het onderscheid maken tussen kortademigheidsklachten veroorzaakt door obstructief longlijden en door hartfalen. Van belang is hier op te merken dat een aanzienlijk percentage patiënten aan beide aandoeningen lijdt.

In geval van interstitiële longaandoeningen kan een groot aantal serologiebepalingen worden aangevraagd om te helpen bij de differentiaaldiagnostiek. Zo is een positieve ANCA-titer (ANCA staat voor antineutrofielcytoplasmatische antistoffen) een belangrijke aanwijzing voor het bestaan van de ziekte van Wegener. Bij het vermoeden op sarcoïdose kan bepaling van de serumtiters van lyzozym en angiotensine converting enzyme (ACE) behulpzaam zijn. Daarnaast is er een groot aantal serologische bepalingen voor andere vormen van interstitiële longaandoeningen beschikbaar. Bespreking daarvan valt buiten de context van dit hoofdstuk.

Leesadvies

Demedts M, Decramer M. Longfunctieonderzoek. Technieken – toepassingen – interpretaties. Leuven/Apeldoorn: Garant; 1998.

NHG-standaard COPD. Huisarts Wet. 2007;50:362-79.

Rutten FH. Heart failure in COPD [thesis]. Utrecht: Universitair Medisch Centrum; 2005.

Kwaliteitsinstituut voor de Gezondheidszorg Centraal BegeleidingsOrgaan (CBO). Richtlijn ketenzorg COPD. CBO; 2005.

Sachs A. Diagnostiek van CARA in de huisartspraktijk. Huisarts Wet. 1994;37(5): 219-20.

Schermer T, Jacobs A, Beijaert R. Spirometrie in eigen beheer. Bezint eer gij begint. Tijdschr Huisartsgeneeskd. 1998;15(4):235-40.

Schermer TR, Quanjer PH. COPD screening in primary care: who is sick? Prim Care Respir J. 2007;16:49-53.

Sluiter HJ, Demedts M, Dijkman JH, Hilvering C. Longziekten. Assen/Maastricht: Van Gorcum; 1993.

Tirimanna P. Jaarlijkse afname in longfunctie. Regelmatige piekstroommetingen ongeschikt. (DIMCA-project). Tijdschr Huisartsgeneeskd. 1997;14(12):558-62.

Wever CC, Hensbergen W van, Haan M de, Duin BJ van. Longfunctie, luchtwegklachten en piekstroom bij patiënten met lichte vorm van CARA in de huisartspraktijk. Huisarts Wet. 1994;37(1):17-20.

6 Stoppen met roken

Dr. J.E. Jacobs

1 Inleiding

Rookgedrag wordt door de Wereld Gezondheidsorganisatie (WHO) beschouwd als een epidemie waaraan jaarlijks veel mensen overlijden. Het CBS registreerde in 2007 dat er in Nederland ruim 28.000 mensen stierven aan drie sterk aan roken gerelateerde aandoeningen (longkanker: 9773 doden; 'cara': 6432 en ziekten van de kransvaten: 11.876 doden). Bij 4,8 procent van de overledenen in 2007 was astma en/of COPD de primaire doodsoorzaak. Mensen die van jongs af aan roken sterven gemiddeld 10 jaar eerder dan mensen die nooit gerookt hebben en ongeveer een kwart van deze oversterfte komt door COPD en longkanker.

Hoewel inmiddels iedereen weet dat roken slecht is voor de eigen gezondheid en die van anderen, wordt ook in Nederland nog stevig gerookt. Volgens de cijfers van STIVORO over 2008 rookte 27 procent van alle volwassenen (15 jaar en ouder, 30 procent van de mannen en 24 procent van de vrouwen). Van de jongeren tussen 10 en 20 jaar rookte gemiddeld 24 procent regelmatig. Bijna 45 procent van de mannelijke 19-jarigen heeft in de afgelopen 4 weken gerookt en ook het cijfer bij de vrouwelijke 19-jarigen is zeer hoog, ruim 38 procent.

2 De relatie tussen roken en longziekten

Roken tijdens de zwangerschap vergroot de kans dat bij het kind later astma of allergische ziekten ontstaan, omdat het rookgedrag van de moeder de ontwikkeling van de longfunctie en van het immuunsysteem van het kind negatief beïnvloedt. Als het kind in de eerste twee levensjaren 'meerookt' heeft het een grotere kans op luchtwegsymptomen, zoals hoesten, piepen en slijm opgeven. Het is dus belangrijk te zorgen voor een rookvrije omgeving van kleine kinderen en om zwangere vrouwen te stimuleren te stoppen met roken.

Volwassenen die roken lopen een grotere kans astma te krijgen als gevolg van beroepsexpositie. Bovendien vormen actief en passief roken prikkels die exacerbaties kunnen uitlokken. Rokende astmatici hebben vergeleken met niet-rokende astmatici meer luchtwegsymptomen en een lagere longfunctie en hun ziektebeeld lijkt op COPD in een vroeg stadium.

Actief en passief roken vormen uitlokkende prikkels voor astma, maar bij COPD is rookgedrag de voornaamste oorzaak van de aandoening. Bij 80-90 procent van de COPD-patiënten kan hun ziekte verklaard worden door hun rookgedrag. Ongeveer 15 procent van de rokers krijgt COPD, waarbij ook genetische factoren, ras, geslacht en omgevingsfactoren een rol spelen. Hoe meer iemand per jaar rookt, hoe groter over het algemeen de vermindering van de longfunctie is. Bij niet-rokers daalt vanaf een leeftijd van 35 jaar de longfunctie gemiddeld 25 tot 30 ml per jaar, maar bij rokers verloopt de daling sneller, ruim 60 ml. Stoppen met roken, ook op latere leeftijd, kan de daling weer vertragen tot het normale fysiologische tempo.

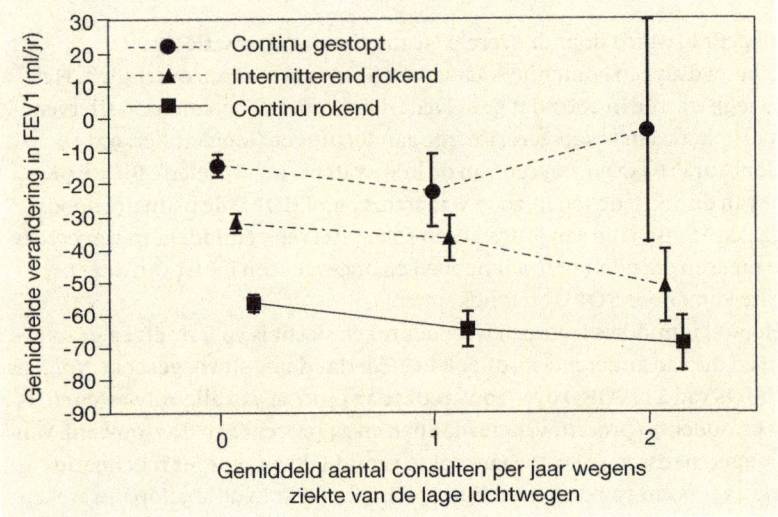

Figuur 6.1
Gemiddeld aantal consulten per jaar wegens ziekte van de lage luchtwegen.
Bron: Kanner et al. (2001)

Een recente Nederlandse studie in huisartspraktijken liet zien dat ongeveer een derde van de COPD-patiënten nog rookt (Hilberink et al., 2006). In diverse richtlijnen en standaarden voor de behandeling van astma en COPD vormt stimulering van en hulpverlening bij het stoppen met roken dan ook een belangrijk onderdeel van de therapie.

3 Heeft ondersteuning bij het stoppen zin?

Roken is een verslaving; de nicotine werkt op het dopaminesysteem en bij rokers bestaat de behoefte om voortdurend het niveau van nicotine-inname in stand te houden. Net als bij andere verslavingen, zoals aan heroïne of alcohol, vormen ontwenningsverschijnselen een belangrijke oorzaak van het mislukken van stoppogingen.

> **Rokende COPD-er**
>
> Hoe kan de huisarts een rokende COPD-er helpen? Is dit geen vechten tegen de bierkaai?
> Toch niet, want om te beginnen wil ruim een derde van de rokers binnen een jaar stoppen met roken, en nog eens ruim een derde wil dat op wat langere termijn (bron: STIVORO). Uit de studie van Hilberink et al. bleek dat ruim de helft van de COPD-patiënten die in de huisartspraktijk werden behandeld wel binnen een half jaar zou willen stoppen. Bovendien blijkt uit onderzoek in Nederland en het buitenland dat de huisarts en de medewerkers in de huisartspraktijk een belangrijke rol kunnen spelen bij het terugdringen van de tabaksverslaving. Reden voor het Nederlands Huisartsengenootschap om in 2007 een aparte Standaard *Stoppen met Roken* te laten verschijnen (Chavannes et al., 2007). Hierin staat een tabel opgenomen waaruit blijkt wat de resultaten kunnen zijn van professionele ondersteuning bij stoppogingen (tabel 6.1).

Tabel 6.1 Intensiteit en effectiviteit van rookstop-interventies.		
kenmerken van de interventie	schatting stoppercentage	95% betrouwbaarheidsinterval
intensiteit van de interventie (43 onderzoeken)		
geen contact	10,9	
minimale counseling < 3 minuten	13,4	10,9-16,1
lage intensiteit van counseling 3-10 minuten	16,0	12,8-19,2
hoge intensiteit van counseling > 10 minuten	22,1	19,4-24,7
totale contactduur (35 onderzoeken)		
0 minuten	11	
1-3 minuten	14,4	11,3-17,5
4-30 minuten	18,8	15,6-22,0
31-90 minuten	26,5	21,5-31,4
90-300 minuten	28,4	21,4-35,5
> 300 minuten	25,5	19,2-31,7

kenmerken van de interventie	schatting stop-percentage	95% betrouwbaarheidsinterval
aantal sessies (45 onderzoeken)		
0-1 sessie	12,4	
2-3 sessies	16,3	13,7-19,0
4-8 sessies	20,9	18,1-23,6
> 8 sessies	24,7	21,0-28,4

Bron: Chavannes et al., 2007.

Dus: hoe intensiever de ondersteuning, hoe langer de duur per contact en hoe meer sessies, des te meer geslaagde stoppogingen.

4 Wat kan de huisarts doen?

Zoals bij iedere roker kan de huisarts ook bij longpatiënten een kort ondersteunend advies geven. Iets verder gaat de Minimale Interventie Strategie (MIS) die speciaal in Nederland is ontwikkeld om in de gewone dagelijkse praktijk te kunnen worden toegepast (Pieterse et al., 1994). L-MIS en SMOCC zijn hierop gebaseerde protocollen die specifiek voor rokende longpatiënten zijn bedoeld. In het kort komen de aanbevelingen neer op de vijf A's van gedragsverandering:
- *Ask* (aandacht): vraag systematisch na of de patiënt rookt;
- *Advise* (adviseer): geef een op de persoon afgestemd stopadvies;
- *Assess* (beoordeel): peil of de roker bereid is binnen 30 dagen te stoppen;
- *Assist* (assisteer): help de roker bij de stoppoging;
- *Arrange* (arrangeer): regel fysieke of telefonische contacten om terugval te voorkomen.

De rokers worden daarbij ingedeeld in zogenoemde motivatiestadia: gemotiveerd tot stoppen – overweegt te stoppen – ongemotiveerd tot stoppen. De protocollen maken gebruik van 'motiverende gespreksvoering'. Dit is een bepaalde manier van vragen stellen, waarmee getracht wordt de stopmotivatie van de patiënt te vergroten.

> Huisartsen geven aan dat zij diverse belemmeringen ondervinden bij het toepassen van de aanbevelingen uit de richtlijnen. Een Europese literatuurstudie (PESCE, 2007) onder huisartsen in 27 landen liet zien dat de volgende factoren het geven van stopondersteuning beïnvloeden:
>
> *Structuurfactoren*
> - tijd, 32-74 procent vindt het te lang duren;
> - gebrek aan educatie en training;

- gemengde ervaringen met betrekking tot honorering: ervaren knelpunt bij 7-64 procent.

Huisartsfactoren
- minder advies geven door eigen rookgedrag (in Europa rookt 3,7 -48 procent van de huisartsen);
- belangstelling, attitude (niet bij taak behorend, geringe verwachtingen);
- angst voor verstoring van de relatie met de patiënt.

Patiëntfactoren
- minder advies bij niet aan roken gerelateerde aandoeningen;
- minder advies bij lichte/matige rokers;
- feitelijk onvoldoende bij zwangeren en ouders van jonge kinderen.

Deze belemmeringen kunnen worden verminderd door gerichte training in het adviseren en begeleiden van rokende patiënten en aandacht hoe je dit in de praktijk het best kunt organiseren.

5 Training

Voor de huisarts en praktijkondersteuner zijn er verschillende mogelijkheden om advies- en counselingsvaardigheden voor rookstopondersteuning aan te leren. Voor huisartsen en praktijkondersteuners samen is door het NHG en de Nederlandse Vereniging van Doktersassistenten (NVDA) de cursus *Starten met Stoppen* ontwikkeld. De duo's krijgen in een eendaagse cursus een toelichting op de NHG-Standaard *Stoppen met Roken*, uitleg over nicotineverslaving en motiverende gespreksvoering en hoe het ondersteuningsaanbod aan de patiënten in de praktijk kan worden georganiseerd. Verder hebben STIVORO en NHG een programma voor individuele nascholing ontwikkeld (te verkrijgen bij het NHG). Informatie over groepstrainingen en andere scholingsmogelijkheden is in te zien op de website van STIVORO (www.stivoro.nl).

6 Organisatie van de ondersteuning bij het stoppen met roken

Patiënten ondersteunen bij het stoppen met roken wordt steeds meer beschouwd als een multidisciplinaire teaminspanning. Allereerst is het van belang de rookstatus van alle patiënten vast te leggen in het patiëntendossier (rookt de patiënt, hoe lang en hoeveel en bij voorkeur het stadium van de stopmotivatie). Van alle professionals wordt verwacht dat zij een kort stopadvies verstrekken aan rokende patiënten. Verdergaande ondersteuning bij het stoppen is mogelijk door zelf in de eigen praktijk de ondersteuning aan te bieden (aan individuele patiënten of via een groepsgewijze aanpak) of door patiënten te verwijzen (zie par. 8). In de eigen praktijk is het meestal de praktijkondersteuner die de patiënten begeleidt bij een stoppoging. Het plan van aanpak kan ook voor de andere zorgverleners zichtbaar worden gemaakt in het patiëntendossier. Verschillende Huisarts Informatie Systemen (HIS) leveren aparte schermen voor het registreren van de rookstopondersteuning.

7 Hulpmiddelen

Bij de hulpmiddelen kan een onderscheid gemaakt worden tussen farmacotherapeutische en overige hulpmiddelen (voorlichtingsmateriaal, hulpmiddelen bij de consultvoering, beloningen, vergoedingen).

Tabel 6.2 geeft een overzicht van de farmacotherapeutische mogelijkheden. Nicotinevervangende middelen kunnen patiënten zelf aanschaffen. Voor de overige middelen moet een recept worden uitgeschreven.

Voor informatie aan de patiënt zijn posters en diverse folders beschikbaar, onder andere de folder 'Inhaleer het leven' (te bestellen bij STIVORO).

Tabel 6.2	Overzicht van farmacologische middelen bij stoppen met roken.	
	dosering	*contra-indicaties*
vrij verkrijgbaar		
Nicotine (substitutie)	pleisters, verkrijgbaar in drie verschillende doseringen, voor 24-uursgebruik of 's nachts tabletten: 1, 2 en 4 mg microtabs: 2 mg	lactatie, recent hartinfarct of CVA, angina pectoris, hartritmestoornissen, chronische huidaandoeningen (bij pleisters) en overgevoeligheid voor nicotine
op recept, specifiek geregistreerd als stop-roken middel		
bupropion	Start de behandeling terwijl de patiënt nog rookt. Begindosering 150 mg eenmaal per dag gedurende 6 dagen; oplopend tot 150 mg tweemaal per dag. Tussen 2 opvolgende doseringen ten minste een interval van 8 uur in acht nemen. Behandelduur is 7-9 weken.	manifeste epilepsie of een (voor)geschiedenis van convulsies, tumor van het centraal zenuwstelse, anorexia nervosa of boulimia in de anamnese, of abrupte onthouding van alcohol of benzodiazepinen

	dosering	contra-indicaties
varenicline	Start de behandeling 7 dagen voor stopdatum: dag 1 t/m dag 3 eenmaal daags 0,5 mg, dag 4 t/m dag 7 tweemaal daags 0,5 mg, dag 8 t/m het eind van de therapie tweemaal daags 1 mg. Patiënten met ernstige nierproblemen eenmaal daags 1 mg. Duur: 12 weken, eventueel te verlengen met 12 weken.	allergie voor vareniclinetartraat, zwangerschap/lactatie

op recept, maar niet geregistreerd als stop-roken middel

	dosering	contra-indicaties
nortryptiline	dosering: 75 tot 100 mg per dag	herstelfase van een myocardinfarct terughoudendheid is geboden bij: epilepsie, organische hersenbeschadiging, urineretentie, prostaathyperplasie, pylorusstenose, hart- en vaataandoeningen, hyperthyroïdie, lever- en nierfunctiestoornissen en zwangerschap/lactatie
clonidine	Afstemming van de orale dosering op individuele tolerantie en/of gewicht, variërend van 0,15 mg per dag tot 0,45 mg per dag voorafgaande aan de stopdag. Transdermale doseringen: van 0,1 tot 0,3 mg per dag.	ernstige bradyaritmieën (sick-sinussyndroom, tweede- of derdegraads AV-blok). bij de behandeling van onthoudingsverschijnselen tevens: nierinsufficiëntie, hypotensie en zwangerschap/lactatie

Bij alle genoemde middelen kunnen bijwerkingen optreden

Spirometrie kan worden gebruikt voor het vroeg opsporen van COPD onder rokers boven de 40 jaar. Hiermee wordt 10 tot 20 procent nog niet gediagnosticeerde COPD-ers opgespoord. Het is nog onduidelijk of het terugkoppelen van de resultaten van spirometrie naar de patiënt tijdens het ondersteuningsproces meer stoppers oplevert. Nederlands onderzoek (Kotz et al., 2007) vond bij nieuw gediagnosticeerde COPD-ers geen extra stoppers vergeleken met het gewone ondersteuningsproces, maar in buitenlands onderzoek viel wel een toename te constateren wanneer tevens de 'longleeftijd' werd besproken. Er is geen bewijs dat bespreking van de resultaten van een CO-meting tijdens het ondersteuningsproces het aantal stoppers verhoogd.

Advisering en begeleiding bij het stoppen met roken vallen in principe onder het basispakket van de zorgverzekering. Het is gebleken dat bij een volledige vergoeding van de therapie het aantal stoppogingen en het aantal stoppers onder de patiënten toeneemt.

8 Verwijsmogelijkheden

Het zorgaanbod voor de patiënt die wil stoppen met roken is in Nederland 'stepwise' opgebouwd: vertrekkend vanuit de zelfzorg (onder andere door aanschaf van nicotinevervangende middelen bij de apotheek), loopt het aanbod van kortdurend advies tot verslavingszorg.

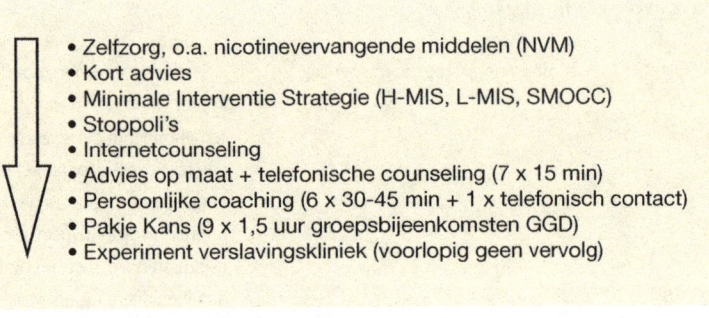

Figuur 6.2
Stepwise opbouw van zorgaanbod voor de patiënt.

De huisarts kan naar de meeste van deze vormen van ondersteuning verwijzen.

Leesadvies

Chavannes NH, Kaper J, Frijling BD, Laan JR van der, Jansen PWM, Guerrouj S, Drenthen AJM, Wind LA. NHG-Standaard Stoppen met roken. Huisarts Wet. 2007; 50(7):306-14.

Hilberink SR, Jacobs JE, Vries H de, Grol RPTM. Stoppen met roken door COPD-patiënten. Patiënt Care. 2007;34:28-30.

Hilberink SR, Jacobs JE. Schlösser M, Grol RPTM, Vries H de. Characteristics of patients with COPD in three motivational stages related to smoking cessation. Patient Education and Counseling. 2006;61:449-57.

Kanner RE, Anthonisen NR, Connett JE; Lung Health Study Research Group. Lower respiratory illnesses promote FEV(1) decline in current smokers but not ex-smokers with mild chronic obstructive pulmonary disease: results from the lung health study. Am J Respir Crit Care Med. 2001 Aug 1;164(3):358-64.

Kotz D, Wesseling G, Huibers MJ, van Schayck OC. Efficacy of confronting smokers with airflow limitation for smoking cessation. Eur Respir J. 2009 Apr;33(4):754-62. Epub 2009 Jan 7.

PESCE. http://www.ensp.org/press/pressreleases

Pieterse ME, Seydel ER, Mudde AN, Vries H de. Uitvoerbaarheid en effectiviteit van een minimaal stoppen-met-roken programma voor de huisartspraktijk. Tijdschr Soc Gezondheidsz. 1994;15(2):57-71.

Weel C van, Bladeren FA van, Coebergh JWW, Drenthen AJM, Kaandorp CJE, Schippers GM, et al. Richtlijn Behandeling van tabaksverslaving. Update 2009. Utrecht: CBO Kwaliteitsinstituut voor de Gezondheidszorg; 2004.

Willemsen MC, Wagena EJ, Schayck CP van. De effectiviteit van stoppen-met-roken-methoden die in Nederland beschikbaar zijn: een systematische review op basis van Cochrane-gegevens. Ned Tijdschr Geneeskd. 2003;147:922-7.

Websites

Informatie en tips voor zorgverleners die ondersteuning bij het stoppen met roken in hun dagelijkse praktijk willen toepassen.
www.ZorgenTabak.nl
Te bestellen: Programma voor individuele nascholing (PIN) Stoppen met roken.
www.nhg.org
Actuele gegevens over roken.
www.stivoro.nl/professionals/feiten en cijfers/
Cijfers over aandoeningen en sterfte.
www.cbs.statline.nl

7 Hoesten, van symptoom tot diagnose

Dr. A.P.E. Sachs, prof. dr. Th.J.M. Verheij en prof. dr. J.-W.J. Lammers

1 Inleiding

Hoesten behoort, naast klachten van het houdings- en bewegingsapparaat, tot de twee belangrijkste contactredenen voor consultatie van de huisarts. De hoogste incidentie- en prevalentiecijfers voor hoesten worden gevonden in de leeftijdsgroep van 0-4 jaar (respectievelijk 81,2 en 82,4). Hierna nemen beide sterk af, met de laagste waarden in de leeftijdsgroep van 15-24 jaar (respectievelijk 26 en 26,4) en vervolgens ziet men een geleidelijke toename, met een incidentie van 48,4 en een prevalentie van 51,6 in de leeftijdsgroep van 65-74 jaar.

Bij patiënten die bij de huisarts niet bekend zijn met astma of COPD roept het symptoom hoesten veelal het beeld op van een acute bronchitis. De International Classification of Health Problems in Primary Care (defined ICHPPC-2 code 466) gaat ervan uit dat de diagnose gesteld moet worden als er behalve hoestklachten ook auscultatoire afwijkingen aanwezig zijn, zonder verdenking op een pneumonie. In de dagelijkse praktijk worden deze criteria echter zeer wisselend gehanteerd. Het onderscheid tussen acute bronchitis en pneumonie op basis van klachten en symptomen is ook een telkens terugkerend probleem voor de huisarts. Over het algemeen wordt de aanwezigheid van dyspneu, koorts, lokale auscultatoire afwijkingen, en vooral de geobserveerde ernst van de ziektetoestand gebruikt om de diagnose pneumonie te stellen. Ook het ophoesten van (purulent) sputum blijkt voor veel huisartsen een criterium voor een acute bronchitis of een pneumonie te zijn.

Hoestklachten kunnen 3 tot 4 weken persisteren en na ongeveer 2 weken kan purulent sputum worden opgegeven. Het betreft veelal een 'selflimiting disease' met een incidentie van 40-50/1000 patiënten per jaar. Alvorens een huisarts te raadplegen, wachten de patiënten gemiddeld 12 dagen met of zonder zelfmedicatie. Met andere woorden, een huisarts met een gemiddelde praktijk, stelt wekelijks bij ongeveer 2 nieuwe patiënten de diagnose acute bronchitis.

Opmerkelijk is dat 33 procent van de patiënten met klachten van een acute bronchitis bij het eerste huisartsencontact bedlegerig is (na 1 week 11 procent).

Ongeveer 33 procent van de patiënten heeft tot 4 weken na het begin van de symptomen nog aan fysieke inspanning gebonden klachten. Omdat respiratoire virussen slechts enkele dagen in de slijmvliezen aanwezig zijn, wijst de veel langere klachtenperiode waarschijnlijk op een tijdelijk toegenomen hyperreactiviteit van de lagere luchtwegen.

Hoestklachten kunnen door verschillende factoren worden veroorzaakt en het is voor de huisarts niet altijd eenvoudig de oorzaak van de klachten te achterhalen met de ter beschikking staande middelen. Hoesten kan namelijk behalve op een virale of bacteriële infectie ook berusten op hyperreactiviteit van de luchtwegen, die wordt geïnitieerd door specifieke of aspecifieke prikkels, zoals wordt gezien bij patiënten met astma of COPD.

In de huisartspraktijk wordt niet of nauwelijks aanvullend onderzoek verricht naar de mogelijke etiologie van de hoestklachten en zeker niet bij het eerste consult. Afhankelijk van de etiologie van de hoestklachten zijn er verschillende behandelingsmogelijkheden. Over de indicaties voor het gebruik van antibiotica bestaat veel discussie. Vooral factoren als leeftijd, het aantal voorgaande exacerbaties, de mate van 'ziek zijn', het rookgedrag, de aanwezigheid van anatomische afwijkingen van de luchtwegen (lobectomie, bronchiëctasieën), alsmede een reeds gestelde diagnose astma of COPD, kunnen bepalend zijn voor het antimicrobiële beleid.

In de dagelijkse praktijk wordt in ongeveer 60 procent van de gevallen bij een episode van lagere luchtwegklachten een antibioticum voorgeschreven. In veel placebogecontroleerde onderzoeken met antibiotica zijn geen statistisch significante verschillen aangetoond tussen behandelde en onbehandelde patiënten. Het voorschrijven van een antibioticum gebeurt ondanks dat huisartsen op de hoogte zijn van het feit dat een acute bronchitis veelal door een virusinfectie wordt geïnitieerd, vaak begint met klachten van de bovenste luchtwegen en zich vervolgens naar de lagere luchtwegen kan uitbreiden. Of antimicrobiële behandeling echter altijd zinloos is valt te betwijfelen, omdat er bij bepaalde patiëntencategorieën (onder andere ouderen, bedlegerige patiënten, en afhankelijk van aantal en ernst van voorgaande episoden, ernst van longfunctiestoornis, comorbiditeit) aanwijzingen zijn dat antibiotica wel klinische voordelen hebben. De vraag is nu of het voorschrijven van antibiotica altijd een rationale met zich meedraagt of slechts dient ter geruststelling van de huisarts of patiënt. Met andere woorden, is het voorschrijven van antibiotica in de huisartspraktijk bij episoden van hoestklachten 'evidence-based' en microbiologisch te verantwoorden? Om een antwoord op deze vraag te krijgen is de afgelopen jaren interessant onderzoek verricht.

In dit hoofdstuk zullen achtereenvolgens de volgende onderwerpen worden besproken: epidemiologie, pathofysiologie, inflammatie en infectie (virale en bacteriële verwekkers, en eigenschappen van de gastheer), de relatie tussen bovenste en onderste luchtweg, diagnostiek bij hoestklachten en therapie.

> **Casus**
>
> Mevrouw S., 43 jaar oud, heeft onlangs uw assistente gevraagd of zij met haar gezin, echtgenoot van 49, dochter van 18 en zoon van 16 jaar, in uw praktijk mogen worden ingeschreven. Dit vanwege een verhuizing uit een andere stad. Zij vroeg of zij, als eerste van het gezin, op korte termijn voor een kennismakingsgesprek kon komen. Zij was namelijk al een week neusverkouden en moest zo vreselijk hoesten. Vooral 's nachts. 'Van mijn vorige huisarts kreeg ik dan altijd even een kuurtje met penicilline of iets dergelijks', zo vervolgde zij, 'want dan gaat het vlugger over.' De volgende ochtend kon zij al op het spreekuur komen. Zij was slank gebouwd, maakte geen zieke indruk en was niet kortademig. Uit de anamnese blijkt dat zij ongeveer drie- tot viermaal per jaar aanhoudende hoestklachten heeft met weinig slijmproductie, veelal in het najaar, maar soms ook wel in het voorjaar. 'Vaak begint het dan in mijn neus', aldus mevrouw S. 'na één of twee dagen begin ik te hoesten. Vreselijk. Het houdt niet meer op. Dus ik dacht, misschien kunt u mij even iets voorschrijven. Ik heb het er gisteren aan de telefoon met uw assistente al over gehad.'

2 Epidemiologie

Acute bronchitis wordt vaak bij jonge kinderen en bij ouderen gediagnosticeerd (figuur 7.1), met een hoge incidentie in de wintermaanden en een lage incidentie in de zomer, wat een virale genese doet vermoeden. Epidemiologisch onderzoek heeft aangetoond dat de prevalentie van astma en COPD in de open populatie 10-30 procent bedraagt. Bekend is dat astma en COPD aandoeningen zijn die zich kunnen presenteren als episoden die als acute bronchitis worden geregistreerd en dan aan de hand van symptomen en lichamelijk onderzoek moeilijk te herkennen zijn als astma of COPD. Dit heeft tot gevolg dat in de huisartspraktijk de prevalentie slechts 3 procent bedraagt. Onder de patiënten met aanhoudende hoestklachten bevindt zich een grote groep met milde vormen van astma of COPD, zodat er sprake is van onderdiagnostiek van de lichte vormen van astma en COPD. De ernstige vormen zijn wel bij de huisarts bekend. Recent onderzoek heeft aangetoond hoe deze te lage prevalentie kan worden verhoogd (zie paragraaf 6).

De anamnese blijft nog altijd de belangrijkste onderzoeksmethode om astma aan te tonen. Bij kinderen is het belang ervan door Martinez aangetoond in een geboortecohort van 826 kinderen dat tot zesjarige leeftijd is gevolgd. Hieruit bleek dat ongeveer 33 procent van alle kinderen tussen 0-3 jaar hoest. Voor de groep kinderen bij wie sprake is van continue luchtwegklachten en bij wie er naast het constitutioneel eczeem een positieve anamnese voor astma of atopie bij de ouders blijkt te bestaan, komt bij 40 procent van de kinderen op zesjarige leeftijd nog steeds klachten van recidiverend hoesten en/of piepen voor. (De continue luchtwegklachten van deze kinderen worden beschreven als: luchtwegen voortdurend vol met slijm en continue uitademhalingsgeluiden met veelal piepen. Indien bij één van de ouders astma of atopie bestaat, is de kans dat hun kind astma heeft 50 procent; indien beide ouders 'positief' zijn, is de kans op astma bij hun kind toegenomen tot 70%.)

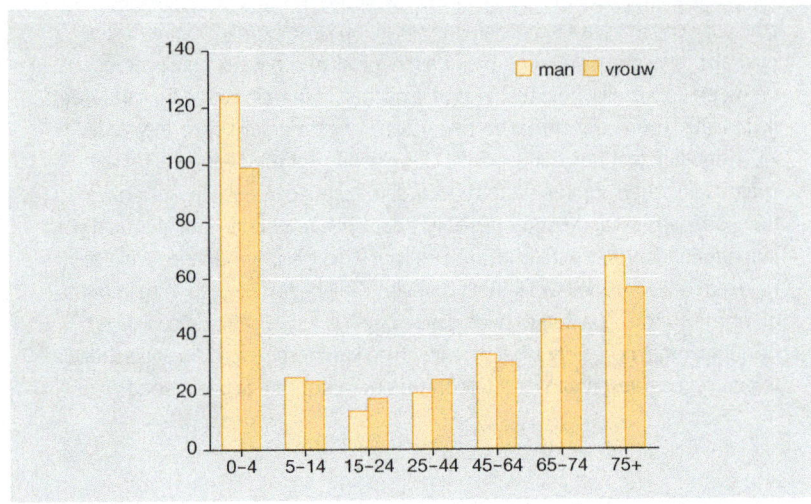

Figuur 7.1
Nieuwe gevallen van acute bronchitis per 1000 patiëntjaren. Verdeling naar leeftijd en geslacht (CMR 1971-1992).
Bron: Van de Lisdonk et al., 2003

Bekend is dat astma en COPD aandoeningen zijn waarvan de morbiditeit en mortaliteit de laatste jaren in sterke mate toenemen. Wereldwijd staat COPD op dit moment op de zesde plaats van doodsoorzaken en de aandoening zal over 15 jaar, na hart- en vaatziekten en kanker, op de derde plaats staan. De niet-geregistreerde morbiditeit met betrekking tot astma of COPD dient nader onderzocht te worden, omdat deze uiteindelijk kan leiden tot problemen in de toekomst. Het is dan ook van belang dat huisartsen meer mensen met acute en chronische hoestklachten nader evalueren door middel van anamnese, aangevuld met spirometrisch onderzoek, om onderliggend astma of COPD in een vroeg stadium te kunnen diagnosticeren. Dit zal resulteren in een adequatere behandeling (medicamenteus, adviezen ter preventie) van deze patiëntengroep, wat tot een verlaging van de morbiditeit en mogelijk ook van de mortaliteit zal leiden.

Uit recent onderzoek is gebleken dat de toename van astma en COPD in de huisartspraktijk substantieel is, namelijk van 19 procent in 1977 tot momenteel 31 procent. Een groot gedeelte hiervan is toe te schrijven aan de zeer milde tot milde vormen. Ongeveer 65 procent van deze mensen had tekenen van luchtwegobstructie die onbekend waren bij hun eigen huisarts. Patiënten met een ernstige vorm van astma of COPD waren daarentegen wel als zodanig bij hun huisarts bekend.

3 Pathofysiologie

Acute bronchitis wordt gekenmerkt door een ontstekingsreactie van trachea en bronchi, waarbij aan diverse micro-organismen een pathogene rol wordt toegedicht. Pathofysiologisch gezien worden, behalve necrotische epitheelcellen, ook leukocyten, exsudaat met weefsel- en bloedeiwitten en proteolytische enzymen die de celwand van bacteriën kunnen destrueren, in de luchtweg uitgescheiden. De oorzaak van dit ontstekingsproces is hetzij viraal (veelal primair), hetzij bacterieel (veelal secundair). Daarnaast kunnen niet-infectieuze prikkels een bronchitis uitlokken, zoals allergie of luchtverontreiniging (bijvoorbeeld SO_2). Virusinfecties worden even vaak aangetroffen bij mensen met als zonder pre-existente luchtwegaandoeningen. Door beschadiging van het epitheel van de bronchiale boom kunnen onderliggende zenuwvezels (C-vezels) gemakkelijk geprikkeld worden, wat vervolgens de hoestreflex stimuleert.

Sputumproductie is niet obligaat en het aspect ervan differentieert niet tussen een virale of bacteriële origine. Beide kunnen namelijk tot de eerdergenoemde epitheelnecrose en instroom van leukocyten in de bronchi leiden. Het enzym myeloperoxidase, dat zich in de leukocyt bevindt, is in staat bacteriën te doden en kleurt het sputum groen indien het vrijkomt. Daar de gemiddelde levensduur van een leukocyt ongeveer 24-36 uur is, zal bij symptomen van een acute bronchitis – door stasis in de luchtwegen – de leukocyt in het sputum uiteenvallen en er het groene aspect aan geven. Het groene aspect van het sputum blijkt dus een indicator te zijn voor de klaring van het sputum in de luchtwegen. Indien de virulentie van de bacterie het wint van de afweer van de gastheer, kan dit leiden tot adherentie aan de mucosa van de luchtwegen, penetratie in het weefsel, infectie en ten slotte tot de ontstekingsreactie (inflammatie).

4 Inflammatie en infectie

Inflammatie kan op een infectie volgen (onder andere door (exo)toxinen), maar kan ook het gevolg zijn van specifieke of allergische reacties en aspecifieke of niet-allergische prikkeling. Koorts is hierbij niet obligaat. Het symptoom van dagelijks hoesten en opgeven van slijm bij mensen met astma of COPD of bij patiënten met een allergische rhinitis is het gevolg van de ontsteking van het slijmvlies van de luchtwegen en hoeft niets met een infectie te maken te hebben. Inflammatie van de luchtwegen kan tot hyperreactiviteit leiden en het zijn vooral de hieruit voortkomende symptomen waarmee mensen hun huisarts bezoeken.

Het is van belang het begrip hyperreactiviteit goed te begrijpen, daar dit therapeutische consequenties (medicamenteus of adviezen ter preventie) kan hebben. Astma is een inflammatoire aandoening van merendeels de grotere luchtwegen met als karakteristiek kenmerk de aanvallen van kortademigheid als gevolg van een IgE-gemedieerde reactie op een allergeen (allergische reactie op een specifieke prikkel) of door niet-allergische prikkels (aspecifieke prikkels), die beide altijd worden gevolgd door bronchiale hyperreactiviteit. Allergische reacties van de luchtwegen gaan dus altijd met hyperreactiviteit gepaard, maar dit impliceert niet dat aan hyperreactiviteit altijd een allergische reactie ten grondslag ligt.

Hyperreactiviteit is geen diagnose maar een uitingsvorm van luchtwegklachten (met name hoesten) en eigenlijk te omschrijven als 'weefselhysterie'; het overreageren op een prikkel, waarop mensen zonder astma niet zouden reageren. Verschillende mediatoren (histamine, bradykininen, cytokinen, leukotriënen, eosinofielen) initiëren en onderhouden de inflammatie. Van virussen, waaronder de veelvoorkomende rinovirussen, is aangetoond dat ze de hyperreactiviteit bij mensen met allergische rhinitis en astma sterk doen toenemen.

Ook bij mensen zonder astma kunnen de luchtwegen geprikkeld worden, wat resulteert in kortademigheidsklachten. De luchtwegen zijn dan reactief. Wanneer bijvoorbeeld chloorgas wordt ingeademd, zal bij iedereen reactiviteit van de luchtwegen worden opgewekt.

Virussen

De neus kan als 'porte d'entrée' van de meeste luchtwegvirussen worden beschouwd. Een virus kan, bij mensen met hyperreactiviteit van de lagere luchtwegen, tot bronchusobstructie leiden. Van de volgende virussen is aangetoond dat zij een acute bronchitis kunnen veroorzaken: (para-)influenzavirus, adenovirus, respiratory syncytial virus (RS-virus), rinovirus, coronavirus, coxsackie- en ECHO-virussen. Het mazelen- en herpes-simplexvirus kunnen in zeldzame gevallen tot ernstige vormen van bronchitis leiden. Virussen die tot luchtwegklachten leiden, hebben seizoensafhankelijke prevalenties: coxsackie- en ECHO-virussen gedurende de zomermaanden, influenzavirus vanaf november tot april en rinovirussen gedurende het gehele jaar, met een piek van september tot mei.

De prevalentie van virale luchtweginfecties is waarschijnlijk aan leeftijd gebonden. Bij kinderen ≤ 2 jaar wordt vaak het RS-virus, en bij oudere kinderen en volwassenen veelal het rinovirus aangetroffen. Daarnaast komen bij volwassenen het influenza-, para-influenza- en coronavirus vaker voor. RS-virussen kunnen bronchitis veroorzaken bij zowel jonge kinderen als ouderen. De incubatieperiodes van alle virale vormen van acute bronchitis zijn kort, variërend van 1 dag (influenzavirus) tot 5 à 7 dagen (RS-virus).

Men moet zich echter realiseren dat de prevalentie van de hiervoor genoemde virussoorten gebaseerd is op serologisch onderzoek. Deze methode is echter weinig sensitief bij het detecteren van een momentaan virus bij een momentane klacht. Daar luchtwegvirussen vaak slechts drie tot tien dagen in de gastheer aanwezig zijn, is de kans groot dat een virus van een voorafgaande infectie wordt gedetecteerd. Derhalve wordt tegenwoordig de polymerase chain reaction-techniek (PCR) gebruikt om RNA-partikels van het (vermeende) infectieuze virus te detecteren. Hoewel dit een zeer bewerkelijke en kostbare methode is, met een grote kans op contaminatie tijdens de bepaling, heeft PCR een zeer hoge sensitiviteit en specificiteit (> 95 procent). Een niet onbelangrijk voordeel is verder de uiterst korte tijdsduur (1-2 dagen) voor de typering van de diverse virussoorten. Uit recente onderzoeken blijken vooral de rinovirussen, die uit meer dan 100 subtypen bestaan die tegenwoordig alle getypeerd zijn, de belangrijkste veroorzakers van bovenste luchtweginfecties te zijn.

Bacteriën

Naast virale infecties blijkt slechts een klein aantal non-tuberculeuze bacteriële infecties (onder andere *Bordetella pertussis*) verantwoordelijk te zijn voor epidemieën met hoestklachten. Bij personen zonder astma of COPD zijn zowel de lagere luchtwegen als de sinussen steriel. Slechts de orofarynx wordt gekoloniseerd door (facultatief) anaerobe alfahemolytische *Streptococcus viridans* of vergroenende streptokokken en potentieel pathogene micro-organismen. De belangrijkste hiervan zijn *Streptococcus pneumoniae*, *Haemophilus influenzae* en *Moraxella catarrhalis*. Daarnaast komen, veelal in lage dichtheden, verschillende gramnegatieve *Enterobacteriaceae species* voor. Bij een acute bronchitis worden dezelfde micro-organismen in de lagere luchtwegen gevonden als in de orofarynx. Of de gevonden bacteriën koloniserende dan wel infecterende bacteriën zijn, is bij patiënten met een acute bronchitis nog niet onderzocht. Ook bij ambulante patiënten met COPD in de huisartspraktijk blijken de hiervoor genoemde potentieel pathogene bacteriën aanwezig te zijn, zowel in de klachtenvrije fase als tijdens de exacerbatie.

Het is derhalve onjuist micro-organismen die in een grampreparaat of -kweek zijn gevonden als enige verantwoordelijk te stellen voor de klachten van de luchtwegen.

Mycoplasma pneumoniae, *Chlamydia pneumoniae* en *Bordetella pertussis* zijn micro-organismen waarvan wordt verondersteld dat zij ook primair tot een infectie van de bronchi kunnen leiden. *M. pneumoniae*-infecties komen gedurende het gehele jaar voor, met soms elke 4 tot 7 jaar een epidemische episode. De incidentie van infecties met *C. pneumoniae* lijkt elke 4 jaar verhoogd. Beide micro-organismen hebben een relatief lange incubatieperiode, variërend van 2 tot 4 weken. De incubatieperiode van *B. pertussis*, die kinkhoest veroorzaakt, varieert van enkele dagen tot weken. Dit micro-organisme veroorzaakt elke 3 à 5 jaar een epidemie. Vanaf het begin van de jaren tachtig van de vorige eeuw neemt de incidentie ervan toe onder volwassenen die in hun kinderjaren tegen kinkhoest gevaccineerd zijn en nu een sterk verlaagde antilichaamtiter tegen *B. pertussis* hebben. Dit wekt de suggestie van een variabele antigeniciteit van *B. pertussis*, waardoor het huidige, reeds decennialang gebruikte vaccin niet in staat is een blijvende immuniteit op te bouwen. Daar volwassenen niet altijd de karakteristieke (blaf)hoest hebben, moet tijdens een kinkhoestepidemie gevraagd worden naar eventuele contacten met mensen met kinkhoest in de omgeving.

Hoewel op grote afstand, is de *Legionella pneumophila* naast de potentieel pathogene *Streptococcus pneumoniae* de belangrijkste verwekker van buiten het ziekenhuis opgelopen pneumonieën. Deze bacterie heeft in maart 1999 onder de 80.000 bezoekers van de West-Friese Flora, 23 mensen het leven gekost en bij 106 mensen is de uiteindelijke diagnose 'legionellapneumonie' vastgesteld. Legionella is een waterbacterie die zowel in een natuurlijke omgeving als in waterleidingen regelmatig wordt aangetroffen. Factoren als een verminderde cellulaire afweer (immuunsuppressie), hogere leeftijd, terminale nierinsufficiëntie, kanker of hospitalisatie, leiden behalve tot een vergrote infectiekans ook tot een hogere sterfte bij een 'legionellapneumonie'. Onlangs heeft de urineantigeentest de serologische test vervangen. Daardoor is de periode waarin de definitieve diagnose wordt gesteld, verkort van 9 weken tot 3 uur.

De klachten van patiënten met (acute) hoestklachten moeten vaker worden toegeschreven aan onderliggende hyperreactiviteit van de luchtwegen, omdat in bijna 50 procent van de gevallen met hoestklachten sprake is van nog niet gediagnosticeerde astma of COPD. Klachten die doen denken aan luchtweginfecties (hetzij primair viraal, hetzij secundair bacterieel) zijn, uitsluitend afgaande op het klinische beeld, niet van elkaar te differentiëren. Ook al zou men een micro-organisme uit het sputum of de sinussen kweken ten tijde van de klacht, dan nog is daarmee de causaliteit van de klacht niet aangetoond. De huisarts en microbioloog Robert Koch (1843-1910) heeft dit fenomeen reeds honderd jaar geleden in zijn bekende drie postulaten vervat, maar nog steeds geldt voor de medicus practicus dat: 'zolang onder kolonisatie van bacteriën een infectie wordt verstaan, beschermt verstand niet tegen waan'.

Kortom, het frequent voorschrijven van antibiotica of codeïnetabletten bij een episode van luchtwegklachten bij eenzelfde patiënt, het frequente gebruik door patiënten van diverse drogisterijartikelen en hoestdrankjes, het snuiven en/of gorgelen met zout water, het nemen van xylometazolineneusdruppels alsmede homeopathische middelen, moet een signaal voor de huisarts zijn om te onderzoeken of de patiënt wellicht astma of COPD heeft.

De gastheer

'As it takes two to make a quarrel, so it takes two to make a disease, the microbe and the host' (Charles V. Chapin, 1856-1941).

Bij bacteriële infecties van de luchtwegen zijn altijd twee parameters van belang: de virulentie van het micro-organisme en de ontvankelijkheid van de gastheer.

De barrières van de gastheer ter verdediging tegen infecties zijn:
- fysisch-chemische barrières, gevormd door de op het slijmvlies aanwezige mucuslaag en door het trilhaarepitheel;

- aspecifieke hulpmechanismen, bestaande uit de humorale component (bijvoorbeeld het complementsysteem) en de cellulaire component (bijvoorbeeld granulocyten, macrofagen);
- specifiek immunologische mechanismen, eveneens met een humorale (antistoffen, zoals IgA) en een cellulaire component (lymfocyten).

Bij een overmatige en langdurige belasting kunnen door een relatieve deficiëntie van genoemde mechanismen deze verdedigingslinies doorbroken worden, waardoor bovenste en/of onderste luchtwegklachten kunnen ontstaan. Bij een absoluut tekortschieten van de genoemde drie verdedigingslinies zal zelfs het beeld van chronische hoestklachten op de voorgrond staan.

Zoals reeds eerder werd opgemerkt, geeft een indeling van luchtwegklachten uitsluitend naar de aard van de veroorzakende verwekker onvoldoende inzicht in de pathogenese en het klinische beeld. Bij het stellen van de diagnose luchtweginfectie moet men altijd zowel het 'direct ziekmakende agens' (virus, bacterie, schimmel enzovoort) als de conditie waaronder de infectie manifest is geworden (= status van de afweer) erbij vermelden. De therapeutische en prognostische consequenties hiervan zijn immers groot.

In relatie tot de status van de afweer kan een indeling worden gemaakt in primaire en secundaire infecties (tabel 7.1).

Tabel 7.1	Indeling naar oorzaken van bronchopulmonale infecties.*
oorzaak van primaire infecties	*afhankelijk van de mate van immuniteit*
viraal bijvoorbeeld influenza-, rinovirussen	
bacterieel bijvoorbeeld kinkhoest, *Legionella*-infecties, tuberculose; - infecties met *Streptococcus pneumoniae* (zelden); - infecties met *Moraxella catarrhalis* (zelden)	
Mycoplasma pneumoniae *Chlamydia pneumoniae* *Coxiella burnetii* (Q-koorts)	
oorzaak van secundaire infecties	afhankelijk van de status van lokale of algemene afweer
geconditioneerde infecties	bronchiale of KNO-factoren die de lokale afweer verstoren (bijvoorbeeld status na pulmonale chirurgische ingreep, COPD, hypertrofie van de adenotonsillen, neuspoliepen, status na KNO-correctie), leeftijd

oorzaak van primaire infecties	afhankelijk van de mate van immuniteit
voornamelijk bacterieel - opportunistische infecties; - viraal (herpesvirussen); - bacterieel; - *Pneumocystis carinii*; - schimmelinfectie	stoornis in de algemene afweer (aids, cytostatica, hematologische ziekten)
andere oorzaken *chemisch* - bijvoorbeeld chloor, ammonia, aspiratie maaginhoud; *fysisch* - bijvoorbeeld radiotherapie, hitte; - door geneesmiddelen geïnduceerde beschadiging	hoeveelheid/dosis waaraan wordt blootgesteld

* Met toestemming van en dank aan prof. dr. H.M. Jansen, emeritus hoogleraar longziekten, Amsterdam.

Bij primaire infecties wordt de initiatie en het verloop ervan voornamelijk bepaald door de specifieke, gerichte immuniteit van de gastheer ten opzichte van het binnengedrongen micro-organisme. De status van de lokale afweer is niet wezenlijk van belang, maar wel de virulentie van het micro-organisme. Deze infecties treden dan ook niet vaker op bij patiënten met astma of COPD, bij mucoviscidose, of bij patiënten met een algemene immuunsuppressie. Bij iedereen die voor de eerste keer met een dergelijk pathogeen micro-organisme in contact komt, kan zich een dergelijke infectie voordoen. Na afloop van de infectie zal zich altijd immuniteit ontwikkelen. Dat desondanks in hetzelfde individu steeds opnieuw primaire infecties met overeenkomstige verwekkers kunnen ontstaan (bijvoorbeeld influenza- of rinovirusinfecties), is het gevolg van de grote mate van antigene heterogeniteit van de verschillende influenza- en rinovirusstammen (meer dan honderd), en daardoor het gebrek aan specifieke afweer. Bovendien is de lokale antistofbescherming meestal slechts van korte duur.

Tot de primaire luchtweginfecties behoren vooral de virale infecties en de klinisch daaraan verwante infecties (*Mycoplasma, Chlamydia pneumoniae* enzovoort), en verder natuurlijk ook de tuberculose, waarvan de incidentie de laatste jaren duidelijk toeneemt, en de (zeldzame) bacteriële ('community acquired') infecties.

Secundaire infecties zijn meestal bacterieel. Predisponerende (conditionele) factoren zijn voor het ontstaan van secundaire infecties van beslissende betekenis. Ze kunnen bestaan uit stoornissen in de lokale afweer (geconditioneerde infecties) of in de algehele afweer (opportunistische infecties). Naast primaire (virale) infecties spelen geconditioneerde infecties in de dagelijkse praktijk een belangrijke rol, in het bijzonder bij COPD-patiënten en bij mensen met anatomische afwijkingen op KNO-gebied (congenitaal, postoperatief).

Bij de gastheer zijn de verantwoordelijke micro-organismen reeds voor het optreden van een infectie in de orofarynx aanwezig (bijvoorbeeld *Streptococcus pneumoniae, Haemophilus influenzae, Moraxella catarrhalis*) of in de bronchiale boom (bronchiëctasieën die veelal gekoloniseerd zijn met dezelfde micro-organismen als in de orofarynx; veelal gramnegatieve of *Enterobacteriaceae species*). Recidiverende infecties komen frequent voor en zijn zelfs kenmerkend voor de geconditioneerde infecties.

Secundaire infecties van de luchtwegen worden doorgaans waargenomen bij persisterende obstructie van de luchtwegen, die leidt tot een verminderd mucociliair transport.

Bij patiënten met neuspoliepen of COPD bestaat vaak een diffuse vernauwing van de luchtwegen, met in het lumen een toegenomen productie en ophoping van secreet. Bij hen is een sterke vermindering (tot 55 procent) van de mucociliaire klaring aangetoond. Dit effect wordt versterkt door allergische reacties, maar ook door roken. Bacteriën kunnen zich beter hechten op het slijmvliesoppervlak en lokaal in de luchtwegen ontstaat hypoxie, waardoor de fagocytose van bacteriën afneemt. In deze patiëntengroep kunnen recidiverende bacteriële infecties (*Streptococcus pneumoniae, Haemophilus influenzae*) dan ook frequenter voorkomen dan bij mensen met 'gezonde luchtwegen'. Geconditioneerde infecties ontstaan veelal bij afvloedbelemmeringen (bijvoorbeeld door bronchuscarcinoom, corpus alienum, aspiratie). Bij cystische fibrose (mucoviscidose) wordt het ziektebeeld zelfs in belangrijke mate bepaald door afvloedbelemmering van secreet.

Slijmvlieslaesies van de luchtwegen

Virussen zijn vanwege hun cytopathogene effect de meest frequente veroorzakers van laesies van het slijmvliesepitheel. Bacteriën kunnen zich hierop hechten (adhereren) en tot secundaire infectie leiden. Daarnaast verminderen virussen de fagocyterende eigenschappen van lokale macrofagen. Het ontstaan ervan wordt nog bevorderd door de constitutie van de bovenste en onderste luchtwegen (afwijkingen op KNO-gebied, COPD).

Ook fysische slijmvlieslaesies (intubatie, ioniserende straling, roken, verblijf in ruimten met hoge temperaturen (bijvoorbeeld werken bij smeltovens)) zijn predisponerend voor het ontstaan van klachten ten gevolge van hyperreactiviteit. Met andere woorden, klachten van de bovenste en/of onderste luchtwegen hoeven niet synoniem te zijn met een bacteriële en/of virale infectie. De weg van micro-organisme tot klacht is namelijk lang.

Om een beeld van deze lange weg te vormen, wordt ingegaan op de betekenis van besmetting, koloniseren, adhereren, penetreren, infectie en inflammatie.

– Besmetting is de aanwezigheid, gedurende korte of langere tijd (= koloniseren), van micro-organismen zonder het optreden van een infectie.

- Onder infectie wordt de groei van micro-organismen verstaan in levend weefsel, met weefselbeschadiging tot gevolg. Dit kunnen bacteriën, virussen of andere micro-organismen zijn.
- Inflammatie (= steriele ontsteking) is een pathofysiologisch proces dat zich kenmerkt door oedeemvorming, verhoogde doorlaatbaarheid van weefsel (lekkage van albumen via de tight junctions in het epitheel van de luchtwegen), blootstelling van sensibele zenuwuiteinden (C-vezels) in het epitheel van de luchtwegen en het vrijkomen van ontstekingsmediatoren (onder andere mestcellen, basofiele granulocyten, macrofagen, epitheelcellen). Inflammatie wordt altijd voorafgegaan door een infectie, mits het immuunapparaat van de gastheer intact is. Aids-patiënten zijn immuungecompromitteerd en hebben een verhoogd infectierisico. Zij reageren derhalve nauwelijks met inflammatie.

5 Relatie tussen bovenste en onderste luchtwegen

Voor rinovirussen is aangetoond dat de neus vaak als 'porte d'entrée' dient en ze successievelijk tot klachten van de bovenste en onderste luchtwegen leiden. De meeste virale luchtweginfecties zijn 'self-limiting'. Bij patiënten met een allergische rhinitis, astma of een chronisch obstructieve longziekte leidt infectie met deze virussen tot een geprotaheerd klachtenverloop door toename van de hyperreactiviteit van de luchtwegen.

De luchtweg, (arbitrair) door de stembanden gescheiden in bovenste (het 'noorden') en onderste luchtwegen (het 'zuiden'), is eigenlijk een continuüm van neuspunt tot alveoli. Bij veel huisartsen, longartsen en KNO-artsen, leeft de gedachte dat er een 'noord-zuidverbinding' moet bestaan. Toch is deze waarneming niet van recente datum. De eerste publicatie over een 'noord-zuidverbinding' is van Darenberg in 1854. Langs welke weg deze 'noord-zuidverbinding' tot stand komt is niet bekend. De volgende drie hypothesen worden gehanteerd.
- Post-nasal drip. Gedurende een door een virus of allergeen geïnduceerde inflammatoire reactie van het neusslijmvlies bij allergische rhinitis komen ontstekingsmediatoren (zoals leukotriënen en prostaglandinen) uit de lokale cellen (epitheel-, mest-, gobletcellen, lymfocyten, macrofagen enzovoort) vrij. Deze mediatoren leiden tot een verhoogde permeabiliteit van de vaatwand, tot weefseloedeem en mucussecretie ('albumen-lek').
De neussecretie zou vervolgens door middel van aspiratie tot hyperreactiviteit van de lagere luchtwegen kunnen leiden.
- Nasobronchiale reflex. Zenuwvezeltjes zouden verantwoordelijk zijn voor de 'noord-zuidreflex'. Toediening van een lokaal anestheticum met lidocaine in de neus, verhindert het optreden van bronchiale hyperreactiviteit na nasale allergeendepositie echter niet.
- Absorptie van ontstekingsmediatoren in de neus. Ontstekingsmediatoren, getriggerd door bijvoorbeeld een rinovirus, worden via het vaatbed van de submucosa van het neusslijmvlies, naar de lagere luchtwegen geleid en veroorzaken aldaar een bronchusobstructie. Deze hypothese wordt momenteel het meest waarschijnlijk geacht.

6 Diagnostiek bij hoestklachten

Casus

De heer S., 51 jaar, werkt bij een bank en bezoekt sporadisch het spreekuur. Meestal in verband met klachten van zijn voeten (hallux valgus) of klachten over lage-rugpijn. Dit keer komt hij op het spreekuur met 'blaasjes tussen de tenen'. Hij zwemt regelmatig en speelt in het volleybalteam van de bank. U bekijkt de voeten, geeft uitleg over het mogelijke ontstaan ervan en terwijl u een recept uitschrijft, geeft u enkele adviezen ter preventie. Terwijl u het recept overhandigt en de heer S. opstaat, informeert u nog even hoe het nu met zijn vrouw gaat. 'Sinds zij die pufjes neemt gaat het veel beter. Ze hoest helemaal niet meer. U zult haar, ik meen volgende week, wel zien, want dan heeft ze een afspraak bij u om te blazen.' Na het verlaten van de spreekkamer loopt hij langs uw assistente en hoort u hem vragen: 'Wilt u nog even een recept codeïnetabletjes voor mij naar de apotheek faxen? Dan haalt mijn vrouw die aan het einde van de dag op. Ik ben wat verkouden geweest en blijf nu al drie weken kuchen. Komt door de airconditioning op kantoor. Iedereen heeft er last van.' 'Of zou het misschien toch door het roken komen, meneer S.?' reageert uw assistente gevat. 'Hebt u het daar niet zojuist met de dokter over gehad?' Het was u niet bekend dat meneer S. rookt en het verbaast u dat uw assistente dat wel weet. We moeten beter overleggen, denkt u bij uzelf. Terwijl u naar uw assistente knipoogt, gaat u naast meneer S. staan en zegt: 'Neen, wij hadden belangrijker dingen te bespreken dan roken. Maar gezien de hoestklachten, vindt u het bezwaarlijk om volgende week met uw vrouw mee te komen op het spreekuur...?'

Kinderen

Het hanteren van de juiste prognostische parameters bij kinderen tot 6 jaar voor het vaststellen van astma is van groot belang in verband met medicamenteuze interventie en niet-medicamenteuze adviezen. Tot de leeftijd van 6 jaar is bij kinderen met aanhoudende hoestklachten de diagnose namelijk niet met absolute zekerheid te stellen. Immers, een eventueel onderliggend astma kan gezien het ontbreken van de nodige coöperatie bij de longfunctiemeting vooralsnog niet geobjectiveerd worden. De huisarts zal bij hoestklachten in deze leeftijdsgroep echter wel sterke aanwijzingen voor astma kunnen krijgen door een gerichte (hetero)anamnese af te nemen.

Bij een gefundeerd vermoeden op de aanwezigheid van astma (zie paragraaf 2) is een proefbehandeling met bèta-2-inhalatiemedicatie op zo vroeg mogelijke leeftijd geïndiceerd. Een positieve reactie hierop onderbouwt de veronderstelde aanwezigheid van astma. Van belang is dat hoestklachten bij kinderen in de leeftijd van 0 tot 4 jaar, in tegenstelling tot piepen en benauwd zijn (overdag en 's nachts), niet altijd wijzen op het bestaan van astma. Met het toenemen van de leeftijd boven 4 jaar, heeft hoesten (naast piepen en benauwd zijn overdag en 's nachts) echter een steeds grotere voorspellende waarde. Verder blijkt ongeveer 66 procent van de kinderen van 0 tot 3 jaar geen luchtwegklachten of constitutioneel eczeem te hebben en is de familieanamnese onbelast wat betreft astma en/of atopie. Toch kunnen bij 25 procent van de kinderen in deze groep na het derde levensjaar hoestklachten en piepen optreden en wordt op zesjarige leeftijd astma geobjectiveerd.

Veelal zijn kinderen met astma ook allergisch. Om het wel of niet aanwezig zijn van sensibilisatie te bepalen kunnen huidtests worden gedaan, en kunnen de concentratie totaal IgE en het allergeen specifiek IgE worden gemeten. De klinische waarde van het totaal IgE is beperkt, want ondanks het feit dat bij een allergische patiënt de fractie allergeenspecifiek IgE verhoogd kan zijn, hoeft dit zich niet te vertalen in het gemeten totaal IgE. Een normaal IgE sluit een allergie dan ook niet uit. Anderzijds kan een verhoogd IgE, naast allergische ziektebeelden, wijzen op parasitaire infecties en het zeldzame hyper IgE en het wiskott-aldrich-syndroom. Bij verdenking op allergisch astma kan worden besloten om op basis van de anamnese een allergeen specifieke IgE-bepaling of combinatietesten (meerdere allergenen) aan te vragen. Op deze wijze kunnen optimale medicamenteuze behandelstrategieën en adviezen ter preventie worden gegeven.

Volwassenen

Thiadens et al. (1998) hebben aangetoond dat de meeste patiënten uitsluitend met behulp van anamnese en lichamelijk onderzoek worden gediagnosticeerd. De volgende variabelen blijken de grootste voorspellende waarde op de aanwezigheid van astma te hebben:
- piepen;
- klachten over kortademigheid;
- verlengd exspirium;
- atopische constitutie;
- roken (aantal sigaretten per dag gedurende aantal jaren);
- het vrouwelijk geslacht.

Onderzoek van Tirimanna et al. (1996) laat zien dat 65 procent van de lichte vormen van astma of COPD niet bij de huisarts als zodanig bekend is. Daarnaast bleek uit dit onderzoek dat spirometrisch onderzoek vanaf dertigjarige leeftijd te verkiezen is boven follow-up aan de hand van piekstroommetingen.

Acute bronchitis is dan ook vaak een symptoom van een onderliggende aandoening die met behulp van anamnese en lichamelijk onderzoek in 50 procent van de gevallen op eenvoudige wijze gediagnosticeerd kan worden. Ter detectie van astma is het wenselijk in de dagelijkse praktijkvoering met behulp van case-finding die mensen nader te onderzoeken die een positieve familieanamnese voor astma hebben, die minimaal episoden van 14 dagen met hoestklachten hebben of aan wie de huisarts herhaaldelijk codeïne of antibiotica voorschrijft. Voor de detectie van COPD zou men vooral mensen moeten onderzoeken die met roken zijn begonnen vóór het zestiende levensjaar, 2 of meer consulten vanwege luchtwegklachten in het afgelopen jaar hebben gehad en minimaal 20 jaar roken of hebben gerookt. Bijna 1 op de 3 rokende mannen tussen 40-65 jaar heeft een diagnose COPD die onbekend is bij de huisarts. Meestal betreft dit een lichte vorm. Ongeveer 8 procent van de rokende mannen binnen deze leeftijdsgroep ontwikkelt binnen vijf jaar matig ernstig COPD. Bij rokers zonder longfunctieafwijkingen is dit risico 4 procent en bij rokers met een lichte vorm van COPD (GOLD I) bedraagt dit 20 procent.

De diagnose COPD kan pas worden geobjectiveerd door middel van spirometrisch onderzoek vanaf de leeftijd van ongeveer 35-40 jaar. Tot op heden is in de 6 diagnostische studies naar COPD meer aandacht uitgegaan naar het wel of niet aanwezig zijn van een bronchusobstructieve afwijking dan naar een diagnose conform de GOLD-criteria. Daarom is nog steeds onbekend welke anamnestische criteria en welke bevindingen bij lichamelijk onderzoek een voorspellende waarde hebben voor een diagnose COPD (conform de GOLD-criteria), met als gevolg dat ook (nog steeds) onbekend is bij wie in de huisartsenpraktijk spirometrisch onderzoek noodzakelijk is om de ernst ervan te kunnen objectiveren

Spirometrisch onderzoek door de huisarts of de assistente kan alleen als verantwoord worden beschouwd indien men naast adequate apparatuur over dezelfde kennis beschikt als een longarts op het gebied van anamnese en interpretatie van de data.

Vroegtijdige detectie van astma en COPD is van belang in verband met de in te stellen adequate (niet-)medicamenteuze behandeling en de daarbij behorende adviezen en leefregels, teneinde eventuele morbiditeit in de toekomst te verminderen. Een krachtig actief antirookbeleid door de huisarts of praktijkondersteuner is daarbij essentieel.

Hoesten en pneumonie

In de Nederlandse huisartspraktijk wordt per jaar bij 2-7 per 1000 patiënten een pneumonie gezien. Het merendeel van de patiënten wordt thuis behandeld en 5-10 procent wordt naar het ziekenhuis doorverwezen. Om een pneumonie uit te sluiten dan wel aan te tonen, moet men primair letten op tachypneu en koorts, tachycardie en op de bevindingen bij auscultatie. De toegevoegde waarde van percussie – boven verminderd ademgeruis, rhonchi of crepiteren – is gering voor het stellen van de diagnose pneumonie.

Van belang is dat bij een pneumonie de presentatie van klachten tussen de verschillende leeftijdsgroepen sterk varieert. Bij patiënten ouder dan 75 jaar blijken hoesten en dyspneu minder vaak aanwezig te zijn dan bij patiënten in de leeftijdsgroep van 18-44 jaar. Dat geldt ook voor pleurapijn. Tachypneu wordt echter vaker op oudere leeftijd gezien. Tekenen van een bovenste luchtweginfectie en de aanwezigheid van astma maken een pneumonie minder waarschijnlijk. Uit verschillende onderzoeken blijkt echter dat de 'klinische blik' van de huisarts een goede voorspeller is voor de aan- of afwezigheid van een pneumonie. De parameters waaruit deze 'klinische blik' is samengesteld moeten nog nader worden benoemd. Recent onderzoek in de huisartspraktijk bij mensen van 65 jaar en ouder heeft aangetoond dat de volgende onafhankelijke factoren prognostisch zijn voor ziekenhuisopname of overlijden: leeftijd, eerdere ziekenhuisopname, hartfalen, diabetes mellitus, gebruik van orale corticosteroïden, en exacerbaties van COPD. Zoals gezegd, kunnen huisartsen over het algemeen de absolute kans van individuele patiënten met de verdenking op het wel of niet aanwezig zijn van pneumonie met vrij grote zekerheid inschatten, mits deze zich in de extreme groepen bevinden (laag en hoog risico). In de praktijk blijkt echter de 'twijfelgroep' over het wel of niet aanwezig zijn van een pneumonie het grootst, namelijk 68 procent. Binnen deze groep blijken huisartsen te defensief te oordelen over het aanwezig zijn van pneumonie, namelijk in 59 procent van de gevallen. Het gebruik van een klinische predictieregel om ouderen met een laag of middelhoge verdenking op pneumonie ook als zodanig in te schatten, en daarmee onnodige behandelingen en verwijzingen te voorkomen, is aan te raden in de dagelijkse praktijk. Deze klinische predictieregel (tabel 7.2), die op dit moment wordt gevalideerd, bevat 14 min of meer eenvoudig te verkrijgen variabelen. Deze zijn praktisch alle bekend op het moment dat de betreffende patiënt de huisarts consulteert. Ouderen met klachten en/of het beeld van een onderste luchtweginfectie kunnen hiermee aan de hand van eenvoudige stratificatie worden geclassificeerd in risicogroepen met daarbinnen een eigen op maat gesneden adequaat te voeren beleid.

Tabel 7.2	Klinische predictieregel met puntentelling voor wel/geen hospitalisatie of dood binnen dertig dagen na de diagnose pneumonie bij ouderen in de huisartspraktijk.
diagnose	
exacerbatie COPD	2
pneumonie	4
leeftijd	
≥ 80 jr	2
medische voorgeschiedenis	
hartfalen	1
diabetes mellitus	2
hospitalisatie	
1×	2
≥ 2×	3
medicatie	
orale corticosteroïden ten tijde van diagnose	3
antibiotica afgelopen maand	2

kliniek	
algehele malaise	4
afwezigheid van tekenen van BLWI	3
afwezigheid van toename hoestklachten	4
lichamelijk onderzoek	
verlaagd bewustzijn	8
lichaamstemperatuur > 38 °C	2
polsfrequentie ≥ 100 p.m.	3

laag risico	medium risico	hoog risico
≤ 8	9-13	≥ 14
therapie mogelijk in thuissituatie	zorgvuldige follow-up thuis of in ziekenhuis wenselijk	

Casus

'Ik blijf hoesten en die codeïnetabletjes helpen niet', zegt meneer S. die zonder afspraak even langskomt en uw assistente raadpleegt. 'Kan ik misschien even tussendoor op het spreekuur terecht?' Meneer S. hoest zo hevig, dat u hem in de spreekkamer kunt horen. 'Dat is eerder dan we hadden afgesproken', zegt u, terwijl u hem uitnodigt in de spreekkamer te komen. 'Ja, dat weet ik. Maar dit lijkt mij niet het juiste moment om met u over het stoppen met roken te praten, dokter. Hoewel, ik rook nu al 2 dagen niet meer. De hele nacht heb ik in bed rechtop gezeten en geen oog dichtgedaan. Dit heb ik nog nooit gehad. Ik hoest nu al 14 dagen, maar sinds gisteren geef ik ook slijm op en voel ik me ziek. Ik heb vanmorgen vroeg zelfs groenig slijm opgegeven', aldus meneer S. 'Hebt u ook uw temperatuur gemeten?' vraagt u, terwijl meneer S. zijn hemd al hoestend heeft uitgedaan en u de stethoscoop na elke zucht over de beide longvelden verplaatst. 'Ik heb het niet gemeten, maar ik denk niet dat ik koorts heb.' U hoort rechtsachter over een afgegrensd gebied laagfrequente rhonchi en eindinspiratoire crepitaties in combinatie met een verminderd ademgeruis aldaar, en over de overige longvelden een verlengd exspirium. De (buik)ademhalingsfrequentie bedraagt 18 per minuut. U stelt de werkdiagnose lobaire pneumonie en schrijft doxycycline 200 mg/dd gedurende 10 dagen voor. 'Neen, over het stoppen met roken moeten we het nu inderdaad maar niet hebben. Maar ik denk dat dit ook wel een manier is om tenminste enige weken van het roken af te zijn... U hebt namelijk een fikse longontsteking.' Naast enige adviezen over het stoppen met werken, het rust nemen en de (bij)werking van het antibioticum, verzoekt u meneer S. om over 2 dagen verslag te doen van het verloop van de longontsteking. Na 3 dagen wordt u gebeld door collega D. van uw HAGRO, die vertelt meneer S. de afgelopen nacht thuis te hebben bezocht. Hij zou hevig benauwd zijn geworden, zag er grauw uit, had een ademfrequentie van 24 per minuut, was tachycard en zijn longen zouden 'vol zitten'. 'Vreemd', vervolgt collega D., 'want je zou zeggen dat antibiotica na 3 dagen toch werkzaam moeten zijn. Maar ik heb hem toch maar ingestuurd naar de longarts. Ik heb hem zojuist, voor dit telefoontje, nog even gebeld. Het blijkt een stafylokokkenpneumonie te zijn. Meneer S. ligt nu aan de beademing. De komende dagen zijn kritiek. Misschien kunnen we in een volgend FTO binnen onze HAGRO eens over antibioticabeleid bij luchtwegklachten praten? Ikzelf geef namelijk in dergelijke gevallen altijd flucloxacilline. Maar, doxycycline is misschien ook wel goed.' Met enige verwensingen in gedachten bedankt u hem voor de bewezen dienst...

7   Therapie

Een placebogecontroleerd onderzoek naar het effect van doxycycline bij ambulante patiënten met een acute bronchitis in de huisartspraktijk en onbekend met astma of COPD, heeft uitgewezen dat dit antibioticum de gemiddelde klachtenduur van 7-14 dagen met ongeveer 1,5 dag reduceert. Patiënten die meer klachten hebben (zeer frequent hoesten en zich ziek voelen) en ouder zijn dan 55 jaar, bleken in dit onderzoek meer baat bij dit antibioticum te hebben, omdat bij hen de hoestklachten gemiddeld 4 dagen eerder verdwenen. In een placebogecontroleerd onderzoek naar het effect van antibiotica bij ambulante patiënten met een exacerbatie van COPD, bleek de toegevoegde waarde van een antibioticum – naast het voorschrijven van een prednisolonstootkuur – niet bij te dragen tot het sneller verdwijnen van de klachten.

Huisartsen schrijven echter bij ongeveer 60 procent van episoden van klachten van de lagere luchtwegen een antibioticum voor. Daarbij verkeren zij in de veronderstelling dat zij hun ongerustheid over een vermeende bacteriële infectie verkleinen. Indien zij zich echter bewuster zouden zijn van de beperkingen van de indicatie van antimicrobiële therapie, dan zou niet alleen het aantal niet-succesvolle behandelingen sterk verminderen, maar de kans op (kruis)resistentievorming zou worden verkleind, bijwerkingen van antibiotica zouden worden voorkomen en bovenal zou een adequater medicamenteus en niet-medicamenteus beleid (adviezen ter preventie) kunnen worden gevoerd.

Voor oudere ambulante COPD-patiënten, of bij patiënten met chronische hoestklachten, bij wie ondanks adequate onderhoudsbehandeling met (inhalatie)medicatie verscheidene episodes met hoestklachten en/of klachten over kortademigheid per jaar optreden (> 3), en bij wie sprake is van een sterk verminderde reversibele bronchusobstructie, geldt als behandeling: het primair opheffen van de bronchusobstructie met een stootkuur prednisolon, eventueel met bèta-2-mimetica of parasympathicolytica, en het overwegen van een antimicrobiële behandeling. Dit middel kan, wanneer de bronchusobstructie binnen 2 à 4 dagen onvoldoende wordt opgeheven, aan de prednisolonkuur worden toegevoegd. Vooralsnog blijken vooral de klinische kenmerken belangrijk te zijn bij de indicatie voor antimicrobiële therapie. Volgens het onderzoek van Anthonissen et al. (1987) zijn deze kenmerken: toename van het sputumvolume én purulent sputum én toename van de dyspneu. Bij één of twee van deze kenmerken zouden antibiotica niet bijdragen tot een sneller herstel van de exacerbatie. Uit onderzoek van Sachs et al. (1995) bleken deze kenmerken niet karakteristiek te zijn voor ambulante COPD-patiënten die hun huisarts vanwege een exacerbatie bezochten. Selectie van patiënten met een ernstiger vorm van COPD (GOLD-III, IV) in het eerste onderzoek, in combinatie met andere onderhoudsmedicaties en doseringen van de prednisolonstootkuur tijdens exacerbaties bij beide onderzoekspopulaties, zouden voor de verschillen in de onderzoeksresultaten verantwoordelijk kunnen zijn.

Bij niet-ambulante COPD-patiënten of mensen met chronische hoestklachten, die vanwege hun ernstig bronchusobstructieve beeld ten tijde van de exacerbatie thuis moeten worden bezocht, kunnen eerder antimicrobiële middelen worden overwogen. Ook hier geldt dat het opheffen van de bronchusobstructie prioriteit verdient. Leeftijd, lichamelijke constitutie, rookgedrag, onzorgvuldig innemen van de onderhoudsmedicatie en een belaste voorgeschiedenis (onder andere lobectomie, cor vitium) zijn eveneens factoren die het voorschrijven van antibiotica kunnen rechtvaardigen.

In alle gevallen dient men bij auscultatie te letten op de aanwezigheid van links-rechtsverschillen en abnormale bevindingen zoals crepitaties, die eerder doen denken aan de aanwezigheid van een bacteriële component. Dit rechtvaardigt een vroegtijdige antimicrobiële behandeling. Voor luchtweginfecties, die merendeels infecties met *S. pneumoniae* betreffen, moet men zich in de eerste lijn beperken tot amoxicilline (minimaal 2 g/dd), doxycycline (200 mg/dd bij ernstig verlopende infecties) of co-trimoxazol (960 mg/2 dd).

Men moet erop bedacht zijn dat ruim 20 procent van de mensen met COPD van 65 jaar en ouder, hartfalen heeft. Dit percentage geldt zowel voor de mensen met COPD conform de GOLD-criteria, als de groep waarvan de huisarts denkt dat deze COPD heeft, maar dit nog niet heeft geobjectiveerd door middel van spirometrie. De presentatie van klachten van hartfalen zijn nagenoeg niet te onderscheiden van die van COPD. De etiologie is veelal, evenals dit voor COPD het geval is, het roken van sigaretten.

Mocht het klinische beeld dermate ernstig zijn dat aan een infectie met *Staphylococcus aureus* wordt gedacht, dan dient de patiënt onmiddellijk naar het ziekenhuis te worden verwezen. Gerichte antibiotische behandeling in de eerste lijn van *S. aureus* bij luchtwegklachten moet, gezien het ernstig beloop, als obsoleet worden geacht.

Indien een patiënt die is blootgesteld aan water in de vorm van aerosolen of iemand die uit het buitenland is teruggekomen met luchtwegklachten na 2 tot 4 dagen onvoldoende reageert op een van de 3 hiervoor genoemde middelen, moet men naast een mogelijke pneumokokkenpneumonie bedacht zijn op een infectie met *Legionella pneumophila*. De *Legionella pneumophila* is gevoelig voor erytromycine 500-1000 mg/4 dd, maar ook voor doxycycline. De nieuwe macroliden blijken echter effectiever te zijn (azitromycine, claritromycine) en dat geldt tevens voor de fluorchinolonen (ciprofloxacine, trovafloxacine).

8 Conclusie

Hoestklachten behoren, naast klachten van het houdings- en bewegingsapparaat, tot de meest voorkomende klachten waarmee patiënten hun huisarts consulteren. In de meeste gevallen (> 60 procent) wordt hiervoor een antibioticum gegeven, maar dit blijkt geen adequate behandeling te zijn. Acute bronchitis is namelijk in 50 procent van de gevallen een symptoom van een onderliggende aandoening, te weten luchtweghyperreactiviteit. Deze hyperreactiviteit kan aanwezig zijn op basis van een specifieke of aspecifieke prikkel, die met behulp van de anamnese en lichamelijk onderzoek op eenvoudige wijze kan worden gediagnosticeerd. Ter detectie van astma is het derhalve wenselijk in de dagelijkse praktijkvoering met behulp van case-finding die patiënten nader te onderzoeken die een positieve familieanamnese voor astma hebben, minimaal 3 episodes van 14 dagen met hoestklachten per jaar hebben of die herhaaldelijk codeïne en/of hoestdrankjes gebruiken.

Bij de differentiatie tussen een episode van acute bronchitis en een pneumonie moet men primair letten op tachypneu en koorts, tachycardie, bevindingen bij auscultatie, leeftijd en medische voorgeschiedenis. Na uitsluiting van een pneumonie en bij verdenking op een episode van hyperreactiviteit kan een anti-inflammatoire behandeling worden ingesteld, eventueel in combinatie met een luchtwegverwijder, en moet men terughoudend zijn met antibiotica.

Bij verdenking op een pneumonie moet men zich er rekenschap van geven dat de presentatie van de klachten per leeftijdsgroep verschilt. Vooral hoesten en dyspneu worden minder vaak bij mensen ouder dan 75 jaar gezien. De 'klinische blik' van de huisarts blijkt in het algemeen een goede voorspeller voor de aan- of afwezigheid van een pneumonie te zijn, mits deze zich in een van beide extreme groepen bevinden, te weten laag en hoog risico. In de middengroep ('twijfelgroep'), blijkt de diagnose vaak foutpositief met als gevolg onnodig antibioticavoorschriften.

Voor de behandeling van een pneumonie dient men zich vooreerst te beperken tot doxycycline, amoxicilline, of co-trimoxazol. Afhankelijk van de ernst van het ziektebeeld kan men na het geven van één van deze antibiotica nog een tweede kuur voorschrijven, die meer gericht is tegen de (vermeende) bacterie, omdat het eerste antibioticum niet of weinig effectief bleek. Indien deze therapie binnen 2 tot 4 dagen geen of onvoldoende resultaat heeft, moet met de longarts worden overlegd. Het geven van meer dan 2 opeenvolgende antibioticakuren waarbij geen klinische verbetering wordt waargenomen, moet als obsoleet worden beschouwd.

Voor het diagnosticeren van COPD zou men uitsluitend mensen moeten onderzoeken die roken. Vroege diagnostiek (vanaf 30-35 jaar) is hierbij van groot belang. Immers, vroegtijdige detectie van zowel astma als COPD is van belang in verband met de in te stellen adequate (niet-)medicamenteuze behandeling en de daarbij behorende adviezen en leefregels, teneinde eventuele morbiditeit in de toekomst te verlagen.

De NHG-Standaard benadrukt het belang van het monitoren van patiënten vanaf de leeftijd van 50 jaar bij wie de FEV1 snel daalt. Deze groep is namelijk 'at risk' voor een zich ontwikkelend irreversibel longfunctieverlies. Een observatieperiode van 2 jaar blijkt voldoende te zijn om een gemiddelde tot ernstige achteruitgang van de FEV1 te diagnosticeren. De groep bij wie de FEV1 zeer snel achteruitgaat, kan grotendeels binnen een periode van één jaar worden gediagnosticeerd (frequentie van spirometrisch onderzoek bedraagt twee- tot viermaal per jaar). Een lichte achteruitgang van de FEV1 kan echter zelfs bij een maandelijkse meting gedurende 1 jaar niet correct gediagnosticeerd worden. Hiervoor blijkt een veel langere periode (ongeveer 6 jaar) nodig te zijn. Ongeveer 10-15 procent van de patiënten met COPD wordt gekenmerkt door een snelle daling van de FEV1 (> ca. 100 ml/jaar). Het is derhalve twijfelachtig of in de huisartspraktijk de voorkeur moet worden gegeven aan een dergelijk grote logistieke inspanning voor de detectie van deze 'late dalers' boven de vroege diagnostiek van longfunctieafwijkingen in de groep van de 'vroege rokers'.

In elk geval vereist het uitvoeren van spirometrisch onderzoek in de huisartspraktijk, vooral in de diagnostische fase en in iets mindere mate gedurende de follow-up periode, naast een adequate spirometer, grote nauwgezetheid van de onderzoeker gedurende de meetprocedure (het geven van uitleg en aanwijzingen voor en tijdens de meetprocedure) en eenzelfde kennisniveau wat betreft de interpretatie van longfunctiewaarden als de longarts. Daarnaast is het van belang zich te realiseren dat, in tegenstelling tot astma waarvan de etiologie nog grotendeels onduidelijk is, COPD in ongeveer 95 procent van de gevallen door roken blijkt te worden veroorzaakt. Het stoppen met roken is dan ook de beste behandeling die rokers en patiënten met astma of COPD zichzelf kunnen wensen.

Leesadvies

Anthonisen NR, Manfreda J, Warren CP, Hershfield ES, Harding GK, Nelson NA. Antibiotic therapy in exacerbations of chronic obstructive pulmonary disease. Ann Intern Med. 1987;106(2):196-204.

Bont J, Hak E, Hoes AW, Schipper M, Schellevis FG, Verheij TJ. A prediction rule for elderly primary-care patients with lower respiratory tract infections. Eur Respir J. 2007 May;29(5):969-75.

Elden LJ van, Sachs AP, Loon AM van, Haarman M, Vijver DA van de, Kimman TG, Zuithoff P, Schipper PJ, Verheij TJ, Nijhuis M. Enhanced severity of virus associated lower respiratory tract disease in asthma patients may not be associated with delayed viral clearance and increased viral load in the upper respiratory tract. J Clin Virol. 2008 Feb;41(2):116-21.

Geijer RMM, Schayck CP van, Weel C van, et al. NHG-Standaard COPD bij volwassenen: behandeling. NHG-Standaard 1997. Huisarts Wet. 1997;40:430-42.

Hoepelman IM, Sachs APE, Visser MR, Lammers JWJ. Angelsaksische richtlijnen voor de behandeling van thuis opgelopen pneumonie ook in Nederland toepasbaar. Ned Tijdschr Geneeskd. 1997;141:1597-601.

Jansen HM, Sachs APE. Exacerbaties en lagere luchtweginfecties bij volwassenen met cara. In: Quanjer PhH, Schadé E, Rameckers EMAL, redacteurs. Cara in beweging. Congresverslag. Leusden: Nederlands Astma Fonds; 1992.

Lisdonk EH van de, Bosch WJHM van den, Huygen FJA, Lagro-Jansen ALM. Ziekten in de huisartspraktijk. Utrecht: Wetenschappelijke uitgeverij Bunge; 1994.

Martinez FD, Wright AL, Taussig LM, Holberg CJ, Halonen M, Morgan WJ. Asthma and wheezing in the first six years of life. The Group Health Medical Associates. N Engl J Med. 1995 Jan 19;332(3):133-8.

Melker RA de. Effectiviteit van antibiotica bij veelvoorkomende luchtweginfecties in de huisartspraktijk. Ned Tijdschr Geneeskd. 1998;142:452-6.

Sachs AP, Koëter GH, Groenier KH, Waaij D van der, Schiphuis J, Meyboom-de Jong B. Changes in symptoms, peak expiratory flow, and sputum flora during treatment with antibiotics of exacerbations in patients with chronic obstructive pulmonary disease in general practice. Thorax. 1995;50(7):758-63.

Thiadens HA, Bock GH de, Dekker FW, Huysman JA, Houwelingen JC van, Springer MP, Postma DS. Identifying asthma and chronic obstructive pulmonary disease in patients with persistent cough presenting to general practitioners: descriptive study. BMJ. 1998;316(7140):1286-90.

Tirimanna PR, Schayck CP van, Otter JJ den, Weel C van, Herwaarden CL van, Boom G van den, Grunsven PM van, Bosch WJ van den. Prevalence of asthma and COPD in general practice in 1992: has it changed since 1977? Br J Gen Pract. 1996;46(406):277-81.

Wright AL, Holberg CJ, Morgan WJ, Taussig LM, Halonen M, Martinez FD. Recurrent cough in childhood and its relation to asthma. Am J Respir Crit Care Med. 1996 Apr;153(4 Pt 1):1259-65

Zaat JOM, Stalman WAB, Assendelft WJJ. Hoort, wie klopt daar? Huisarts Wet. 1998;41:461-9.

8 Hemoptoë

Dr. G.P.M. ten Velde

1 Inleiding

Hemoptoë betekent ophoesten van bloederig sputum of slijm, waarbij het bloed afkomstig is van een bloeding in de lagere luchtwegen, dus van onder de stembanden. Ook de termen 'hemoptysis' (in Nederland een veelgebruikte term in de oudere literatuur over bloed ophoesten ten gevolge van tuberculose, maar in de Engelstalige literatuur algemeen gebruikt) en 'hemorragisch sputum' worden hiervoor gebruikt. De term 'hemorragisch sputum' wordt over het algemeen gebruikt als het sputum of slijm een klein beetje bloed bevat; dat kan een streepje bloed zijn of wat oud bloed. Sommigen gebruiken de term 'hemoptoë' liever om aan te geven dat er 'veel bloed' wordt opgehoest.

Wij stellen voor elke vorm van bloed ophoesten, waarbij het bloed afkomstig is uit de lagere luchtwegen, hemoptoë te noemen en een onderverdeling te maken tussen hemoptoë en massale hemoptoë. Van massale hemoptoë is sprake als er meer dan 300 ml bloed per 24 uur wordt opgehoest.

Hemoptoë komt relatief vaak voor maar exacte cijfers zijn niet bekend. Bij hemoptoë zijn nagenoeg uitsluitend de bronchiaal arteriën betrokken en zelden de pulmonaal arteriën. Bij jeugdige patiënten met een luchtweginfectie, maar vooral ook bij patiënten met een chronische bronchitis is hemoptoë een relatief vaak voorkomend probleem. Ongeveer 5 procent van deze patiënten kent het verschijnsel van het eenmalig ophoesten van een streepje bloed bij een luchtweginfectie wel, en hiervan schrikken ze over het algemeen niet. In ongeveer twee derde van de gevallen van hemoptoë is de onderliggende oorzaak goedaardig en verdwijnt de hemoptoë spontaan. Anders wordt het wanneer het bloed ophoesten zich herhaalt of wanneer de hoeveelheid bloed meer is dan alleen maar een streepje.

Massale hemoptoë is een ernstig ziektebeeld, niet zozeer vanwege het bloedverlies, als wel vanwege de kans op asfyxie ten gevolge van het vollopen van de luchtwegen.

> **Casus**
>
> Mevrouw C., 69 jaar oud, woont alleen. Vijf jaar geleden is ze tijdens haar vakantie in Duitsland opgenomen met een 'Kreislaufcollaps und chronischer Rechtsherzbelastung bei Nicotine Abusis'. Sinds die tijd is ze gestopt met roken. Meer dan dertig jaar geleden zou ze een longembolie hebben gehad. Twee jaar geleden is ze wegens toenemende dyspneu met spoed op de afdeling Cardiologie opgenomen in verband met een grote longembolie rechts. Sinds die tijd is ze ingesteld op acenocoumarol, maar de toch aanhoudende kortademigheid bindt haar meer aan huis. Mevrouw komt nu op het spreekuur, omdat ze een beetje bloed heeft opgehoest. De anamnese levert niet veel aanwijzingen op voor een infectieus proces. Er is geen koorts, geen gekleurd sputum, ze voelt zich niet echt ziek. De eetlust is wel slecht, de patiënte is ook enkele kilo's afgevallen.

2 Anamnese

Een goede anamnese kan in een groot aantal gevallen al leiden tot een diagnose of kan een aanwijzing geven in welke hoek de diagnose gezocht moet worden en of de hemoptoë een uiting zou kunnen zijn van een ernstige onderliggende ziekte. Er moet onderscheid worden gemaakt tussen patiënten die voor de eerste maal bloed ophoesten en patiënten die herhaalde malen bloed hebben opgehoest. In het laatste geval zullen de patiënt en de arts zich over het algemeen veel minder ongerust maken. Voorts is het van belang onderscheid te maken tussen bloedverlies uit het maag-darmkanaal, uit de nasopharynx en uit de lagere luchtwegen. Neusbloedingen worden over het algemeen goed door de patiënt opgemerkt. Een enkele maal is er geen uitwendig bloedverlies uit de neus, maar loopt het bloed rechtstreeks in de luchtwegen. De klachten verergeren dan bij rechtop zitten. Ook keelpijn, pijn in de tong of in de mondholte en daarbij optredende heesheid wijzen in de richting van een aandoening in de oropharynx. Bij twijfel zou eventueel (in de kliniek) het sputum met behulp van een gramkleuring nagekeken kunnen worden: macrofagen, waarin ijzerpigment aangetoond wordt, wijzen in de richting van een (al wat langer bestaande) bloeding uit de longen.

Hoesten of een veranderd hoestpatroon is uiteraard een belangrijk symptoom dat kan wijzen op een bloeding uit de lagere luchtwegen. Ook klachten van kortademigheid, piepen op de borst en thoracale pijn wijzen in die richting. Van belang is ook of de patiënt vroeger een longziekte heeft doorgemaakt, bijvoorbeeld tuberculose. Tevens zal men moeten vragen of de patiënt al eerder streepjes bloed heeft opgehoest, want patiënten die erg geschrokken zijn van hun eerste hemoptoë hebben de neiging dit te bagatelliseren, terwijl juist het herhaaldelijk ophoesten van (streepjes) bloed een omineus teken is.

De kleur van het sputum van de laatste dagen of weken zal over het algemeen weinig bijdragen aan de bepaling waar het bloed vandaan komt.

Kleurverandering van het sputum of purulent sputum kan in de richting van een infectieus proces in de lagere luchtwegen wijzen. Uiteraard wordt ook gevraagd naar het rookgedrag van de patiënt. Roken predisponeert niet alleen voor longcarcinoom, ook oesofaguscarcinoom en maag-darmtumoren komen vaker voor bij rokers. Daarbij is het van belang naar algemene symptomen te vragen, zoals koorts, nachtzweten en gewichtverlies. De klachten koorts en nachtzweten zijn meer gekoppeld aan ziekten in de lagere luchtwegen dan aan ziekten van het maag-darmstelsel. Vermagering kan bij ziekten van beide orgaansystemen voorkomen.

Hoewel thoracale pijn geen diagnostisch onderscheid maakt tussen spierpijn en een longembolie, dient er wel naar gevraagd te worden, zeker ook of de pijn vastzit aan de ademhaling.

Ziekten die ook gepaard kunnen gaan met hemoptoë zijn bijvoorbeeld een vroeger doorgemaakte longembolie of hartziekten, waaronder klepafwijkingen. Het is belangrijk te weten of de patiënt antistollingsmiddelen gebruikt en of hij bekend is met een stollingsstoornis.

In zeldzame gevallen kan aspiratie die al enige tijd geleden heeft plaatsgevonden een rol spelen. Kinderen kunnen zich vaak niet herinneren dat ze zich verslikt hebben, maar ook volwassenen vergeten dat vaak als de klachten na het verslikken verdwenen zijn. Na aspiratie kunnen de patiënten langdurig blijven hoesten en door granulatievorming rondom het corpus alienum bloederig sputum gaan opgeven.

Bij patiënten met cystische fibrose komt vaak hemoptoë voor; massale hemoptoë is de vierde doodsoorzaak bij deze patiënten.

> **Casus**
>
> Tijdens het onderzoek wordt bij mevrouw C. rechts achter onder een verzwakt ademgeruis gehoord en beiderzijds basaal enkele crepitaties. Bij percussie is er rechts meer demping dan links. Een overweging zou kunnen zijn dat er een relatie bestaat tussen de doorgemaakte longembolie en de huidige bevindingen, maar het algemene gevoel is toch: 'niet pluis'.

Lichamelijk onderzoek

Ook bij het opgeven van bloederig sputum is het lichamelijk onderzoek uitermate belangrijk. De arts begint met een algemene inspectie en kijkt naar tekenen van cyanose, in het bijzonder centrale cyanose. Dit zal niet zo vaak voorkomen, maar kan passen bij massale aspiratie van bloed, bij een centraal obstruerend proces of bij een grote arterioveneuze fistel. Hierna wordt de neus-keelholte geïnspecteerd, in zeldzame gevallen kunnen teleangiëctasieën (ziekte van Rendu-Osler) gevonden worden. Soms kan ook een beschadiging van het slijmvlies van de mond of farynx worden vastgesteld die het gevolg is van het zware hoesten of schrapen, waarmee de hemoptoë verklaard is.

Het lichamelijk onderzoek van de thorax begint met het voelend zoeken naar eventuele supraclaviculaire klieren. Daarna wordt vooral gelet op de beweeglijkheid van de thorax: een obstruerend longcarcinoom kan de reden zijn dat een thoraxhelft bij de respiratie achterblijft. Met percussie kunnen gebieden van demping worden opgespoord, en bij auscultatie wordt gelet op verzwakt ademgeruis over de afzonderlijke longvelden. Bij auscultatie kunnen ook grove rhonchi gehoord worden als uiting van bloed in de grotere luchtwegen. Daarnaast wordt gelet op wheezing, hetgeen kan wijzen op een obstruerend proces in de grotere luchtwegen. Crepitaties kunnen op zowel long- als hartziekten wijzen. Een longembolie geeft in de meerderheid van de gevallen geen afwijkingen bij het lichamelijk onderzoek, maar worden bij lichamelijk onderzoek pleurawrijven of tekenen van een trombosebeen of diepe veneuze trombose gevonden, dan wijst dat in de richting van een longembolie.

Ook het onderzoek van het hart is van belang, in het bijzonder wordt geluisterd naar abnormale souffles ten gevolge van klepafwijkingen.

Casus

De huisarts laat bij mevrouw C. een controle INR uitvoeren en hij laat een thoraxfoto maken. De INR is 2,7 (goede antistolling tussen 2,5 en 3,5). De uitslag van de thoraxfoto is enigszins verrassend: infiltraat rechts posterobasaal, fors cor, verdenking pulmonale hypertensie. De patiënte wordt met een antibioticum behandeld. Na zes weken (de hemoptoë is gestopt) wordt een nieuwe foto van de longen gemaakt: er is nog een klein restinfiltraat aanwezig. De patiënte wordt na zes weken voor controle teruggevraagd.

4 Verder diagnostisch onderzoek door de huisarts

Allereerst moet worden vastgesteld of de hemoptoë massaal is of niet. Daarna wordt overwogen of de hemoptoë een uiting is van een onschuldig onderliggend lijden of toch een symptoom is van een mogelijk ernstige ziekte. Indien besloten wordt dat de hemoptoë een symptoom is van een onschuldige ziekte, bijvoorbeeld een banale luchtweginfectie of een beschadiging van het slijmvlies van de mondholte, dan is nader onderzoek in dit stadium niet nodig. Wel moet elke patiënt binnen enkele weken teruggezien worden om te controleren of de hemoptoë inderdaad eenmalig is geweest en niet berust op een ernstige ziekte.

Het belangrijkste onderzoek dat behulpzaam is bij twijfel over de ernst van de ziekte is het röntgenonderzoek van de thorax. Op basis van de bevindingen bij dit onderzoek kan een groot aantal ziektebeelden met een redelijke zekerheid worden uitgesloten. Wanneer de thoraxfoto normaal is, is de kans op longkanker minder dan 5 procent. Ook longabcessen, tuberculose of pneumonische infiltraten zijn normaliter zichtbaar. Een normale thoraxfoto sluit echter geen bloeding vanuit de lagere luchtwegen uit. De thoraxfoto is niet de meest geschikte methode om de plaats van de bloeding in de longen vast te stellen. Bij een massale hemoptoë kan bloed uit de ene long geaspireerd worden in de andere long en dit kan de reden zijn dat soms bilateraal gebieden van consolidatie gevonden worden die in feite berusten op massaal geaspireerd bloed. Er zijn geen gegevens bekend hoe vaak een normale thoraxfoto wordt gevonden bij patiënten met een hemoptoë die door de eerste lijn worden gezien. Bij patiënten die naar het ziekenhuis worden gestuurd is het röntgenonderzoek van de longen toch nog in ruim 30 procent van de gevallen normaal.

Indien het röntgenonderzoek van de thorax normaal is en de hemoptoë niet zodanig is dat een verwijzing naar de longarts nodig is, kan op dat moment van nader onderzoek worden afgezien. Men moet er wel rekening mee houden dat de kans op een maligniteit bij een normale thoraxfoto ongeveer 5 procent is. Daarom moet de patiënt in ieder geval binnen korte tijd worden teruggezien, en moet een anamnese gericht op klachten van endobronchiale pathologie worden afgenomen. Mannelijke patiënten die herhaaldelijk enkele streepjes bloed hebben opgehoest, ouder zijn dan vijftig jaar en meer dan veertig jaar een pakje sigaretten per dag hebben gerookt, hebben echter een kans van meer dan 25 procent op een bronchuscarcinoom bij een normale thoraxfoto! Bij de geringste twijfel dient de patiënt dan ook te worden verwezen.

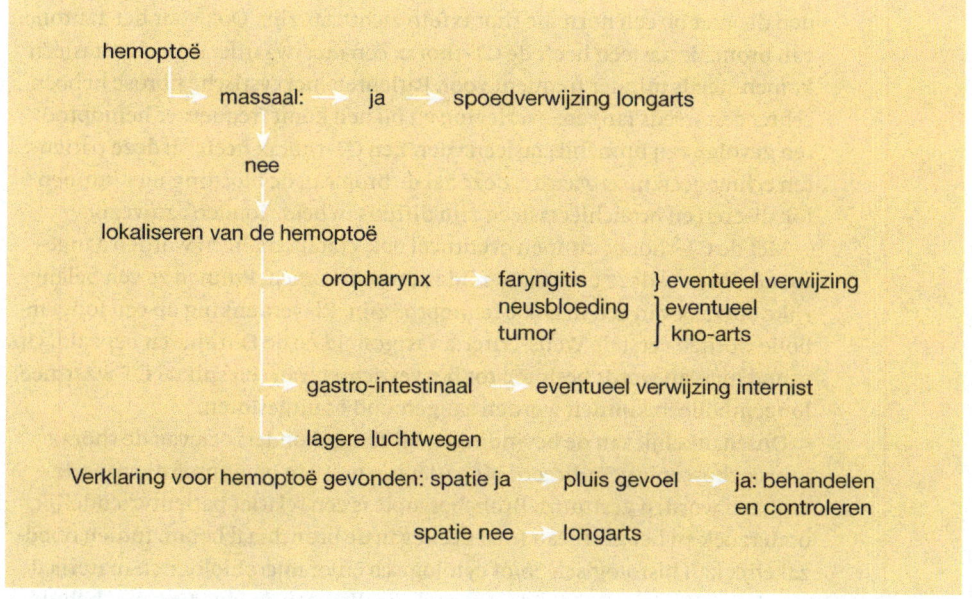

Figuur 8.1
Beslisboom hemoptoë en eventuele verwijzigingen.

> **Casus**
>
> Vijf maanden later belt mevrouw C. tijdens het spreekuur aan het begin van de avonddienst op. Ze heeft weer een beetje bloed opgehoest, u bezoekt haar en zij wil uw advies. Ze denkt zelf dat het van de antistolling is, want ze heeft ook blauwe plekken op haar armen en handen. Ze is niet ernstig ziek, maar ze laat een zakdoek zien die bijna geheel helderrood is met daarin een fluim. Verder heeft ze wat paarsblauwe vlekken op handen en armen. Omdat de patiënte geen erg zieke indruk maakt, wordt besloten af te wachten. Twee uur later belt mevrouw echter opnieuw op. Ze is zeer verontrust, ze braakt volop bloed en is benauwd. Als de ambulance arriveert, wordt een infuus ingebracht en wordt zuurstof toegediend, waarna de patiënte naar het ziekenhuis wordt vervoerd. Aan de dienstdoende longarts wordt gemeld dat mevrouw C. een ernstige longbloeding heeft bij een status na een longembolie.

5 Diagnostisch onderzoek door de longarts

Bij een patiënt met een hemoptoë wordt altijd eerst een thoraxfoto gemaakt (zie hiervoor). Afhankelijk van de ernst van de hemoptoë wordt daarna een computertomografie (CT) van de thorax verricht. Als onderzoek naar endobronchiale maligniteiten is deze methode minder geschikt dan fiberbronchoscopie, hoewel in enkele gevallen kleine perifere tumoren worden gevonden die niet op een normale thoraxfoto zichtbaar zijn. Ook voor het aantonen van bronchiëctasieën heeft de CT-thorax een meerwaarde. Bronchiëctasieën komen steeds minder frequent voor. Patiënten met cystische fibrose hebben echter een steeds langere overleving en bij hen komt frequenter hemoptoë ten gevolge van bronchiëctasieën voor. Een CT-thorax heeft bij deze patiënten echter geen meerwaarde; deze zal de bron van de bloeding niet kunnen lokaliseren en bronchiëctasieën zijn diffuus in beide longen aanwezig.

Met de CT-thorax kunnen eventueel ook vaatanomalieën worden aangetoond. Hoewel deze uitermate zeldzaam voorkomen, kunnen ze een belangrijke oorzaak van een massale hemoptoë zijn. Bij verdenking op een longembolie worden eerst de Wells-criteria vastgesteld en de D-dimeren bepaald. Op grond hiervan wordt besloten tot het verrichten van een spiraal CT waarmee longembolieën kunnen worden aangetoond of uitgesloten.

Onafhankelijk van de bevindingen bij röntgenonderzoek van de thorax is bronchoscopie geïndiceerd bij patiënten met een hemoptoë die naar de longarts worden gestuurd. Bronchoscopie is een relatief patiëntvriendelijk onderzoek en het geeft een fraai beeld van de bronchiaal boom. Indien noodzakelijk kan histologisch en/of cytologisch en/of microbiologisch materiaal worden verkregen. In een klein aantal gevallen kan de bloeding met behulp van de bronchoscoop worden gelokaliseerd; is er een actieve bloeding, dan is de kans iets groter dat de oorsprong van de bloeding gevonden wordt.

Bij minder dan twee derde van alle patiënten met hemoptoë wordt de oorzaak opgespoord met behulp van computertomografie en bronchoscopie. Als er geen massale hemoptoë is, kan bij deze patiënten een afwachtend beleid worden gevoerd, omdat bij meer dan 90 procent de hemoptoë binnen zes maanden spontaan verdwijnt en niet meer recidiveert.

Bronchiëctasieën of een aspergilloom in een oude tuberculeuze holte waren tot voor kort de meest voorkomende oorzaken van massale hemoptoë (en tuberculose is wereldwijd nog steeds de belangrijkste oorzaak van (massale) hemoptoë), maar verschillende andere aandoeningen kunnen eveneens gepaard gaan met een massale hemoptoë. Bij massale hemoptoë moet een agressief en snel diagnostisch beleid worden gevoerd vanwege de kans op verstikking in het bloed. Bij een afwachtende houding is er een mortaliteit van 50 procent. Bij een massale bloeding uit de luchtwegen verdient de starre bronchoscoop de voorkeur boven de flexibele. Het zuigkanaal van de modernere fiberbronchoscopen is weliswaar wijder dan van de oudere, maar vaak onvoldoende om het bloed te kunnen wegzuigen. Verder is het uiteinde van de scoop met het fiberoptische kijksysteem door de grote hoeveelheid bloed dikwijls beslagen, zodat geen goed beeld van het bronchiale systeem wordt verkregen. Indien voldoende bloed is weggezogen, zou een flexibele bronchoscoop nog door de starre scoop kunnen worden opgevoerd.

Casus

Bij binnenkomst van mevrouw C. in het ziekenhuis wordt een zeer zieke, en dyspnoïsche vrouw gezien. De bloeddruk is 120/80 mmHg, de pols 150/min, regulair en equaal. De percussie is over beide longen sonoor met een verkorte percussie rechts onder achter. Tevens worden beiderzijds grove rhonchi gehoord, met rechts achter basaal verzwakt ademgeruis. Verder worden geen lichamelijke afwijkingen gevonden. Van het nadere onderzoek is het volgende van belang: Hb 9,2 mmol/l (daags na opname 6,6 mmol/l). Elektrolyten, nier- en leverfuncties normaal. De bloedgasanalyse toont een ernstige hypoxemie. De gemaakte thoraxfoto laat een sluiering zien van het rechter onderveld. De bloeding is reeds gestopt, zodat een fiberbronchoscopie wordt verricht: een groot stolsel sluit de bronchus intermedius af. Er wordt geen actieve bloeding gezien (bij een latere bronchoscopie worden geen afwijkingen in de middenkwab en rechter onderkwab gevonden). Bij gastroscopie worden geen afwijkingen gezien. Het echocardiogram vertoont een beeld van pulmonale hypertensie met zeer hoge systolische drukken in de a. pulmonalis en de rechter ventrikel (> 100 mmHg). Omdat de bloedingsbron niet geheel duidelijk is en er toch een levensbedreigende bloeding is geweest, wordt een arteriogram van het bronchiale systeem gemaakt. Er wordt een forse a. bronchialis dextra gezien met zeer rijke vertakkingen, vooral in de middenkwab en rechter onderkwab. Tevens ziet men een hyperemie van het interstitium in de midden- en rechter onderkwab, vooral in de capillaire fase. Dit zou onder andere kunnen passen bij hemangiomateuze veranderingen in de capillaire vaten van de midden- en rechter onderkwab ten gevolge van de extreme pulmonale hypertensie.

6   Nadere diagnostiek

Bij ruim een derde van de patiënten met hemoptoë wordt met het röntgenonderzoek van de thorax en de bronchoscopie geen oorzaak gevonden. Afhankelijk van de ernst van de hemoptoë moet nader onderzoek plaatsvinden, gericht op een eventuele therapie. Bij een massale hemoptoë die voor het eerst optreedt, is arteriografie van de aa. bronchiales geïndiceerd.

De aa. bronchiales vertakken in de meeste gevallen (> 70 procent) vanuit de aorta descendens. Bijna 50 procent van alle mensen heeft één a. bronchialis die zich naar het rechter bronchiaal systeem afsplitst en twee aa. bronchiales die naar het linker systeem gaan. Bij ongeveer 30 procent van de mensen gaat er naar rechts en links één arterie. Bij de rest worden verschillende andere mogelijkheden gevonden. Ook na de afsplitsing van de a. bronchialis vanuit de aorta zijn talrijke variaties mogelijk.

Afwijkingen die met bronchialisarteriografie gevonden kunnen worden zijn:

- toename in omvang én aantal van de aa. bronchiales; deze afwijkingen worden vooral gevonden bij chronische ontstekingen zoals bronchiëctasieën;
- hyperemie. Dit kan een aanwijzing zijn voor een chronische infectie, evenals interstitiële afwijkingen. De hyperemie wordt dan vooral gezien bij langdurige ernstige pulmonale hypertensie;
- een pulmonale arterioveneuze fistel. Hoewel een dergelijke fistel met een CT van de thorax aangetoond wordt, kan een arteriogram van de a. pulmonalis nodig zijn om het bewijs te leveren en de chirurg de juiste plaats te wijzen als therapeutische interventie nodig is.

Casus

Wegens de ernst van de hemoptoë werd de patiënte een resectie van de middenkwab en de rechter onderkwab geadviseerd, maar de patiënte weigerde deze ingreep. Hierna is zij ingesteld op laagmoleculaire heparine subcutaan in plaats van de orale anticoagulantia.

Casus

De heer S., 72 jaar, is bij de cardioloog bekend vanwege een aortaklepprothese in verband met een aortastenose. Zeven maanden geleden kwam hij op het spreekuur, omdat hij sinds twee weken klachten van hoesten en lichte kortademigheid had. Hij vroeg een antibioticumkuurtje. Bij lichamelijk onderzoek werden enkele diffuse brommende rhonchi gehoord, dus hij kreeg zijn recept. Drie maanden later kwam de patiënt wegens buikklachten, berustend op de reeds bekende diverticulose. Nu vier maanden later komt de patiënt op het spreekuur met klachten van bloederig sputum. Hij heeft toenemende klach-

> ten van kortademigheid, hij hoest ook wat meer dan anders en in het slijm zit nu al een week of twee regelmatig een streepje bloed. De laatste thoraxfoto blijkt alweer ruim een jaar geleden te zijn gemaakt, dus u laat in het nabijgelegen ziekenhuis een nieuwe thoraxfoto maken. De radioloog belt u op met de mededeling dat er een 6 × 4 cm grote centrale tumor in de linkerlong te zien is.

Oorzaken van hemoptoë

Een hemoptoë kan ontstaan in capillairen van het bronchiale slijmvlies, in de bronchiale of pulmonale arteriën, maar ook in het alveolaire capillaire vaatbed. Een zeer ernstige vorm van hemoptoë kan optreden doordat een ziekteproces kan doorgroeien naar een nabijgelegen groot bloedvat.

Een bloeding uit het slijmvlies van de tracheobronchiaal boom is de meest voorkomende oorzaak van hemoptoë, zoals bij acute bronchitis met slijmvlieserosie, maar ook bij chronische bronchitis met een bijkomende bacteriële of virale infectie. Ook een hemoptoë bij endobronchiale maligne processen of corpora aliena is vrijwel altijd het gevolg van beschadiging van het slijmvlies. Daarnaast kunnen aangeboren hartafwijkingen, mitralisstenose of (chronische) longemboliëen een bloeding uit deze capillairen veroorzaken door de verhoogde druk in het veneuze pulmonale vaatbed.

Bloedingen afkomstig uit het alveolaire capillaire systeem zijn over het algemeen gering in hoeveelheid. Ze kunnen optreden bij infecties (bijvoorbeeld sputum rufum bij een pneumonie veroorzaakt door *Streptococcus pneumoniae*), vasculitiden (bijvoorbeeld granulomatose van Wegener of syndroom van Goodpasture) of maligniteiten (bijvoorbeeld metastasen van een tumor elders, hoewel de meeste metastasen geen hemoptoë veroorzaken). Een buitenbeentje is een endometriose waarbij hemoptoë ontstaat tijdens of vlak na de menstruatie.

Chronische infecties, zoals vroeger de tuberculose en tegenwoordig nog een enkele keer bronchiëctasieën, en zoals deze voorkomen bij cystische fibrose, maar ook een aspergilloom, tasten de bronchiën zodanig aan dat de arteriën in dikte en hoeveelheid toenemen, met eventueel een scheur van de arteriewand en hemoptoë als gevolg. Vooral in deze groep kan een bronchialisarteriogram voor het visualiseren van de juiste lokalisatie van de bloeding van belang zijn. Daarnaast kunnen ook tumoren die in de bronchus ingroeien de bronchiaal arterie aantasten, waardoor massale hemoptoë kan ontstaan.

Grote, snel dodelijke bloedingen zijn nagenoeg altijd afkomstig uit het arteriële systeem van de grote circulatie. Een enkele keer kan een infectie zoals hiervoor beschreven aanleiding geven tot een letale bloeding, maar vaker komt dit voor bij ingroei in grote vaten, bijvoorbeeld een bronchuscarcinoom dat ingroeit in de aortaboog, of omgekeerd, een aneurysma dissecans dat doorbreekt in de bronchiaalboom. Zelden kunnen arterioveneuze malformaties tot snel fatale bloedingen leiden.

Bij patiënten met een hemoptoë vormen bloedingen afkomstig uit de pulmonaal arteriën slechts een gering aandeel van het totale aantal. Alle genoemde oorzaken die een bloeding uit de bronchiale arterie kunnen veroorzaken, kunnen ook de a. pulmonalis aantasten, maar zelden veroorzaken ze een massale levensbedreigende bloeding.

Met de toegenomen mogelijkheden tot diagnostiek van endobronchiale afwijkingen, perifere longafwijkingen en hart-vaatziekten komen iatrogene bloedingen als oorzaak van hemoptoë de afgelopen decennia frequenter voor. Massale bloedingen na een transbronchiale of transthoracale longbiopsie worden gelukkig zelden gezien, maar zijn wel de schrik van iedere longarts. Massale bloedingen na het inbrengen en manipuleren met een Swan-Ganz-katheter of na hartkatheterisatie zijn uiteraard ook zeldzaam, maar kunnen fataal aflopen. Geringe, maar ook massale bloedingen die worden veroorzaakt door ernstige trombopenie ten gevolge van cytostatische behandeling van een onderliggende hematogene of solide maligniteit zijn ook voorbeelden van iatrogene bloedingen uit de luchtwegen.

8 Behandeling

De behandeling van een hemoptoë is afhankelijk van de ernst. Bij een levensbedreigende hemoptoë moet verstikking worden voorkomen door het vrijhouden van de luchtwegen. Daarnaast moet tegelijkertijd een eventuele ondervulling behandeld worden. Wanneer bij starre bronchoscopie is vastgesteld uit welke long de bloeding afkomstig is, kan een tube met een dubbel lumen ingebracht worden, waardoor de niet-bloedende zijde voor 'verdrinking' kan worden behoed. Het lukt echter niet altijd om overlopen te voorkomen. Het is beter met de starre bronchoscoop de bloedende long te tamponneren. Dat kan met gazen, maar eleganter is het inbrengen van een Fogarty-katheter, waardoor de luchtweg met de opgeblazen ballon kan worden afgesloten. Hierna zal een definitieve behandeling van het onderliggende proces moeten plaatsvinden, of er wordt afgewacht tot de bloeding spontaan of na interventie stopt.

Na het lokaliseren van de bloedingsbron moet besloten worden welke definitieve behandeling in aanmerking komt. Een stollingsstoornis moet uiteraard opgeheven worden. Geringe bloedingen ten gevolge van infecties kunnen met antibiotica worden bestreden, maar een aspergilloom en ook bloedingen uit uitgebreide bronchiëctasieën zullen hiermee niet verdwijnen Eventueel kan de bronchiale bloeding met laser- of diathermie coagulatie tot staan worden gebracht. Bij falen van conservatieve behandeling, bij herhaalde hemoptoë bij patiënten met bilaterale afwijkingen (zoals cystische fibrose) en bij massale hemoptoë waarbij chirurgie (nog) geen optie is, is embolisatie van de a. bronchialis aangewezen. Als met arteriografie de bloedingsbron gelokaliseerd is, wordt een embolisatie verricht met microcoils, waardoor de arteriële doorstroming naar de fragiele vaatjes stopt. Hiermee wordt de bloeding snel tot staan gebracht. Meestal betekent dit een definitieve behandeling, zelden zal alsnog resectie van de aangedane kwab hoeven plaats te vinden.

In een aantal gevallen recidiveert de bloeding; dit kan voorspeld worden als er uitgebreide hypervascularisatie van het aangedane gebied is. Een hernieuwde embolisatie kan worden geprobeerd.

Hoestdempende middelen moeten gegeven worden om bloedingen als gevolg van hoestbuien te voorkomen. Hoewel het effect nooit is aangetoond, kunnen vasopressineachtige stoffen de bloeding soms gunstig beïnvloeden. Deze benadering is vooral aangewezen bij patiënten met bronchiëctasieën of met een slechte prognose (bijvoorbeeld een maligniteit), wanneer chirurgie geen optie (meer) is.

Leesadvies

Andersen PE. Imaging and interventional radiological treatment of hemoptysis. Acta Radiol. 2006;47:780-92.

Stehouwer CDA, Gans ROB. Klinisch denken en beslissen in de praktijk. Een patiënt die bloed opgeeft. Ned Tijdschr Geneeskd. 1997;141:515-20.

9 Kortademigheid

M.P.J.M. Peeters en dr. G.J. Wesseling

1 Inleiding

De tractus respiratorius kan ten prooi vallen aan een zeer groot aantal, in aard en oorzaak sterk verschillende aandoeningen. Longen en luchtwegen staan in direct, open contact met de buitenwereld en worden daardoor blootgesteld aan omgevingsfactoren. Voorts worden de longen sterk doorbloed door een eigen circulatie, waarmee ze een doelwit vormen voor ziekmakende momenten elders in het lichaam. Naast luchtwegen en longen spelen in dit verband een groot aantal andere organen en orgaansystemen een rol, zoals de neus en de keel, de bijholten, de thoraxwand en de ademhalingsmusculatuur, de pleura, het centrale en perifere zenuwstelsel en het hart en de tractus circulatorius. Ondanks de complexiteit van het ademhalingsstelsel, en daarmee van de ademhaling, is het aantal symptomen en verschijnselen waarmee aandoeningen van de tractus respiratorius zich manifesteren opvallend genoeg tamelijk beperkt. Dat heeft tot gevolg dat de arts die wordt geconfronteerd met een patiënt met een dergelijke aandoening zich zorgvuldig rekenschap moet geven van soms subtiele aanwijzingen in de richting van de oorzaak van de aandoening en gebruik moet maken van basaal en aanvullend onderzoek voor adequate diagnostiek. Aan de hand van een korte casus wordt in dit hoofdstuk ingegaan op het instrumentarium dat beschikbaar is voor de diagnostiek van aandoeningen van de tractus respiratorius.

2 Anamnese

Bij patiënten die zich in de spreekkamer melden met klachten van kortademigheid is omvangrijke differentiële diagnostiek mogelijk (zie tabel 9.1). In een aantal gevallen kan op basis van anamnese en lichamelijk onderzoek een diagnose worden vermoed, in andere gevallen maakt eenvoudig aanvullend onderzoek een diagnose waarschijnlijk, maar regelmatig blijft onduidelijk wat de oorzaak is van de klachten. Wanneer geen definitieve diagnose kan worden gesteld, wordt nogal eens geconcludeerd dat de klachten functioneel zijn. Dat maakt het er echter zeker niet gemakkelijker op, want daarvoor bestaan geen effectieve en veilige pufjes. Nog moeilijker wordt het wanneer bij een somatische aandoening een psychische component meespeelt.

Tabel 9.1 Aandoeningen die gepaard (kunnen) gaan met kortademigheid.	
mechanische belemmering van de ventilatie	zwakte van de ventilatoire pomp
obstructie astma, emfyseem, bronchitis endobronchiale tumor corpus alienum trachea/larynxstenose	absoluut polio neuromusculaire ziekte relatief hyperinflatie pleura-effusie pneumothorax
belemmerde expansie van de longen interstitiële fibrose linker ventrikel falen lymfangitis	toegenomen ventilatoire drive
belemmerde expansie van de thorax pleurazwoerd kyfoscoliose obesitas abdominale zwelling	hypoxemie metabole acidose nierziekten diabetes hemoglobinopathie verminderde cardiac output prikkeling van extrapulmonale receptoren dode ruimte ventilatie psychogeen somatisatie angst/hyperventilatiesyndroom depressie

Casus

De heer Janssen is 64 jaar. Hij komt naar het spreekuur, omdat hij de laatste maanden in toenemende mate kortademig is. Aanvankelijk traden de klachten alleen op bij inspanningen zoals traplopen, maar de laatste weken is hij ook bij aan- en uitkleden snel benauwd. Hij hoest 's morgens wat grijs sputum op. De heer Janssen rookt al veertig jaar bijna een pakje sigaretten per dag. Hij eet goed, maar is het laatste jaar toch twee kilo afgevallen. Hij moet 's nachts een keer uit bed om te plassen en heeft 's avonds een spoortje oedeem aan

> de enkels. Hij heeft vroeger in de bouw gewerkt, zonder asbestcontact. Hij gebruikt geen medicamenten.

Een goede anamnese is van het grootste belang en geeft vaak richting aan het diagnostisch proces. In eerste instantie is het aantal mogelijke klachten beperkt, maar doorvragen kan veel meer informatie opleveren. Hoofdklachten zijn hoesten, het al dan niet opgeven van sputum, kortademigheid of benauwdheid en pijn in de borst. Telkens moet worden nagevraagd hoe lang deze klachten al bestaan en met welke intensiteit, hoe ze zijn ontstaan, welke factoren ze verergeren of verlichten en of bijkomende verschijnselen zijn opgevallen. In tabel 9.2 zijn voor elk van de hoofdsymptomen belangrijke subvragen opgesomd.

Tabel 9.2	Aanvullende anamnestische vragen.
kortademigheid - (omschrijving: kortademigheid/ademnood/beklemming) duur - ernst - acuut of langzaam progressief - uitlokkende factoren - piepen - in rust of bij inspanning - houdingsafhankelijk - stridor	*thoracale pijn* - karakter: snoerend/drukkend/stekend/zeurend - lokalisatie - uitstraling - vastzittend aan de ademhaling - uitlokkende factoren - acuut/langzaam progressief - houdingsafhankelijk/opwekbaar
hoesten - constant of in aanvallen - houdingsafhankelijk - uitlokkende factoren - droog of productief	*algemene verschijnselen* - rillingen - transpireren - spierpijn - moeheid - gewichtsverlies
sputum - hoeveelheid - kleur - mucoïd - purulent - consistentie: waterig/taai/pluggen - bloedbijmenging/hemoptoë - foetide	

3 Lichamelijk onderzoek

Een volledig en adequaat uitgevoerd lichamelijk onderzoek blijft een onmisbaar instrument in de diagnostiek van respiratoire aandoeningen. Men zou de indruk kunnen krijgen dat de beschikbaarheid van een veelheid aan onderzoekstechnieken voor functionele en beeldvormende diagnostiek – vaak ook eenvoudig te (laten) verrichten door de eerste lijn – lichamelijk onderzoek minder belangrijk maakt, maar juist de uitgebreidheid van aanvullende mogelijkheden maakt het noodzakelijk op basis van anamnese en lichamelijk onderzoek een juiste, gerichte en doelmatige keuze te maken.

> **Casus**
>
> In rust is de heer Janssen niet kortademig, bij het uitkleden wel enigszins. Zijn gewicht is 81 kg bij een lengte van 1,75 m. Bloeddruk 140/85, pols 84 slagen/min, regulair, equaal. Aan hoofd en hals worden geen bijzonderheden gezien of gepalpeerd. De thorax vertoont een iets toegenomen voor-achterwaartse diameter en symmetrische ademexcursies. Percussie is beiderzijds sonoor met wat laagstaande, weinig bewegende longgrenzen. Bij auscultatie over beide longen is zacht ademgeruis hoorbaar. Het exspirium is licht verlengd, over de ondervelden midinspiratoir enkele crepitaties, geen piepen of brommen. Aan de onderbenen enige varicosis en wat pitting oedema aan de enkels.

De vertrouwde volgorde van inspectie, palpatie, percussie en auscultatie blijft voor de fysische diagnostiek van de tractus respiratorius van grote waarde. Het volledige lichamelijk onderzoek kan binnen enkele minuten worden voltooid en het is verstandig altijd een vaste volgorde en routine aan te houden. Voorwaarde is dat de patiënt het bovenlichaam volledig ontbloot. In alle gevallen geldt dat het vaststellen van een verschil tussen links en rechts een belangrijke bevinding is! Voor inspectie en palpatie geldt dat er de afgelopen decennia niet veel veranderd is, de terminologie van de auscultatie is de laatste jaren sterk vereenvoudigd.

Tabel 9.3 bevat een overzicht van de belangrijkste onderdelen van het lichamelijk onderzoek van de tractus respiratorius.

Bij de heer Janssen levert het lichamelijk onderzoek weinig harde bevindingen op. Een licht toegenomen voor-achterwaartse diameter van de thorax is een subjectieve bevinding die niet veel zegt. Laagstaande, weinig bewegende longgrenzen kunnen wijzen op hyperinflatie. Zacht ademgeruis zegt evenmin veel. Het kan berusten op adipositas of een verminderde luchtstroomsterkte zoals bij ernstige luchtwegvernauwing. Een verlengd exspirium, dat wil grosso modo zeggen dat het exspirium langer duurt dan het inspirium, kan wijzen op bronchusobstructie, maar is daarvoor zeker niet bewijzend, noch sensitief. Midinspiratoire crepitaties kunnen gehoord worden bij emphysema pulmonum, de crepitaties die hoorbaar kunnen zijn bij decompensatio cordis zijn doorgaans eindinspiratoir.

Meer in algemene zin kan men stellen dat het lichamelijk onderzoek voor het detecteren van obstructief longlijden weinig sensitief is. Dat is ook de reden dat in de meest recente NHG-Standaarden voor Astma en COPD benadrukt wordt dat bij het vermoeden van obstructief longlijden longfunctieonderzoek verricht moet worden.

Tabel 9.3	Fysische diagnostiek van de tractus respiratorius.

Inspectie
- vorm
- symmetrie
- adembewegingen
- ademfrequentie
- hulpademhalingsspieren
	auscultatie
	- ademgeruis:
	  verzwakt/opgeheven
	  normaal/vesiculair
	  bronchiaal verscherpt
	- duur in- en expiratie
	- bijgeruisen:
	  rhonchi (continue geruisen)
	  piepen (hoogfrequent)
	  brommen (laagfrequent)
	  crepitaties (discontinue geruisen)
	- Fijn
	- Grof
	- Pleurawrijven
	- bronchofonie

palpatie - symmetrie - drukpijn - stemfremitus	*algemene verschijnselen* - centraal-veneuze druk - lymfeklieren - cyanose - trommelstokvingers/horlogeglasnagels - syndroom van Horner

percussie
- links-rechtsverschil
- luidheid:
  verkort
  gedempt
  sonoor
  hypersonoor
- begrenzingen
- beweeglijkheid van de longgrenzen	

Toenemende kortademigheid, nycturie en perifeer oedeem kunnen het gevolg zijn van decompensatio cordis, maar ook hier geldt dat deze bevindingen weinig specifiek en evenmin erg sensitief zijn.

4 Aanvullend onderzoek

In grote lijnen kan voor aanvullend onderzoek een onderscheid worden gemaakt tussen functioneel onderzoek, zoals verschillende longfunctietechnieken, en beeldvormende technieken. In zijn algemeenheid zou men kunnen stellen dat in het kader van de analyse van kortademigheidklachten, het vermoeden van bronchusobstructieve stoornissen zoals astma, chronisch obstructief longlijden en emfyseem, aanleiding zal zijn te beginnen met functieonderzoek. Het vermoeden van een infectie of een maligniteit, en vooral de bevinding van een links-rechtsverschil bij lichamelijk onderzoek, zal wellicht eerder aanleiding zijn voor het maken van een foto. Voor de analyse van kortademigheidklachten is de thoraxfoto niet de eerstaangewezen diagnostische stap.

In de differentiaaldiagnostiek van kortademigheidklachten heeft bepaling van het N-terminal proB-Type Natriuretic Peptide (pro-BNP) de afgelopen jaren een voorname plaats gekregen. Verhoogde waarden voor dit peptide worden gevonden bij hartfalen, waarbij de hoogte van de waarde tot op zekere hoogte gerelateerd is aan de ernst van het hartfalen.

Bij de heer Janssen wordt besloten spirometrie te verrichten (zie fig. 9.1 voor de flow-volumecurve). De flow-volumecurve toont het beeld van een matig ernstige bronchusobstructie, met een één-secondewaarde (FEV1) van 54 procent van de voorspelde waarde. Naast deze verlaagde één-secondewaarde valt op dat de rechterhelft van de curve sterk is ingezakt als uiting van een perifere luchtwegobstructie. Na inhalatie van een kortwerkend bèta-2-sympathicomimeticum, bijvoorbeeld salbutamol, stijgt de één-secondewaarde met 4 procent (niet afgebeeld). Voor meer informatie over spirometrie zie hoofdstuk 5.

Het pro-BNP blijkt met 64 pg/ml (normaal < 30 pg/ml) enigszins verhoogd, wat in afwezigheid van nierfunctiestoornissen kan passen bij hartfalen. In tabel 9.4 zijn enkele verschillen tussen COPD en decompensatio cordis weergegeven.

Daarnaast wordt een thoraxfoto aangevraagd waarvan de uitslag als volgt luidt: een laagstaand, wat getrapt diafragma, hart niet vergroot, normale hili, wat drukke peribronchiale tekening, maar geen tekenen van overvulling, geen infiltraten of haardvormige afwijkingen.

Op grond van deze bevindingen kan geconcludeerd worden dat er sprake is van obstructief longlijden, gezien de voorgeschiedenis van roken en het ontbreken van aanwijzingen voor astma, waarschijnlijk COPD. Met een FEV1 van 54 procent van voorspeld zou hier sprake zijn van ernstig (GOLD-3) COPD. Daarbij dient echter te worden opgemerkt dat optimale medicamenteuze en niet-medicamenteuze behandeling kan resulteren in een verbetering van de longfunctie. In de NHG-Standaard *COPD* wordt naast het instellen van niet-medicamenteuze behandeling (stoppen met roken!) geadviseerd patiënten bij wie bronchusobstructie wordt vastgesteld te laten starten met een kortwerkende luchtwegverwijder, te weten een bèta-2-mimeticum zoals salbutamol of een anticholinergicum (ipratropium) per inhalatie. Bij onvol-

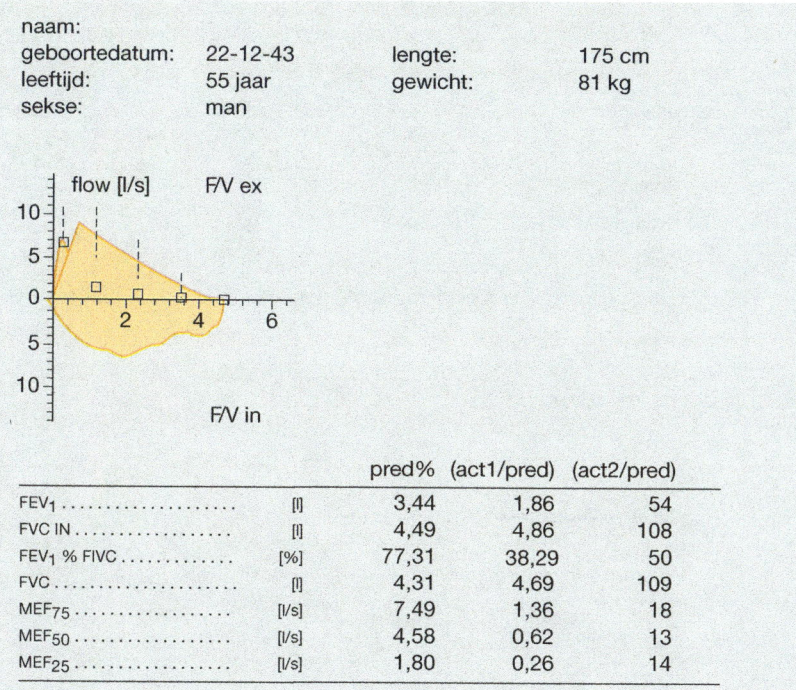

Figuur 9.1
Flow-volumecurve.

doende effect kan men proberen te switchen of beide middelen combineren, of een langwerkende luchtwegverwijder voorschrijven.

Men dient zich in het geval van COPD te realiseren dat de kortademigheidklachten slecht correleren met de mate van luchtwegvernauwing. De dyspneu bij COPD is multifactorieel bepaald en hangt naast de luchtwegvernauwing onder meer samen met ademmechanica en hyperinflatie, ventilatoir pompfalen en zwakte van de dwarsgestreepte musculatuur (middenrif en extremiteiten). Bij de heer Janssen zijn naast de nu gevonden COPD tekenen van decompensatio cordis aanwezig. Medicamenteuze behandeling daarvan kan bestaan uit angiotensine converting enzyme (ACE-)remmers, angiotensine-II-receptorblokkers, bèta-2-blokkers (in combinatie met de bèta-2-mimetica die geïndiceerd kunnen zijn voor de behandeling van de bronchusobstructie misschien een minder goede keus) en aldosteronantagonisten.

Ten slotte

Kortademigheid is een veelvoorkomende klacht. De oorzaken van kortademigheid zijn legio. Op grond van de anamnese en de bevindingen bij lichamelijk onderzoek en eenvoudig aanvullend onderzoek kan echter in

Tabel 9.4 Enkele verschillen tussen klinische verschijnselen van COPD en decompensatio cordis.

anamnese	COPD	decompensatie
hoesten	++	+/-
dyspnée d'effort	++	++
orthopneu	+/-	++
nycturie	-	++
perifere oedemen	-	+
lichamelijk onderzoek		
volumen pulmonum auctum	++	-
hypersonore percussie	+	-
verzwakt ademgeruis	+	-
verlengd exspirium	+	-
crepitaties	-	+
aanvullend onderzoek		
bronchusobstructie (longfunctie)	++	-
overvulling (X-thorax)	-	+
pro-BNP	-	++

veel gevallen van kortademigheid onderscheid worden gemaakt tussen pulmonale oorzaken zoals COPD, en cardiale oorzaken in de zin van decompensatio cordis. Een zorgvuldige anamnese kan veel waardevolle informatie opleveren, behoeft niet veel tijd te kosten en vormt een belangrijke leidraad voor het verdere diagnostische proces. Het lichamelijk onderzoek kan steun bieden aan een bepaalde waarschijnlijkheidsdiagnose. In geen geval mag aanvullend onderzoek in de plaats komen van een met zorg uitgevraagde anamnese of een oriënterend lichamelijk onderzoek.

Leesadvies

Geijer RMM, Thiadens HA, Smeele IJM, et al. NHG-Standaard COPD en astma bij volwassenen: diagnostiek. Huisarts Wet. 1997; 40:416-29.
Nederlands Huisartsen Genootschap. NHG-Standaard Hartfalen; februari 2005.
Nederlands Huisartsen Genootschap. NHG-Standaard COPD; februari 2005.
Rapport van de commissie longgeluiden. Pulmoscript. 1991;2:10-5.
Global strategy for diagnosis, management and prevention of COPD. www.goldcopd.com
Rutten FH. Heart failure in COPD [thesis]. Utrecht: Universiteit Utrecht; 2005.

In memoriam

Onze dank gaat uit naar dr. F.H.J.A. Vissers die als auteur van dit hoofdstuk bij de vorige druk betrokken is geweest. Dr. Vissers is in 2007 overleden.

10 Pijn op de borst

Dr. E. Vermeire en dr. J. Wens

1 Inleiding

Pijn op de borst moet ter harte worden genomen, ook al staat het hart er vaak buiten. De patiënt wordt dikwijls angstig van pijn op de borst: het hart is zo dichtbij. De thorax zorgt, net zoals de buik, voor talrijke valkuilen en die valkuilen zorgen voor frustraties bij de huisarts. De klacht wordt wel eens verkeerd ingeschat. Wanneer de patiënt dan overlijdt, is de arts geneigd zich schuldig en onzeker te voelen. Dit veroorzaakt bij de huisarts een diagnostische slingerbeweging. Na een verrassende ervaring met slechte afloop is de huisarts geneigd meer aanvullend onderzoek te laten uitvoeren. Nogal eens wordt met dit technisch onderzoek de oorzaak van de pijn niet gevonden, terwijl de klacht zelf spontaan verdwijnt. Een volgende keer wordt er weer minder aanvullend technisch onderzoek verricht en dan blijkt er toch ernstige pathologie achter de klacht schuil te gaan.

2 Epidemiologie

Pijn op de borst komt voor bij 4 procent van alle patiëntencontacten. In twee derde van de gevallen wordt deze pijn als hoofdklacht gepresenteerd en in één op de drie consulten wordt de pijn vermeld tijdens een contact om een andere reden.

Bij 45 procent van de patiënten is de pijn retrosternaal gelokaliseerd. Vrouwen klagen er even vaak over als mannen. In twee derde van de gevallen wordt de klacht aan de huisarts gepresenteerd tijdens het spreekuur. Van de personen die de huisarts consulteren voor pijn op de borst sterft 1 procent binnen twee uur. In een derde van de gevallen beoordeelt de huisarts de klacht als 'ernstig' of 'niet pluis'.

Pijn op de borst is een klacht met een uitgebreide reeks van mogelijke oorzaken (fig. 10.1 en tabel 10.1). In de huisartspraktijk kan slechts 19 procent van de klachten over thoracale pijn worden herleid tot een probleem van het ademhalingsstelsel; 20 procent daarvan betreft ernstige luchtwegpathologie.

Van de gastro-intestinale problemen is twee derde slokdarmpathologie. In de helft van de gevallen wordt deze diagnose in eerste instantie gemist door de huisarts. Bij een spoedconsult voor pijn op de borst gaat er in de helft van de gevallen een ernstige cardiale, respiratoire, oncologische of traumatische pathologie achter schuil. Bij niet-acute consulten heeft de helft van de patiënten de klacht al eens eerder gehad. Bij 5 procent heeft zich een recent trauma voorgedaan. Het is ook belangrijk om te weten dat 47 procent van de patiënten recent een psychosociaal probleem had.

De huisarts verwijst een kwart van de patiënten naar een specialist. De specialist is in 55 procent van de gevallen een cardioloog. De resterende verwijzingen zijn verdeeld over een tiental specialismen.

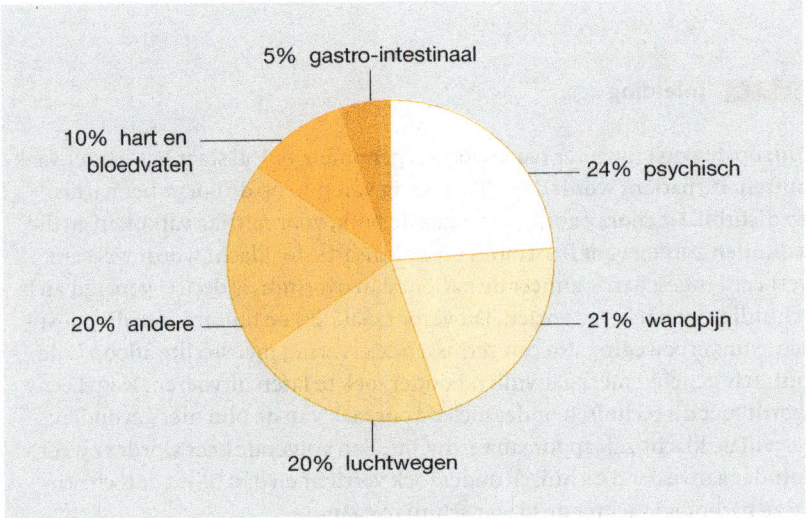

Figuur 10.1
Verdeling van de diagnosen bij pijn op de borst in de huisartsenpraktijk.

3   Diagnostisch besliskundige problemen

Zoals bij elk huisartsgeneeskundig probleem is de hulpvraagverduidelijking van essentieel belang. Hierdoor krijgt de arts informatie over wat de patiënt zelf denkt over de klacht. Tevens kan worden nagevraagd welke bezorgdheden er zijn en welke verwachtingen de patiënt heeft van het contact met de arts. Naast het motief voor het consult of het huisbezoek krijgt de arts aanknopingspunten voor de anamnese.

Bij pijn op de borst kan het beste worden begonnen met een gerichte anamnese. Hierbij wordt informatie ingewonnen over de ernst van de klacht en de duur, de plaats van de pijn, het karakter ervan, factoren waardoor de pijn verandert, het uitstralingspatroon, uitlokkende factoren, de relatie met

Tabel 10.1	Overzicht van de voornaamste oorzaken van pijn op de borst.
longpathologie - infecties: tracheïtis, bronchitis, pneumonie, pleuritis - trauma - pneumothorax, pneumomediastinum - longembolie - pleuraal: posttraumatisch, na pneumothorax - tumor: longtumor, mediastinale tumor, pleurale metastasen	*orthopedische pathologie* - spier- of skeletaandoeningen - radiculaire pathologie - thoraxaandoeningen *dermatologische pathologie* - herpes zoster
cardiovasculaire pathologie - angina pectoris - myocardinfarct - aneurysma dissecans van de aorta - pericarditis - hartritmestoornissen	*gastro-intestinale pathologie* - maag- en slokdarmpathologie - lever- en galwegpathologie - abdominale pathologie die aanleiding geeft tot diafragmaprikkeling *psychische problematiek* - psychische en sociale spanningen

andere symptomen, het gebruik van geneesmiddelen en de recente ziektegeschiedenis. Bij deze algemene anamnese zal men verkennend te werk gaan met betrekking tot cardiale, respiratoire, gastro-intestinale, orthopedische, neurologische, dermatologische en ook psychologische problemen.

Door het uitvoeren van een klinisch onderzoek kan de arts zelden met zekerheid de oorzaak van pijn op de borst vaststellen.

Een aantal klachten of verschijnselen kan in verschillende situaties voorkomen en is daarom niet specifiek. Vaak moet een beroep worden gedaan op een cluster van gegevens. Uitgaan van één symptoom, zelfs al is dat het hoofdsymptoom, is mogelijk een vertrekpunt van een creatief hersenspinsel dat de geest verblindt en een blokkade opwerpt om verder adequaat somatisch te handelen.

Onderzoek heeft uitgewezen dat de huisarts zich in grote mate laat leiden door de anamnese en het klinisch onderzoek. Voor het stellen van de diagnose zijn voorkennis over de patiënt, door de huisarts uitgevoerde fysische diagnostiek, door hem aangevraagd technisch onderzoek en het onderzoek door de specialist meestal van ondergeschikt belang.

Huisartsen hebben de neiging patiënten die zich met pijn op de borst presenteren meteen in te delen in een aantal grote groepen. Daarna wordt de hypothese pas getoetst. Bij het maken van deze indeling laat de huisarts zich leiden door een aantal elementen, zoals de locatie en het aspect van de pijn, de invloed van beweging en druk, en de manier waarop de klacht wordt gepresenteerd. Deze benadering houdt belangrijke gevaren in. Zo zou de arts bijvoorbeeld schouderpijn als minder 'cardiologisch' of 'pneumologisch' kunnen beschouwen.

In 9 procent van de consulten voor pijn op de borst blijkt een klinisch relevant verschil te bestaan tussen de werkdiagnose die bij een eerste consult wordt gesteld en de follow-up diagnose van één à twee maanden later.

Dit percentage is hoog. De 'fouten' die huisartsen maken zijn bekend, namelijk:
− onjuist onderscheid tussen maag-darmpathologie en angina pectoris;
− onjuist onderscheid tussen long- en hartpathologie;
− een pneumothorax wordt in twee derde van de gevallen gemist;
− slokdarmpathologie wordt in 40 procent van de gevallen gemist.

Pijn op de borst is bij uitstek een klacht waarbij het nuttig is om een 'diagnostisch landschap' op te stellen. Doel hiervan is effectieve diagnostische strategieën uit te werken. Het diagnostisch landschap omvat werkhypothesen die in een binnencirkel ranggeschikt worden waarin de ernstige niet te missen diagnoses vermeld zijn. In de buitencirkel staan mogelijke diagnoses, die een kleiner onmiddellijk bedreigend gevaar vormen voor de patiënt. In het voorbeeld in figuur 10.2 staan de meest voorkomende oorzaken voor pijn op de borst zoals vermeld in tabel 1 uitgetekend als werkhypothesen in een binnencirkel en een buitencirkel.

Het komt er nu op aan argumenten te verzamelen die de zekerheid verhogen dat een diagnose wordt aangetoond of wordt uitgesloten.

Aanvullend onderzoek reikt de argumenten aan om meer zekerheid te krijgen over een bepaalde werkhypothese die snel dient te worden uitgesloten of aangetoond. Dit kan gedeeltelijk door de huisarts zelf worden uitgevoerd of worden aangevraagd. Onder meer elektrocardiografie, bloed- en sputumonderzoek en peak-flowmeting of spirometrie kunnen door de huisarts worden uitgevoerd. Daarnaast kunnen thoraxradiografie, CT-scanning en echografie worden aangevraagd.

Huisartsen zijn erg onzeker bij pijn op de borst. Een belangrijke vraag is echter of in de huisartsgeneeskunde altijd een zekerheidsdiagnose vereist is om tot een goede aanpak te komen. Gevraagd naar de mate van zekerheid over de diagnose bij de klacht pijn op de borst zeggen huisartsen: onbekend 6 procent, vermoedelijk 20 procent, waarschijnlijk 41 procent, en zeker 33 procent.

Belangrijk is dat er geen 'gevaarlijke' of levensbedreigende diagnose over het hoofd wordt gezien. Daartoe dient de binnencirkel, die nu zo snel mogelijk moet worden uitgezuiverd.

Diagnostisch redeneren

Bij pijn op de borst is zorgvuldig diagnostisch redeneren noodzakelijk. Gouden standaarden zijn er nauwelijks.

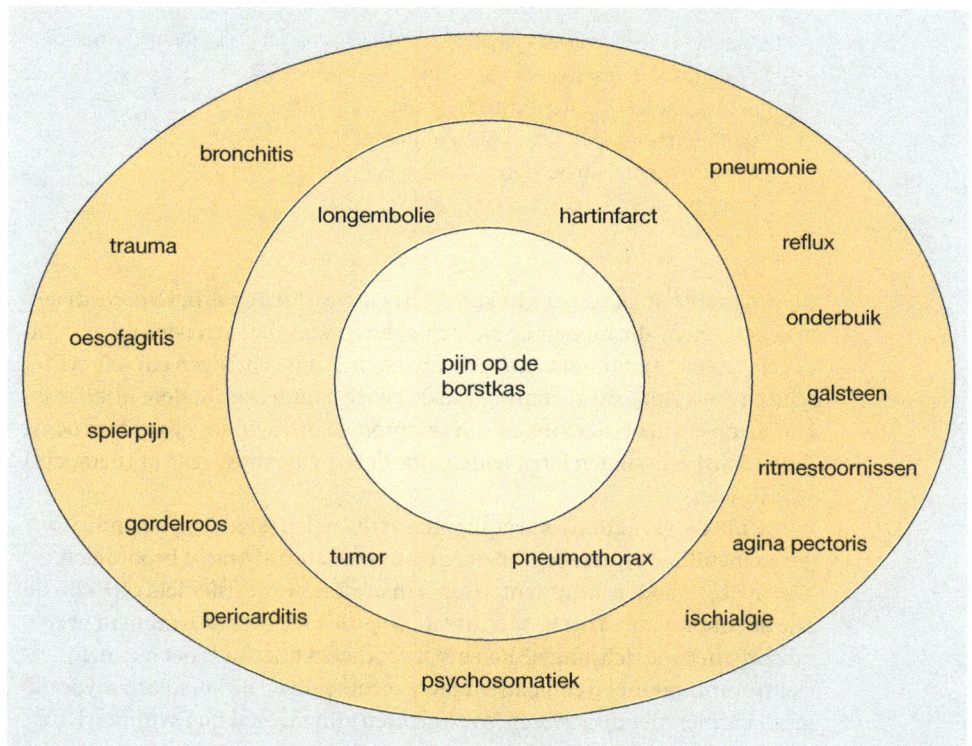

Figuur 10.2
Voorbeeld van een diagnostisch landschap voor 'pijn op de borst'.

Vaak komt de huisarts niet tot een bepaalde omschreven diagnose, maar formuleert hij een werkhypothese of reikt hij een oplossing aan op het niveau van de klachten. Vaak ook bepalen de tijd, de evolutie van het probleem, welke drempels worden bereikt en welke nadere diagnostische en therapeutische maatregelen worden genomen.

In de klassieke 'medische besliskunde' wordt uitsluitend het verband gelegd tussen één ziekte en een reeks klachten of bevindingen. De nadruk ligt daarbij op de relatie 'één klacht of bevinding – één ziekte'. Een dergelijke relatie is bij een klacht als 'pijn op de borst' onhoudbaar en niet te hanteren. Bij het diagnostisch redeneren kan de arts steun hebben aan patroonherkenning – als een vorm van experience-based medicine – beslisbomen of aan de nieuwe diagnostische besliskunde, waarbij men via argumenten, en rekening houdend met de predispositie van de patiënt, de kans of waarschijnlijkheid kan inschatten dat een bepaalde ziekte aanwezig is als bepaald onderzoek is gedaan.

> De nieuwe diagnostische besliskunde biedt vijf pijlers om valkuilen te omzeilen:
> - opklimmen in zekerheid;
> - via argumenten naar zekerheid;
> - symmetrie en asymmetrie van argumenten;
> - beslismomenten in het diagnostisch proces;
> - het diagnostisch landschap.

Bij een probleem of een klacht kan de arts natuurlijk een differentiële diagnose opstellen: alle mogelijke ziekten noteren waarmee een bepaalde klacht of een bepaald symptoom kan samenhangen. Dit is echter een encyclopedische en onwerkbare uitoefening van de geneeskunde. Het andere uiterste is leunen op het al of niet vinden van symptomen of afwijkingen en deze oogst de verdere beslissingen laten leiden: dit lijkt een diagnostische of therapeutische illusie.

Waar het op aankomt, is argumenten verzamelen (klachten, bevindingen, aanvullend onderzoek) en deze op hun waarde of kracht beoordelen. Tonen de gevonden argumenten iets aan of sluiten ze eerder iets uit? Zijn de argumenten symmetrisch? Met andere woorden, werkt het argument even krachtig in twee richtingen? Een mooi voorbeeld hiervan is het normale elektrocardiogram bij een patiënt met recente pijn op de borst: een myocardinfarct is hier niet uitgesloten. Argumenten zijn meestal niet symmetrisch, wat betekent dat een argument met een sterke aantonende kracht, indien het aanwezig is, niet automatisch een sterke ontkenner is bij afwezigheid.

In plaats van op een encyclopedische manier diagnosen uit de mouw te schudden bij een bepaalde klacht, is het beter werkbaar om rekening te houden met de kans die een persoon heeft om een bepaalde ziekte te hebben, vooral als de klacht niet 'typisch' is.

In plaats van de diagnostische besliskunde zuiver theoretisch te benaderen, is 'pijn op de borst' juist een probleemgebied om deze toe te passen. Huisartsen moeten bij pijn op de borst hun weg vinden tussen een veelheid van argumenten en hypothesen. Asymmetrie van argumenten opent de valkuil van het snel op één spoor doorredeneren: van onwaarschijnlijkheid naar zekerheid op basis van argumenten, met beslismomenten die het beleid zullen sturen.

Aan de hand van de volgende casus wordt een aantal pijlers van de medische besliskunde geïllustreerd.

Casus

Mevrouw H. is 61 jaar en komt op het spreekuur met een droge hoest sinds vier dagen. Zij is niet ziek, heeft geen koorts en de auscultatie is volkomen normaal. In het dossier wordt de diagnose 'ongecompliceerde luchtweginfectie' genoteerd. Haar wordt geadviseerd, indien gewenst, een hoestdrank te halen. Twee weken later komt ze terug op het spreekuur, ze ziet er ziek uit en is vermagerd, ze hoest meer met fluimen deze keer. Er is een lichte dyspneu, ze heeft af en toe koortspieken boven de 38 °C en wat pijn in de linker thoraxhelft. De auscultatie leidt niet tot een conclusie (crepitaties op de linker longbasis?) en de percussie is evenmin overtuigend (lichte demping?).

Tijdens hetzelfde consult wordt een bloedmonster afgenomen voor de bepaling van het aantal leukocyten en het CRP, en wordt een thoraxfoto aangevraagd. De laboratoriumuitslag geeft een CRP-waarde van 20,8 en een leukocytenaantal van 18.300 met een duidelijke linksverschuiving in de witte bloedcellen. De radioloog uit het plaatselijk ziekenhuis interpreteert het foto van de thorax als een pleuropneumonie in de linker onderkwab, met de suggestie dat er een obstructie door een bronchustumor aan ten grondslag kan liggen. Mevrouw H. rookt al ruim veertig jaar. Daarom wordt een CT-scan van de thorax aangevraagd, waarbij wordt vastgesteld dat er een uitgebreide verdichting bestaat in de linker onderkwab met pleuraal exsudaat links dorsaal en basaal. De radioloog vermeldt ook de aanwezigheid van vergrote lymfeklieren in het bovenste mediastinum met een diameter van circa 1,5 cm.

Er wordt begonnen met een behandeling met antibiotica, wat resulteert in een sterke verbetering binnen enkele dagen.

Hoewel de pneumonie (met onderliggende bronchustumor) de werkhypothese was, werd na bestudering van het dossier van de patiënte bloed afgenomen voor de bepaling van D-dimeren. Mevrouw H. bleek vijftien jaar geleden een pijnlijke zwelling van het linker onderbeen te hebben gehad, wat kan doen denken aan een diepe veneuze trombose. De D-dimerentest was sterk positief. Hoewel een infectieus proces en/of een tumor nog niet uit te sluiten is, moet zeker ook aan een pulmonaire trombo-embolie met longinfarct worden gedacht.

Diagnostische besliskundige bespreking van deze casus

Werden bij het eerste en tweede consult de argumenten verkeerd beoordeeld? Is het 'logisch' dat er niet aan een longembolie werd gedacht? Werd bij het tweede consult het diagnostisch landschap onvolledig ingevuld? Wat waren de valkuilen? Welke argumenten zijn altijd of nooit aanwezig bij een bepaalde ziekte? Welke diagnose kon worden uitgesloten of aangetoond op basis van de argumenten die werden verzameld in de twee eerste consulten?

Pijler 1 – Opklimmen in zekerheid

Tijdens het eerste consult waren er alleen argumenten voor een eenvoudig probleem. Geen enkele drempel of beslismoment werd bereikt om verdere actie te ondernemen. Bij het tweede consult wordt het duidelijk dat een ernstiger probleem ten grondslag ligt aan de ziekte van mevrouw H. Een pneumonie is waarschijnlijk en een longtumor is mogelijk. Bestudering van het dossier maakt duidelijk dat de kans op vaatpathologie bij de patiënte aanwezig is (artrodese van de linkerenkel en een dik pijnlijk been vijftien jaar geleden), waardoor het diagnostisch landschap opnieuw moet worden ingetekend en de drempel wordt bereikt om de D-dimerentest te laten uitvoeren. De D-dimerentest is echter niet specifiek, wel gevoelig: de test sluit uit, maar bevestigt de diagnose niet. De huidige wetenschappelijke kennis in verband met deze test leert dat bij een lage voorkans (pretest probabiliteit) van diepe veneuze trombose (DVT) en een negatieve D-dimerentest, beide op een bayesiaanse manier kunnen worden gecombineerd om de diagnose van DVT wel degelijk uit te sluiten. Net zoals bij DVT kan bij longembolie (LE) de combinatie van klinisch voorspellende argumenten en D-dimeren van groot nut zijn om een diagnostisch algoritme uit te werken. Er bestaat geen wetenschappelijke zekerheid om D-dimeren alleen aan te wenden als diagnostische test. De efficiëntie ervan vergroot echter door gebruik te maken van een klinisch algoritme. Diagnostische RCT's hebben aangetoond dat er geen verdere diagnostische 'winst' kan worden gerealiseerd om LE uit te sluiten door het uitvoeren van aanvullende diagnostische tests bij personen met een lage voorkans en een negatieve D-dimerentest.

Deze strategie is echter alleen voorspellend bij personen jonger dan 80 jaar, zonder comorbiditeit (chirurgie, actieve kanker) en zonder enige vorm van veneuze trombo-embolie in de voorgeschiedenis. Om een longembolie aan te tonen kan dan gezocht worden naar een 'mismatch' met afwezige perfusie in longzones met behouden ventilatie bij een ventilatie-perfusiescan (fig. 10.3), of nog beter: het aantonen van trombi met een spiraal CT-scan of met a. pulmonalis angiografie.

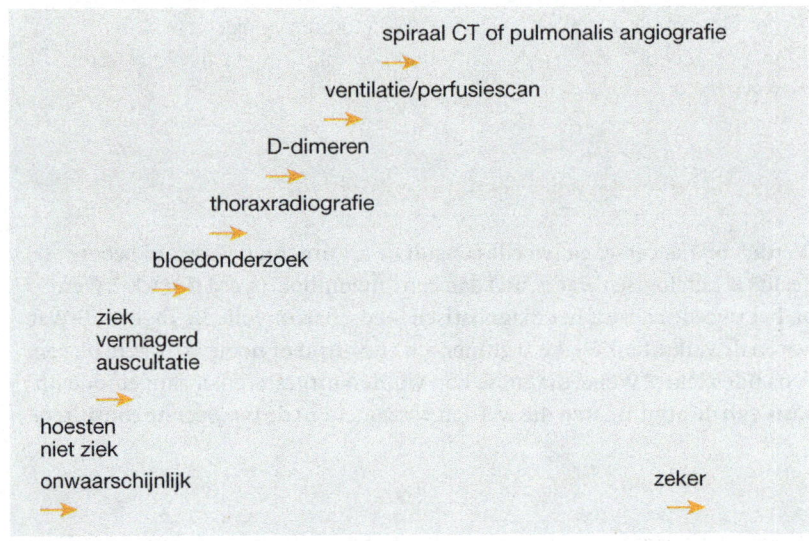

Figuur 10.3
Een schets van de ontwikkeling van het diagnostisch proces.

Pijler 2 – Via argumenten naar zekerheid

Elk klacht, elke bevinding bij klinisch onderzoek, elk technisch aanvullend onderzoek is een argument dat de werkhypothese staaft of verwerpt. Een argument dat helpt bij het stellen van de diagnose is een positieve bevinding, een aantoner, terwijl een uitsluiter helpt meer zekerheid over de afwezigheid van een bepaalde ziekte te krijgen.

Pijler 3 – Symmetrie en asymmetrie van argumenten

De argumenten die worden verzameld tijdens het tweede consult hebben elk een bepaalde waarde. De vraag bij elk argument is telkens of en in welke richting de kracht werkt: aantonen of uitsluiten, aantonen én uitsluiten? De afwezigheid van koorts kan een sterk argument zijn tegen pneumonie, maar de voorspelde waarde van koorts voor een pneumonie is in feite vrij gering. Hetzelfde kan worden gezegd van de technische onderzoeken zoals radiografie en CT-scanning van de thorax. De D-dimerentest is eveneens een asymmetrisch argument: een positieve test toont een longembolie niet aan, een negatieve test sluit een longembolie wellicht uit.

De stethoscoop, het instrument dat de huisarts dagelijks het meest gebruikt, levert ook de meest asymmetrische argumenten op.

Pijler 4 – Beslismomenten in het diagnostisch proces

Een beslismoment is dat punt in het diagnostisch proces waarop het klinische probleem voldoende duidelijk omschreven is om tot actie over te gaan. Bij mevrouw H. werden verschillende van die momenten bereikt: voor het bloedonderzoek was dat haar zieke uiterlijk bij het tweede consult, voor het maken van een thoraxfoto de niet-normale auscultatie, voor de CT-scan het vermoeden van de radioloog dat een longtumor aanwezig was met daarbij haar lange voorgeschiedenis van roken, voor het bepalen van D-dimeren het vermoeden van een longembolie, gezien de doorgemaakte diepe veneuze trombose

Pijler 5 – Het diagnostisch landschap

Huisartsen moeten werken met een veelheid aan argumenten en hypothesen. Niet alle ziekten die een verklaring zouden kunnen geven voor de symptomen kunnen als hypothese worden geselecteerd. Te veel hypothesen tegelijk is niet werkbaar. Het gericht aftasten naargelang de informatie binnenkomt, het geleidelijk aanpassen van de hypothesen en het gericht zoeken naar andere argumenten, afgaande op de reeds bereikte zekerheid, is een weg die huisartsen meestal afleggen.

In het diagnostisch landschap (fig. 10.4) wordt rond een belangrijk symptoom een waaier van differentiële diagnosen uitgezet. Tussen het hoofdsymptoom en de verschillende mogelijke diagnosen worden de argumenten aangegeven, elk met hun aantonende en ontkennende kracht. Op deze manier krijgt de arts een beter inzicht in welke argumenten met welke waarde tot een volgend beslismoment leiden.

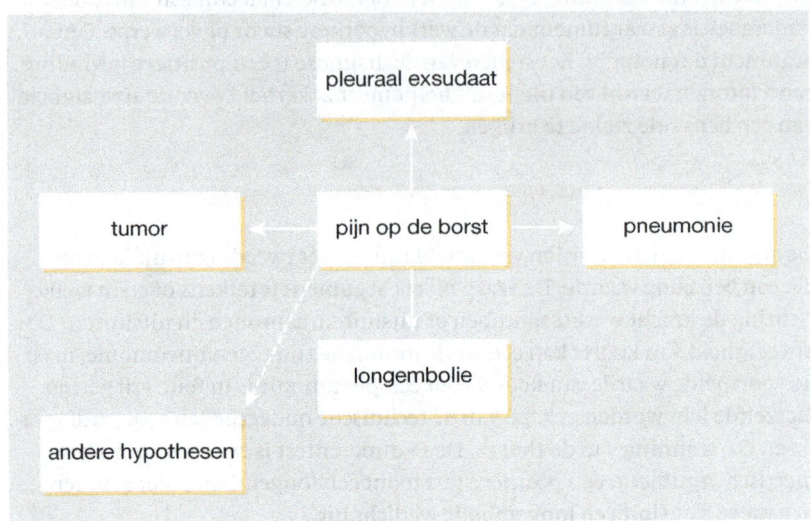

Figuur 10.4
Het diagnostisch landschap bij de casus.

De differentiële diagnosen worden gegroepeerd rond de centrale klacht. Daarbij wordt alleen rekening gehouden met de ernst en de behandelbaarheid van de ziekte en niet met de frequentie van de ziekte. De valkuil voor artsen is het zoeken naar de meest frequente hypothese voor een bepaald symptoom.

Bij het tweede consult was het 'niet pluis'-gevoel ongetwijfeld het belangrijkste argument. Door dit gevoel had de arts de drempel moeten bereiken om het diagnostisch landschap volledig uit te tekenen. Dit betekent dat naast de pneumonie en een longtumor, een longembolie centraal in het landschap had moeten staan. Hier waren de valkuilen – ondanks het 'niet pluis'-gevoel: het diagnostisch landschap niet aanvullen, te sterk leunen op het protocol van de radioloog die trouwens aantonende noch uitsluitende argumenten had voor de aanwezigheid van een longtumor, en zoeken naar de meest frequente hypothese voor de beschikbare argumenten.

Dit voorbeeld toont aan dat de huisarts het nieuwe diagnostisch besliskundig redeneren moet volhouden van begin tot eind, ook als de patiënt ambulant wordt verwezen of wordt opgenomen. De diagnostische besliskunde kan op deze manier de communicatie verbeteren tussen de eerste en de andere lijnen van de gezondheidszorg. De nieuwe diagnostische besliskunde is tegelijkertijd een instrument voor de huisarts om de patiënt door de verschillende onderdelen van het gezondheidsbedrijf te begeleiden en te volgen.

Leesadvies

Buntinx F, Truyen J, Embrechts P, Moreel G, Peeters R. Evaluating patients with chest pain with classification and regression trees. Fam Pract. 1992;9:149-53.

Ende J van den, Derese A, Debaene L. Diagnostisch redeneren: de 5 pijlers van de medische besliskunde. Huisarts Nu. 1996;9:283-92.

Ende J van den, Derese A, Béthune X de. Verbanden tussen fenomenen. Huisarts Nu 1996;9:293-97.

Ende J van den, Derese A, Lemiengre M. De kracht van een argument: de waarde van diagnostische gegevens. Huisarts Nu. 1996;9:298-305.

Stein PD, Hull RD, Patel KC, Olson RE, et al. D-dimer for the exclusion of acute venous thrombosis and pulmonary embolism: a systematic review. Annals of Internal Medicine. 2004;140(8):589-602.

11 Piepen op de borst

Dr. H.J.A.M. Schönberger en dr. J.J.E. Hendriks

1 Wheezing

> **Casus 'De vrolijke pieper'**
>
> Bij binnenkomst hoort u het al, Laurens piept. Het is de eerste maal dat moeder met hem op het spreekuur komt. Hij is haar tweede zoon en is nu drie maanden oud; tot nu toe is hij niet ziek geweest. De poliklinische bevalling verliep zonder problemen, maar was vier weken te vroeg; Laurens was daarom te licht van gewicht. Hij is echter goed bijgekomen en heeft nu de achterstand ingehaald. Laurens heeft gedurende zes weken borstvoeding gehad; deze is nu afgebouwd omdat moeder haar werk (parttime) wilde hervatten. Ze brengt Laurens sinds twee weken drie dagen in de week naar een oppas, een wat oudere dame, verderop in de straat. Zij vertelt u dat hij sinds twee dagen piept, en sinds een week is hij wat verkouden. Het piepen wordt erger als hij zich druk maakt, bijvoorbeeld als hij de fles krijgt. Af en toe hoest en niest hij wat. Hij is er echter niet ziek bij; het is een vrolijke baby. De moeder wil van u weten of het piepen iets te maken heeft met astma. De broer van haar man maakte haar daarop attent; hij heeft namelijk een zoontje met astma en die begon ook zo met piepen toen hij nog een baby was. Nu gebruikt hij allerlei 'pompjes'. In haar eigen familie komt geen astma voor. De moeder van Piet, haar man, vertelde dat zij, toen Piet klein was, heel vaak met hem bij de huisarts was geweest vanwege allerlei klachten, voor verkoudheden die maar niet overgingen of voor oorontstekingen. Maar toen Piet vier was nam het af, en nu heeft hij nergens meer last van. U kent Piet vanaf zijn tiende. De gegevens op de patiëntenkaart van uw voorganger zijn, voor zover te ontcijferen, te rudimentair om het verhaal van Piets moeder te bevestigen. Wel valt op dat het aantal keren dat Piet toen antibiotica heeft gekregen aanzienlijk was.

De hulpvraag

Wanneer een baby voor de eerste keer piept zal dat voor de meeste ouders veelal aanleiding zijn de huisarts te raadplegen. Voordat de huisarts overgaat tot anamnese en onderzoek is het gebruikelijk via het proces van hulpvraagverduidelijking te achterhalen waarom de ouders nú komen met hun piepende baby en wat ze van de huisarts willen weten. Ongerustheid en angst spelen vaak een rol. Maar ook eigen ervaringen van de ouders met astma bepalen mede de inhoud van de hulpvraag. Ouders die, zoals in deze casus het geval is, zelf of in hun familie ervaring hebben met astma, of al een kind hebben dat recidiverend piept, zullen willen weten of er sprake is van astma of wat de kans is dat hun kind astma zal krijgen. Bagatelliseren kan tot onvrede leiden, zodat aandacht voor dit facet van de hulpvraag van belang is.

Het diagnostisch proces

Na het omschrijven van de hulpvraag start de diagnostische fase. Uiteindelijk moet deze fase leiden tot het kunnen beantwoorden van de volgende vragen: waar heb ik als huisarts mee te maken, moet ik er iets (medisch) mee doen en wat vertel ik de ouders? Bij de beantwoording van de vraag naar de meest waarschijnlijke oorzaak van de klacht, maakt de huisarts gebruik van zijn kennis van de epidemiologie en van het natuurlijke beloop van de klacht. Veel van deze kennis wordt door ervaring met de betreffende aandoening vergaard. Ervaring wordt geïntegreerd in het veelal intuïtief verlopende proces van verwerpen en aannemelijk maken van hypothesen. Daarnaast verzamelt de huisarts gegevens door het afnemen van de (hetero)anamnese en vult deze aan met gegevens verkregen door lichamelijk onderzoek. In de aldus gevormde hypothesen ontstaat zo een rangorde naar waarschijnlijkheid.

De epidemiologie en het natuurlijke beloop van 'astmatische' klachten en het uitvoeren van het diagnostisch proces (anamnese en onderzoek) worden hierna besproken.

De symptomen 'piepen, hoesten, en kortademigheid'

De combinatie van de symptomen, piepen, hoesten en kortademigheid komt zeer vaak voor in de huisartspraktijk, vooral bij kleine kinderen. Soms staat het hoesten op de voorgrond, dan weer het piepen of de kortademigheid. Veelal blijft het bij het beschrijven van de klachten en is een diagnose niet mogelijk. De Engelse term wheezing wordt vaak gebruikt om astma-achtige klachten te benoemen en met name het piepen of andere expiratoire hoogfrequente geluiden uit de long. Terecht stelt de NHG-Standaard *Astma bij kinderen* (tweede herziening, 2006) dat het karakteristieke astmapatroon van aanvalsgewijs optreden van kortademigheid met piepen en hoesten dat we aantreffen op oudere leeftijd, bij kinderen onder de zes jaar veelal afwezig is. In de NHG-Standaard *Astma bij kinderen* wordt het begrip 'symptoomdiagnose astma' geïntroduceerd om het symptomencomplex 'recidiverend piepen al dan niet met hoesten' aan te duiden bij kinderen tot zes jaar.

Bij een eerste manifestatie van piepen is de symptoomdiagnose astma nog niet duidelijk en gebruiken we daarom het verzamelbegrip 'wheezing'. Achteraf, zoals toegepast in researchcohorten, kan dan aangegeven worden of er sprake was van vroeg, laat of voorbijgaand 'wheezen'. 'Vroeg' wil zeggen voor de leeftijd van drie jaar, 'laat' vanaf de leeftijd van (late onset wheeze is bij 3 jaar) zes jaar en 'voorbijgaand' tussen 3- en 6-jarige leeftijd. In de fase dat een kind nog geen zes jaar oud is, kan men dit nog niet (definitief) aangeven. Momenteel wordt dit veelvuldig aangegeven als 'viraal wheezen of multi-trigger wheezen', al naargelang de prikkel van de klachten. Zie ook paragraaf 'De diagnose – bronchitis of peuterastma, what is in a name?'.

Epidemiologie van wheezing

Uit een registratie van ziekten in de huisartspraktijk (Continue Morbiditeits Registratie te Nijmegen, CMR) blijkt dat 36 procent van de kinderen in de leeftijd van nul tot vijf jaar minimaal één episode van wheezing aan de huisarts presenteert (fig. 11-1). De helft ervan treedt vóór het tweede jaar op; 55 procent heeft maar één episode van wheezing. Van de resterende 45 procent krijgt een derde in de loop van tien jaar het diagnostische label 'astma' van de huisarts. Uit onderzoek in de huisartspraktijk blijkt dat van de 0-4-jarige kinderen met astma nog maar de helft klachten van astma heeft op adolescentenleeftijd. De meerderheid van de kinderen die op 0-4-jarige leeftijd astmatische klachten krijgt, 'groeit' er dus overheen. Deze kinderen met voorbijgaande wheezing worden achteraf dan ook 'transient wheezers' genoemd.

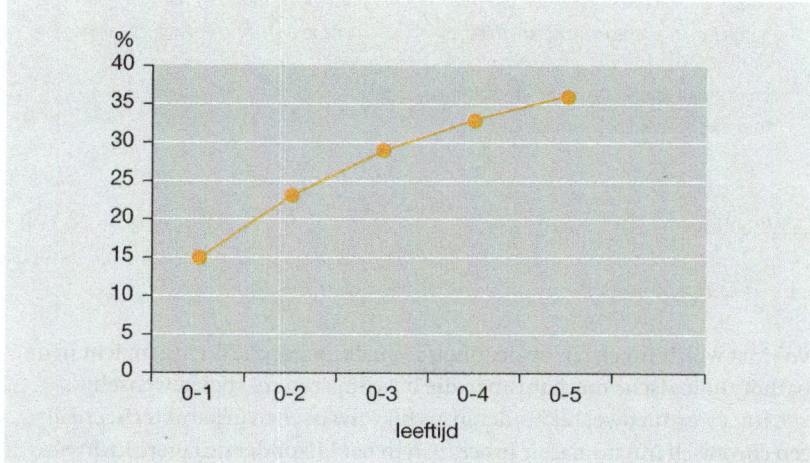

Figuur 11.1
Cumulatief percentage wheezers in de huisartspraktijk.

De verschillende oorzaken van wheezing op zuigelingenleeftijd staan vermeld in tabel 11.1. In de groep vroege wheezers zit dus ook een groep kinderen verborgen bij wie de wheezing een eerste uiting is van een zich ontwikkelend allergisch astma. Voor de huisarts is het een uitdaging deze kinderen zo vroeg mogelijk te identificeren en door een juiste behandeling de klachten bij het kind en de kwaliteit van leven te optimaliseren en mogelijk beschadiging van de longen door chronische inflammatie te voorkomen.

Welke mogelijkheden heeft de huisarts om binnen de groep wheezende kinderen de kinderen met de (symptoom) diagnose astma te identificeren? In hoeverre kunnen anamnese en onderzoek daarbij hulp bieden?

Tabel 11.1	Oorzaken van wheezing bij kinderen.
- voorbijgaande wheezing als gevolg van virale infectie	- cystische fibrose: veel luchtweginfecties, steatorroe, groeiachterstand
- bronchiolitis: epidemisch (november-april), vooral jongere kinderen, rinorroe en koorts	- ciliaire dyskinesie: veel luchtweginfecties, familiaire aanleg
- (symptoomdiagnose) astma: episodisch, (a)specifieke prikkels (passief roken), virale infectie, reversibiliteit (spontaan en na medicatie)	- afweerstoornis: chronische (wisselende) infecties, groeiachterstand
- gastro-oesofageale reflux: relatie met voeding, braken, tachypneu, stridor	- anomalie van bronchiale boom of hart en grote vaten: druk op luchtwegen, niet reversibel, recidiverende luchtweginfecties
- corpus alienum: acuut hoesten bij verder gezond kind, asymmetrische auscultatie	- massa in de thorax: lymfeklieren met name in de hals, ook congenitaal mogelijk
- bronchopulmonale dysplasie: ex-prematuur met beademing, op 28ste dag nog O_2	

Diagnostiek

De astma-anamnese

Voordat wordt ingegaan op de inhoud van de anamnese is enig inzicht in de pathofysiologische mechanismen die bij astma een rol spelen wenselijk.

Astma wordt zowel bij kinderen als bij volwassenen gekarakteriseerd als een chronisch inflammatoir proces van in het bijzonder de lagere luchtwegen. De inflammatie treedt in hoofdzaak op indien genetisch gepredisponeerde kinderen in aanraking komen met stoffen die de luchtwegen prikkelen. Het inflammatoire proces veroorzaakt een reversibele luchtwegobstructie en leidt tot bronchiale hyperreactiviteit. De luchtwegobstructie leidt tot de klachten van piepen, kortademigheid en hoesten. Bronchiale hyperreactiviteit is een toegenomen prikkelbaarheid van het luchtwegslijmvlies op een groot aantal fysische, chemische en andere irritantia. De belangrijkste irritantia zijn rook, virusinfecties, allergenen, luchtverontreiniging, koude lucht en inspanning. Bronchiale hyperreactiviteit is waarschijnlijk net als astma erfelijk (maar komt ook voor zonder dat er sprake van astma is). Hét kenmerk van astma is dus de aanwezigheid van een inflammatoir proces van de luchtwegen. Indien de inflammatie langere tijd aanwezig is, ontstaat beschadiging van het longslijmvlies en hypertrofie van de bronchiale spieren. Uiteindelijk kan dit tot structurele verandering van de luchtwegen leiden, met blijvend functieverlies.

Op jonge leeftijd wordt het inflammatoire proces de eerste keer vaak in gang gezet door een virale infectie. De inflammatie kan echter ook primair door allergenen geïnduceerd worden of versterkt worden door irritantia, bijvoorbeeld door blootstelling aan rook. In hoeverre een viraal geïnduceerde inflammatie een ontstekingsreactie door allergenen en andere prikkelende stoffen vergemakkelijkt en omgekeerd is nog niet duidelijk. Het is van belang te vermelden dat de astmatische ontsteking van de luchtwegen niet altijd tot de anamnestische trias van hoesten, piepen en kortademigheid zal leiden. De suggestie dat hoesten, vol zitten en zagen vooral vóór het vierde jaar optreden, en piepen en kortademigheid vooral erna, wordt niet in voldoende mate ondersteund door recente onderzoeken.

Met behulp van de anamnese kan men aanwijzingen vinden of, en zo ja welke uitlokkende prikkels (virus, allergenen, rook, weersomstandigheden en inspanning door bijvoorbeeld voeding en kruipen) een rol spelen. Ook het vragen naar de duur van de klachten is belangrijk. Indien een episode van hoesten, piepen en benauwdheid langer dan tien dagen duurt, kan dat een aanwijzing zijn dat er sprake is van bronchiale hyperreactiviteit. Vervolgens kan het recidiverende karakter van de wheezing-periodes met klachtenvrije intervallen een aanwijzing zijn voor astma.

Ook het vragen naar het voorkomen van astma bij de ouders of de aanwezigheid van allergie op dit moment kan bijdragen aan het stellen van de diagnose.

In het kort worden de astmatische klachten piepen, hoesten en kortademigheid afzonderlijk toegelicht.

Piepen. Klachten van piepen bij kinderen kunnen ontstaan door slijmvlieszwelling, al of niet in samenhang met spasme van de gladde spieren van de onderste luchtwegen. Zoals gezegd wordt dit meestal uitgelokt door een virale infectie van de lagere luchtwegen of door allergenen, maar het kan ook een gevolg zijn van een 'echte' mechanische obstructie, zoals door een corpus alienum. Berucht is in dit geval de pinda.

Overigens is niet altijd duidelijk of artsen en ouders hetzelfde bedoelen als ze het over 'piepen' hebben. Termen als zagen, rochelen, brommen, hiemen, of vol zitten worden vaak door ouders als synoniem gebruikt voor piepen. Het is dus aan te raden dat ouders en huisarts bij het gebruik van de term piepen aangeven wat ermee bedoeld wordt, namelijk een piepend of fluitend geluid op de borst bij *uitademing*.

Hoesten. Het piepen gaat vaak gepaard met hoesten. Opvallend is dat het hoesten vooral 's nachts optreedt, zeker bij oudere kinderen, waar het zelfs het enige gepresenteerde symptoom kan zijn. Zie voor verdere bespreking van hoesten als symptoom bij astma de casus 'Niet alles wat astma heeft piept'.

Kortademigheid. De klacht kortademigheid (benauwdheid) wordt bij kinderen jonger dan twee jaar met bij astma passende klachten slechts in minder dan een derde van de gevallen als klacht gerapporteerd. Net als bij de klacht piepen dient ook hier goed uitgevraagd te worden wat de ouders bedoelen met de term kortademigheid. Gaat het om vol zitten, benauwdheid, een snelle of hoorbare ademhaling bijvoorbeeld als gevolg van slijm, koorts, heesheid enzovoort? Ook bij frequent voorkomende verkoudheden met en zonder koorts, otitis media, otitis media serosa (glue ear) en pseudokroep moet de huisarts bedenken dat er sprake kan zijn van astma in ontwikkeling.

Lichamelijk onderzoek

De NHG-Standaard *Astma bij kinderen* vindt de aanwezigheid van piepen (blijkend uit de anamnese en/of indien expiratoir piepen geconstateerd wordt bij auscultatie) essentieel voor het stellen van de (symptoom)diagnose astma. Daarbij moet wel bedacht worden dat met name het recidiveren van episodes van piepen essentieel is: 'astma is pas astma als het recidiveert'

De klacht piepen kan geobjectiveerd worden doordat bij auscultatie een verlengd exspirium wordt vastgesteld, al dan niet in combinatie met piepende rhonchi. Piepende rhonchi wijzen overigens niet uitsluitend op spasme van de bronchiën; ook infiltratie en aanwezigheid van taai slijm kunnen rhonchi veroorzaken. Een aantal andere oorzaken van wheezing, genoemd in tabel 11.1, kunnen door lichamelijk onderzoek uitgesloten worden. Vooral links-rechtsverschillen moeten doen denken aan andere oorzaken dan wheezen door astma of een virusinfectie. Een acuut ziek geworden kind met hoge koorts zonder duidelijke prodromi, dat bij onderzoek een eenzijdig verminderd ademgeruis of bronchiaal ademen en/of eenzijdige crepitaties blijkt te hebben, heeft veelal een bacteriële lage luchtweginfectie.

Ten slotte wordt gelet op de aanwezigheid van atopische dermatitis, omdat daardoor de kans op het uiteindelijk ontwikkelen van astma groter is.

Na uitsluiten van de zeldzamere oorzaken van wheezing op de zuigelingenleeftijd door anamnese en onderzoek, blijven de twee meest voorkomende oorzaken van wheezing op deze leeftijd over (zie tabel 11.2):
– voorbijgaande 'goedaardige' wheezing; in de meerderheid van de gevallen ontstaat dit wheezen aansluitend aan een virale infectie. We stellen daarom voor dit viraal wheezen te noemen;
– wheezen als manifestatie van de obstructie van een zich ontwikkelend astma, eventueel geluxeerd door andere prikkels dan alleen een virale infectie: symptoomdiagnose astma.

Aanvullend onderzoek

Het zou ideaal zijn als de huisarts met een 'test' viraal wheezen van beginnend astma zou kunnen onderscheiden. Anamnese en lichamelijk onderzoek discrimineren immers niet tussen deze twee vormen. Helaas ontbreekt een voldoende sensitieve en specifieke (laboratorium)test om op deze leeftijd astma te bevestigen of uit te sluiten. Pas vanaf het vijfde à zesde jaar kunnen de diagnostische kenmerken van astma – reversibiliteit en variabiliteit van de obstructie door middel van longfunctietests geobjectiveerd worden.

In dit verband is het op zijn plaats te vermelden dat het laten maken van een thoraxfoto voor de diagnostiek van astma zinloos is. Alleen bij verdenking op een pneumonie is dat zinvol, mits het ziektebeloop afwijkend is. De NHG-Standaard *Astma bij kinderen* adviseert dit te doen bij kinderen jonger dan één jaar. Ook kan – in het kader van de DD van astma – het maken van een thoraxfoto overwogen worden bij kinderen ouder dan één jaar indien ze niet goed reageren op therapie.

Omdat 80-90 procent van de kinderen met astma allergisch is voor de huisstofmijt en/of kat of hond, zou het aantonen van een allergie een sterke aanwijzing kunnen zijn dat de wheezing-episode berust op astma. Een negatieve test, ook voor het vierde levensjaar uitgevoerd, voor respiratoire allergieën door middel van huidtests of RAST-tests (Phadiatop, Phadiatop Paediatric) maakt de kans dat er sprake is van astma kleiner. Een positieve test vóór het vierde jaar voor specifiek IgE in de RAST zoals kat, hond of huisstofmijt maakt de kans op het ontwikkelen van astma veel waarschijnlijker. Nieuwe non-invasieve inflammatiemarkers zijn momenteel in onderzoek. Door kinderartsen wordt inmiddels NO in uitademingslucht (FeNO), als meest gebruikte marker vanaf zes jaar, bij kinderen gemeten. Met een klein en mobiel apparaat kan dit eventueel ook gemeten worden door getrainde personen in de huisartspraktijk

De conclusie is dat met anamnese en (aanvullend) onderzoek meestal wel de zeldzamere oorzaken van wheezing kunnen worden uitgesloten, maar dat men niet goed kan differentiëren tussen astmatisch wheezen, i.e. de symptoomdiagnose astma en voorbijgaand viraal wheezen.

De volgende stap, het in kaart brengen van risicofactoren, kan hierbij behulpzaam zijn.

Risico-inventarisatie

Waarom is risico-inventarisatie van belang? Allereerst kan de huisarts daarmee de vraag van de ouders naar de kans op astma voor hun kind beter onderbouwd beantwoorden en daardoor angst en ongerustheid verminderen. Vervolgens kan door het inschatten van de kans of er inderdaad sprake is van de symptoomdiagnose astma, onjuiste behandeling worden voorkomen. Hierdoor kunnen zowel onder- als overbehandeling teruggedrongen worden. Ten slotte kan door het opsporen van risicofactoren bij een wheezende baby worden nagegaan welke van deze factoren in dit stadium al te beïnvloeden zijn.

Risicofactoren

Uit gegevens van langlopende cohortonderzoeken naar het ontstaan en het natuurlijk beloop van astma is een groot aantal risicofactoren in kaart gebracht. De belangrijkste worden in tabel 11.3 genoemd. De risicofactoren zijn te onderscheiden in endogene en exogene factoren. Endogene risicofactoren kunnen niet worden veranderd. Sommige exogene risicofactoren (veelal omgevingsfactoren) lenen zich beter voor beïnvloeding. Hierna worden enkele risicofactoren afzonderlijk toegelicht voor zover zij consequenties hebben voor het huisartsgeneeskundig handelen.

De leeftijd waarop het wheezen begint. De leeftijd waarop de eerste episode van wheezing optreedt kan een aanwijzing zijn voor een slechtere prognose. Ingedeeld naar het tijdstip waarop de eerste periode optreedt, zijn twee fenotypen wheezers te onderscheiden:

1 Zuigelingen en peuters die piepen voor het derde jaar. Deze groep kan weer onderverdeeld worden in:
   - zuigelingen en peuters die voorbijgaand wheezen. Zij hebben vaak maar één of enkele episoden van piepen al dan niet met hoesten, volzitten en/of kortademigheid. Meer dan de helft van hen heeft geen last meer na het zesde jaar. Dit zijn de transient wheezers. Mogelijk gaat het hierbij om kinderen die nauwe en/of kleine luchtwegen hebben, met bij de geboorte al een erfelijk bepaalde verminderde longfunctie. Daardoor zouden bij een virale infectie de klachten eerder optreden, zeker wanneer in het gezin gerookt wordt. Bij deze groep gaat het dus om voorbijgaand viraal wheezen.
   - zuigelingen die eveneens vroeg gaan wheezen maar daarmee intermitterend blijven doorgaan en astma ontwikkelen (persistent wheezers). Het betreft vaak kinderen met een positieve familieanamnese en kinderen met een rhinitis die optreedt zonder verkoudheid. Ook kinderen die een atopische dermatitis hebben ontwikkeld of al vroegtijdig gesensibiliseerd zijn door allergenen hebben een grote kans tot deze groep te behoren. Zij verdienen volgens de NGH-Standaard in ieder geval de 'symtoomdiagnose astma'.

2 Peuters die pas op latere leeftijd (> 3 jaar) gaan wheezen (late onset wheezers). Voor deze peuters geldt: hoe later de eerste episode van wheezing, des te vaker is er sprake dat zij hiermee doorgaan en astma ontwikkelen. Ook in deze groep blijkt vaker atopie voor te komen. Ook deze peuters moeten gerangschikt worden onder de symptoomdiagnose astma.

Tot de groep waarbij de huisarts de symptoomdiagnose astma heeft gesteld behoren dus peuters die zeer vroeg beginnen met wheezing én peuters die pas na het derde jaar gaan wheezen. Beide groepen hebben een grote kans om na het zesde jaar astma te krijgen.

De familieanamnese. Een voorwaarde voor het krijgen van astma (en daarmee de belangrijkste risicofactor) is de aanwezigheid van een genetische predispositie. De dispositie uit zich door de aanwezigheid van astma bij eerstegraads familieleden (vader, moeder, broers en zussen; fig. 11.2). Uit onderzoek in de huisartspraktijk onder bijna 7000 gezinnen (cijfers van het Registratie Netwerk Huisartsen, Maastricht) blijkt dat de aanwezigheid van astma in het gezin de kans op het ontwikkelen van astma voor een pasgeborene in de loop van zijn eerste achttien levensjaren met drie tot zes keer vergroot. Overigens gold dit alleen als astma in het gezin voorkwam. De aanwezigheid van atopische dermatitis en allergische rhinitis bij vader, moeder of broertjes of zusjes verhoogde de kans op astma voor de nakomeling nauwelijks of niet.

De bruikbaarheid van de test 'familieanamnese' als voorspeller van het al of niet optreden van astma bij de nakomeling, laat zich voor de huisartspraktijk als volgt vertalen: heeft een vader, moeder of een broertje of zusje van een pasgeborene astma, dan is de kans dat deze baby astma ontwikkelt 20-40 procent. Is er geen sprake van een positieve familieanamnese, dan is de kans op het ontwikkelen van astma slechts 0-10 procent.

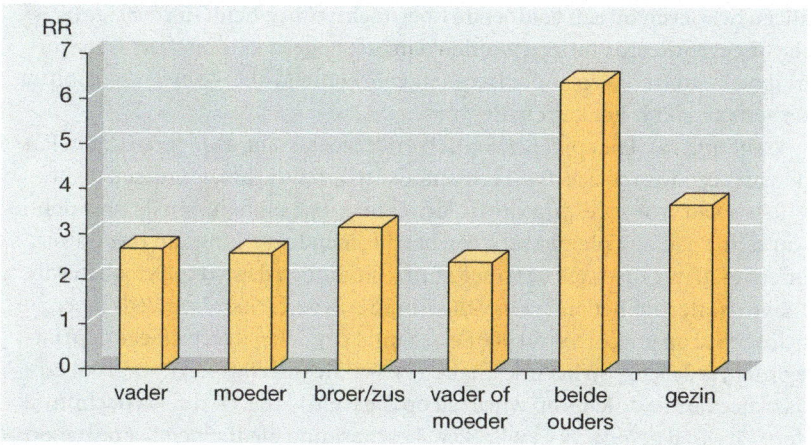

Figuur 11.2
Het relatieve risico van astma bij aanwezigheid van astma bij vader, moeder, broertjes of zusjes (bron: RNH 1996, n = 6934 gezinnen).

Aanwezigheid van atopische dermatitis en/of koemelkallergie. Al of niet familiair belaste kinderen met een atopische dermatitis en/of koemelkeiwitallergie vóór het tweede jaar, hebben alleen al op grond van dat gegeven een grote a-priori-kans van 40 procent om astma te ontwikkelen. Bij een positieve familieanamnese wordt de a-priori-kans om astma te krijgen 60 procent. Indien een dergelijk belaste zuigeling vervolgens ook nog gaat wheezen, is de kans dat er persisterend astma ontstaat zelfs 80 procent.

Prematuriteit. Kinderen die voor de 37e zwangerschapsweek zijn geboren met een geboortegewicht van minder dan 2500 gram, hebben een 2,5 keer zo grote kans om astma te ontwikkelen. Familiair belaste prematuren ontwikkelden zelfs vier keer zo vaak luchtwegklachten.

Passief roken. Een belangrijke prikkelende stof is tabaksrook. Indien een baby zowel prenataal (roken via de placenta) als postnataal (roken in aanwezigheid van de baby) in aanraking komt met rook, is de kans dat respiratoire klachten ontstaan met een factor 2 à 3 vergroot in vergelijking met kinderen die opgroeien in gezinnen waarin niet gerookt wordt. Vooral kinderen van moeders die tijdens de zwangerschap rookten, hebben bij de geboorte een verminderde longfunctie die zich niet meer herstelt.

Geen borstvoeding. Uit onderzoeken in de huisartspraktijk en in de open populatie is gebleken dat kinderen (al of niet familiair belast) die geen of maar gedurende zeer korte tijd borstvoeding krijgen, een grotere kans (relatief risico 3) lopen op respiratoire morbiditeit, waaronder astma.

Expositie aan respiratoire allergenen. Blootstelling aan inhalatieallergenen tijdens de eerste levensjaren, in het bijzonder bij familiair belaste kinderen, is een belangrijke stimulus voor lokale sensibilisatie van de lagere luchtwegen. Zo leidt een hoge huisstofmijtconcentratie in de slaapkamer van kinderen vaker (relatief risico 4 à 5) tot recidiverend wheezen. De huisstofmijt kan alleen overleven bij een voldoende hoge luchtvochtigheid. In vochtige of slecht geventileerde huizen worden dan ook hogere concentraties huisstofmijt aangetroffen. Een ander frequent voorkomend allergeen dat sensibilisatie veroorzaakt is het kattenallergeen.

Virale infecties. Uit epidemiologisch onderzoek komt naar voren dat in landen met een westerse leefstijl een omgekeerde relatie bestaat tussen de prevalentie van vroege respiratoire infecties bij jonge kinderen en de prevalentie van astma. Dit zou pleiten voor een beschermende werking van respiratoire infecties. In tegenspraak daarmee zijn bevindingen dat het doormaken van RS-virusinfecties het ontstaan van astma bevordert. Doordat steeds meer zuigelingen al op jonge leeftijd voor een aantal dagdelen in een crèche geplaatst worden, is de kans op het doormaken van virale infecties sterk vergroot en daarmee neemt de kans op wheezen op die leeftijd toe. Of dit, waarschijnlijk door virussen geïnduceerd wheezen, bescherming biedt tegen het ontwikkelen van astma op latere leeftijd, staat nog ter discussie.

Het voorgaande samenvattend kan worden gesteld dat bij de presentatie van de eerste wheezing-episode bij zuigelingen het van belang is de aanwezigheid van risicofactoren voor astma in kaart te brengen door middel van een astma-anamnese en onderzoek. Tevens wordt een inschatting gemaakt van de kans dat de klachten een uiting zijn van een zich ontwikkelend astma of dat er sprake is van een (goedaardig) voorbijgaand wheezen. De verschillen en overeenkomsten tussen deze twee vormen van wheezing zijn vermeld in tabel 11.2.

Reactie op bronchusverwijders

Een belangrijk hulpmiddel bij de verdere differentiatie tussen de twee genoemde vormen van wheezen is het aantonen van een reversibele obstructie. Als het piepen (en hoesten en kortademigheid) binnen een kwartier na het inhaleren van een bèta-2-mimeticum verbetert, is er per definitie sprake van reversibiliteit van de obstructie. Omdat dit soms ook bij viraal wheezen verbetering geeft, is dat echter nog niet bevestigend voor de diagnose astma. Daarmee is een van de hoofdkenmerken van astma vastgelegd. Ook het spontane herstel in de tijd, afgewisseld met recidieven, geeft al aan dat er sprake is van reversibiliteit van de obstructie.

Tabel 11.2 Verschillen tussen viraal wheezen en wheezen bij symptoomdiagnose astma op zuigelingen- en peuterleeftijd.

	viraal wheezen	wheezen bij symptoomdiagnose astma
anamnese klachten		
begin klachten	meestal < 3 jaar	alle leeftijden, vooral > 3 jaar
klachten		
– aard	hoesten en 'vol zitten'	hoesten en kortademigheid
– duur	> 10 dagen	wisselend (maar vaak > 10 dagen?)
– recidieven	altijd aansluitend aan virus voorbijgaand	vaak aansluitend aan virus, meestal langdurig en vaker
rol risicofactoren		
– geen borstvoeding	duidelijk	minder duidelijk
– aanwezigheid atopie	nee	duidelijk
– blootstelling allergenen	nee	duidelijk
– passief roken	duidelijk	duidelijk
– small airways (prematuriteit)	duidelijk	niet duidelijk
– genetische predispositie familiaire belasting	nee	duidelijk
geslacht (m > v)	duidelijk	minder duidelijk
lichamelijk onderzoek	vooral beiderzijds rhonchi, tachypneu	vooral piepen en verlengd exspirium
RAST- of huidtest	niet allergisch	vaak allergisch
reactie op behandeling (bèta-2-mimetica, inhalatiecorticosteroïden)	zeer matig	redelijk tot goed

De uitvoering van een proefbehandeling

In de huisartspraktijk. Bij een zuigeling tot één jaar: vernevelaar met 2,5 mg (= 2,5 ml) salbutamol + 250 mcg (= 1 ml) ipratropiumbromide vernevelen. Het kind zit bij moeder op schoot, met het gezicht van haar af. Het kapje moet op de wang, over de neus en de mond worden geplaatst, zonder lekkage van (valse) lucht langs het kapje. Er dient derhalve enige druk uitgeoefend te worden. Minimaal 5 minuten vernevelen, dan het effect afwachten in de wachtkamer, zo nodig na 15 minuten nogmaals herhalen. Indien na 15-30 minuten een duidelijke vermindering van de klachten is opgetreden, wijst dit op reversibiliteit. Bij heel jonge kinderen (tot een jaar) is dus de vernevelaar te verkiezen met voldoende bèta-2-mimeticum boven de voorzetkamer.

Bij kinderen ouder dan één jaar kan direct een voorzetkamer met (1-3 jaar) of zonder (> 3 jaar) masker gebruikt worden. Druk ook hier weer het masker voldoende tegen de wang aan. Geef dan afzonderlijk drie puffs van het bèta-2-mimeticum met telkens vijf ademteugen. Ook in dit geval kan het effect worden afgewacht in de wachtkamer.

Spoedconsult bij piepende patiënt thuis. Bij een zuigeling tot één jaar: indien u beschikt over een transportabele vernevelaar, dan kunt u de procedure zoals hiervoor beschreven uitvoeren. Anders gebruikt u een voorzetkamer met masker, de uitvoering is dan zoals hiervoor beschreven. Is er na 10-15 minuten nog geen effect, geef dan nogmaals drie puffs via de voorzetkamer. Bij kinderen ouder dan één jaar: volg de hiervoor beschreven procedure.

De diagnose – bronchitis of peuterastma, what is in a name?

Huisartsen benoemen de eerste episode van wheezing nogal verschillend. Sommigen beschrijven alleen de symptomen zoals hoesten, piepen, vol zitten, anderen gebruiken het woord acute (spastische) bronchitis. Weer anderen 'durven' de klachten astma(-achtig) te noemen. Hoe de eerste episode van luchtwegobstructie in deze fase van het onderzoek wordt genoemd is om het even, het is belangrijk zich te realiseren dat ook de eerste wheezingepisode bij zuigelingen en peuters een (proef)behandeling met een bèta-2mimeticum verdient! Bij herhaalde klachten van piepen – zeker indien risicofactoren aanwezig zijn – wordt de symptoomdiagnose astma waarschijnlijker en viraal wheezen onwaarschijnlijker. Zeker als de klachten niet alleen tijdens of aansluitend aan een virale bovenste luchtweginfectie optreden. Overigens blijkt uit epidemiologisch onderzoek dat ruim 60 procent van alle jonge kinderen met astma vanwege hun luchtwegklachten een of meer keer met antibiotica worden behandeld. In tabel 11.3 zijn de risicofactoren voor het ontwikkelen van astma nog eens opgesomd.

Tabel 11.3 Risicofactoren en indicatoren voor het ontwikkelen van astma bij kinderen met wheezing.

endogene factoren	exogene factoren

- familiaire dispositie
- aanwezigheid atopische dermatitis
	- prematuriteit
	- blootstelling aan en reactie op:
	  • allergische prikkels:
	  • huisdieren m.n. kat
	  • huisstofmijt
	  • pollen (geboorteseizoen)
	- blootstelling aan irritantia:
	  • rook pre- en postnataal
	  • virale infecties

indicatoren - aanwezigheid specifiek IgE (positieve RAST) - herhaaldelijk wheezingepisoden voor én na het derde jaar - start van eerste wheezingepisode na het derde jaar - positieve reactie op proefbehandeling (m.n. ICS)	

Behandeling

Voor een uitvoerige bespreking van de behandeling van astma bij kinderen verwijzen wij naar de betreffende paragraaf verderop in dit hoofdstuk. In tabel 11.4 staat een overzicht van de aanbevelingen voor het huisartsgeneeskundig handelen bij wheezing. Het verzamelen van de gegevens bij anamnese, onderzoek, risico-inventarisatie en proefbehandeling vergt nogal wat tijd en het is daarom verstandig dit te spreiden over verschillende consulten.

Tabel 11.4 Aandachtspunten bij anamnese en onderzoek van wheezingepisoden bij kinderen onder de zes jaar.

anamnese	- familiaire belasting voor atopische aandoeningen
- aard van de klachten	
• piepen	• atopische verschijnselen bij patiënt
• hoesten	• koemelkallergie (in het verleden)
• 'kortademigheid' of 'benauwdheid'	• atopisch eczeem
• nachtelijke klachten (hoesten, piepen)	• allergische rhinitis
- patroon van de klachten: astma is pas astma als het recidiveert	- voorkomen van atopisch eczeem, hooikoorts, astma bij eerstegraads familieleden
• hoe vaak treden klachten(periodes) op?	
• hoe lang duren klachtenperiodes?	*lichamelijk onderzoek*
• hoe lang zijn de klachtenvrije intervallen?	• auscultatie; let op links-rechtsverschillen, piepende rhonchi
• zijn de klachtenvrije intervallen echt klachtenvrij?	

	aanvullend onderzoek
- uitlokkende factoren	- Phadiatop-test op inhalatieallergenen
• virale bovenste luchtweginfecties (crèchebezoek)	• vanaf 5-6 jaar: objectivering van de reversibiliteit met piekstroom- of FEV1-meting
• reactie op expositie aan inhalatieallergenen (huisdieren, huisstofmijt)?	• bij twijfel: vaststellen van de variabiliteit m.b.v. piekstroomdagboek gedurende veertien dagen
• reactie op aspecifieke prikkels (rook, mist, vochtig weer enzovoort)?	
• klachten bij inspanning zoals voeding en kruipen	*proefbehandeling*
	- reactie op proefbehandeling met bronchusverwijders (zie verder onder behandeling)
- medische voorgeschiedenis	
• recidiverende bovenste luchtweginfecties (verkoudheden, otitis media, pseudokroep)	
• prematuriteit	

2 Bronchiolitis

Casus 'Toch een minder vrolijke pieper'

Laurens is negen maanden als u hem weer ziet, nu tijdens de avonddienst. Het is inmiddels december. Ook nu piept hij weer hoorbaar. Af en toe is er een kuchend hoestje. Hij ligt nu echter passief in de armen van zijn moeder. Zij vertelt dat het twee dagen geleden begonnen is met koorts en een neusverkoudheid en hoesten en wat piepen. Zij heeft gisterenavond al telefonisch contact gehad met uw waarnemend collega, omdat Laurens koorts met een loopneus had en begon te piepen. De waarnemend collega adviseerde nog even af te wachten. 's Nachts is ze er nog een paar keer uitgeweest, omdat Laurens maar bleef hoesten, maar hij sliep wel door. Vanochtend leek het wat beter te gaan, vandaar dat ze niet op het spreekuur was gekomen. Als Laurens uitgekleed op de onderzoeksbank ligt vallen de thoracale intrekkingen op met neusvleugelen. Af en toe draait hij de ogen weg. De ademfrequentie is 55 per minuut. Bij auscultatie hoort u zeer zacht ademen. Er is een forse waterige rinorroe.

De verschijnselen van wheezing in deze casus wijzen op bronchiolitis. Dit ziektebeeld wordt hieronder besproken.

Pathofysiologie

Een acute bronchiolitis in de vorm van een virale infectie van de bronchiolaire mucosa wordt in 70 tot 85 procent van de gevallen veroorzaakt door het RS-virus. De overige gevallen worden veroorzaakt door het (para-)influenzavirus en adenovirussen. Het virus kan zich snel delen in het bronchiolaire epitheel en veroorzaakt daar het afsterven van trilhaarepitheelcellen. Tevens is er een toename van de slijmsecretie. De combinatie van meer slijm en meer afgestorven cellen veroorzaakt een obstructie van het lumen van de bronchioli (kleinste luchtwegen). Het gevolg van deze obstructie zijn atelectase en hyperinflatie. Een gestoorde ventilatie in combinatie met ventilatie-perfusiewanverhoudingen en ten slotte hypoventilatie ten gevolge van apneu of uitputting leiden tot hypoxie en hypercapnie.

Epidemiologie

Bronchiolitis door RS-virusinfecties komt in 88 procent van de gevallen voor in de eerste drie levensjaren en binnen die groep het frequentst bij kinderen jonger dan zes maanden. Wellicht is dat een gevolg van het feit dat de passieve immuniteit tegen RS-virus, verworven via de moeder, na één à twee maanden afneemt. Bacteriën spelen in de pathogenese van bronchiolitis geen belangrijke rol. Bronchiolitis kan het gehele jaar door ontstaan, maar RS-virusinfecties komen meestal voor in de vorm van epidemietjes in de wintermaanden, in het bijzonder van november tot april. De ziekte verspreidt zich niet aerogeen, maar vooral door hand-neus- en hand-oogcontact met gecontamineerd secreet. Het RS-virus overleeft buiten het lichaam zes uur. Bijna alle kinderen worden in de leeftijdsperiode van twee jaar minstens eenmaal besmet. De meesten van hen worden echter niet of slechts weinig ziek ('verkoudheid').

Klinisch beeld

De klachten

Bronchiolitis wordt net als astmatisch wheezen (wheezen bij symptoomdiagnose astma) gekenmerkt door piepen, hoesten en kortademigheid. Meestal wordt het voorafgegaan of gaat het gepaard met een neusverkoudheid. Er is vaak matige koorts. Het onderscheid tussen wheezing als uiting van astma en een bronchiolitis is voor de huisarts op grond van het klinische beeld dus moeilijk te maken. In de huisartsgeneeskunde wordt (ten onrechte) de term bronchiolitis meestal gereserveerd indien er sprake is van een combinatie van ernstige dyspneu en wheezing in het eerste levensjaar, waarbij de overweging wel of niet opnemen aan de orde is. De pathofysiologische mechanismen die de klachten veroorzaken verschillen duidelijk van die van wheezing door astma, en dat geldt ook voor de therapeutische mogelijkheden.

Diagnostiek

Lichamelijk onderzoek

De forse waterige rinorroe is zeer uitgesproken. Bij auscultatie worden rhonchi en soms fijne crepitaties gehoord. In ernstiger gevallen worden tachycardie, tachypneu, substernale en/of intercostale intrekkingen waargenomen.

Aanvullende diagnostiek

Naast de anamnese en het lichamelijk onderzoek heeft de huisarts weinig aanvullende diagnostische mogelijkheden. In de klinische setting is de waarde van een sneltest op de aanwezigheid van RS-virus in neusspoelsel tijdens epidemieën dusdanig betrouwbaar dat men hierop kan afgaan. Een thoraxfoto is alleen zinvol bij lokale afwijkingen bij auscultatie (lobaire pneumonie?) of bij extra zuurstofbehoefte (meting via transcutane saturatiemeter).

Behandeling

Voor bronchiolitis bestaat geen bewezen goede therapie. Het gebruik van bronchusverwijders bij bronchiolitis blijft controversieel, omdat de oorzaak van de obstructie meer gezocht moet worden in een obstructie van de kleinste luchtwegen door slijm en aangetaste trilhaarfunctie dan in bronchospasme. Daar staat tegenover dat een groot aantal kinderen een bronchiale hyperreactiviteit ontwikkelt. Daarom is een proefbehandeling met een bèta-2-mimeticum gerechtvaardigd. De rol van inhalatiecorticosteroïden is beperkt in de directe fase, wel is nog in onderzoek of ze post-RS-virus-geïnduceerde hyperreactiviteit kunnen voorkomen. De voorlopige resultaten lijken niet veelbelovend.

Opname-indicaties

Er kunnen enkele risicogroepen worden onderkend met een verhoogde kans op respiratoire insufficiëntie, beademing en/of overlijden ten gevolge van bronchiolitis. Dit zijn vooral kinderen met chronische longziekten, congenitale hartziekten of een immuundeficiëntie. Maar ook kinderen jonger dan zes weken hebben een verhoogde kans op risico's (met name apneus) waarvoor beademing nodig kan zijn. Meer dan 90 procent van de beademde kinderen met bronchiolitis wegen bij opname minder dan 5 kg. Derhalve wordt aangeraden kinderen met een laag geboortegewicht, prematuur geborenen en zuigelingen met bekende longproblemen of hartafwijkingen op te nemen voor observatie.

Naast de benauwde kinderen met extra zuurstofbehoefte dienen ook wheezende kinderen jonger dan drie maanden, prematuur geborenen en kinderen met long- of hartafwijkingen onderzocht te worden op de aanwezigheid van het RS-virus en zij moeten in principe klinisch geobserveerd worden. Een samenvatting van de opname-indicaties bij bronchiolitis staat vermeld in tabel 11.5.

De behandeling in de kliniek is vooral symptomatisch. Het handhaven van een goede hydratietoestand en oxygenatie is dan ook de leidraad voor de behandeling. Ook hier geldt: voorkomen is beter dan genezen. Vooral extra zuurstof geven indien nodig en frequent uitzuigen bij verstopte neus. Zoals gezegd heeft slechts een beperkt deel van de kinderen baat bij bronchusverwijders. Zo nodig worden ze frequent toegediend per vernevelaar (tot 24 ×/dag). Doordat besmetting plaatsvindt via neus-handcontact, werkt frequent handen wassen preventief.

Tabel 11.5	Opname-indicaties bij wheezing.
- onvoldoende verbetering binnen een half uur bij adequate behandeling	- tachypneu > 60/min.
- alarmsymptomen: uitputting, cyanose, bewustzijnsdaling	- aanvallen van (ook anamnestisch) apneu(s)
- jonger dan drie maanden	- dehydratie met lethargie
- prematuur/dysmatuur	- niet meer willen drinken
- pre-existente long- en hartafwijkingen	- onvoldoende zorgmogelijkheid

Prognose

Van de opgenomen kinderen overlijdt 2-5 procent als gevolg van een bronchiolitis. Er is een relatie met wiegendood gesuggereerd (apneus). Kinderen die een bronchiolitis hebben doorgemaakt waarvoor een opname noodzakelijk was, hebben veel vaker persisterende longfunctiestoornissen. Bij 50 procent van de kinderen ontstaat een recidief, zoals ook volwassenen regelmatig opnieuw (asymptomatisch) geïnfecteerd kunnen raken.

Het is nog onduidelijk welke kinderen met een bronchiolitis een toegenomen risico hebben om astma te krijgen. Is het een uitlokkende factor die de allergische cascade in gang zet? Uit epidemiologisch onderzoek blijkt in ieder geval dat er een relatie bestaat tussen het doormaken van een RS-virusbronchiolitis en astma. Ook voor wheezing door bronchiolitis geldt: hoe ouder het kind, des te groter de kans dat er sprake is van astma uitgelokt door deze virale factor.

3 Hoesten bij astma

> **Casus 'Niet alles wat astma heeft piept en astma is niet alleen piepen'**
>
> Hanneke is een meisje van vijf jaar. Zij komt met haar moeder, omdat zij 'de longen uit haar lijf' hoest. De medische voorgeschiedenis vermeldt het voorkomen van recidiverende oorontstekingen tussen het tweede en derde jaar. Haar adenoïden zijn toen verwijderd met matig resultaat. Daarna heeft zij gedurende zes maanden trommelvliesbuisjes gehad. U ziet dat zij een paar keer eerder is geweest voor hoesten bij een verkoudheid. Nu is het hoesten weer een paar weken aan de gang. Af en toe wordt ze wakker van het hoesten. Moeder wil dan ook een middeltje tegen het hoesten van haar dochtertje hebben. U besluit op grond van de gegevens een astma-anamnese af te nemen. Het blijkt dat Hanneke ook gaat hoesten als ze zich inspant, zeker bij koud of vochtig weer. Dat heeft moeder gemerkt als ze touwtje springt. Ze is dan niet benauwd en piept evenmin. Het schoolzwemmen gaat haar goed af, al moet ze van de benauwde chloorlucht wel hoesten. Ook hoest ze vaker als ze buiten gespeeld heeft en weer naar binnen gaat. En als ze hard moet lachen! Tevens blijkt ze, voor het eerst, in april van dit jaar last te hebben gehad van veel niezen bij het fietsen naar school. Bij navraag blijkt de moeder als jonge vrouw inspanningsastma gehad te hebben. Zij gebruikte toen gedurende een paar jaar een 'pompje' vóór het sporten. Sinds ze kinderen heeft sport ze echter niet meer en heeft ze ook geen klachten meer. Als kind had ze ook last van 'dauwworm'. Nu heeft ze alleen nog maar een gevoelige huid.

In deze casus gaat het dus om een familiair belast kind met een voorgeschiedenis van recidiverende luchtweginfecties, dat nu anamnestisch vooral last heeft van hoesten als reactie op aspecifieke prikkels. Hoesten is een van de meest gepresenteerde klachten van kinderen. Uit onderzoek blijkt dat een kwart van de kinderen van nul tot veertien jaar de huisarts jaarlijks bezoekt vanwege dit probleem; het is daarmee de meest gepresenteerde klacht van de luchtwegen bij kinderen van nul tot veertien jaar.

In de minderheid van de gevallen betreft het hoesten samenhangend met astma. Afhankelijk van de leeftijd van het kind kan de huisarts een differentiële diagnose opstellen (tabel 11.6). Bij hoesten in combinatie met piepen zal de huisarts eerder geneigd zijn te denken aan astma dan bij alleen hoesten. Als langdurig hoesten als enige klacht wordt gepresenteerd, ligt dat anders. Helaas blijkt dat huisartsen astma nog steeds onderdiagnosticeren. Onderzoek bij 1805 kinderen in de leeftijd van acht tot twaalf jaar toonde aan dat van degenen die bij screening astma hadden, 57 procent niet bekend was bij de huisarts. Van deze kinderen was 40 procent nooit bij de huisarts geweest met aan astma gerelateerde symptomen; 60 procent echter wel. Met welke klachten deze laatste groep kwam, is te zien in figuur 11.3. Opvallend was dat 18 procent met de klacht wheezing (piepen in combinatie met hoesten en/of kortademigheid) was geweest. Een derde was zelfs gemiddeld 3 keer bij de huisarts geweest met alleen de klacht chronisch hoesten (onder andere gedefinieerd als hoesten dat ten minste 5 dagen duurt gedurende 3 maanden). Overeenkomstige cijfers worden gerapporteerd uit onderzoeken in de open populatie.

Kennelijk is er een groep kinderen met astma met als enig gepresenteerd symptoom hoesten: de 'cough-variant-astma'.

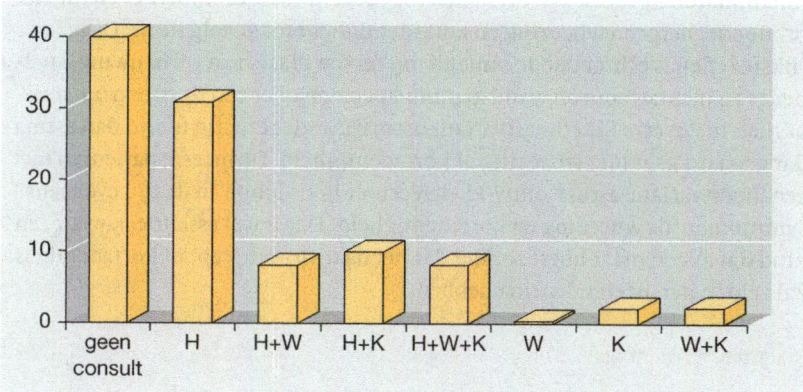

Figuur 11.3
Aan de huisarts gepresenteerde klachten bij kinderen van 8-12 jaar die bij screening astma hebben.

H: hoesten; W: wheezing; K: kortademig.
Bron: E.M. Le Coq, Children with astma. Dissertatie, Amsterdam, 1998

Tabel 11.6	Oorzaken van hoesten naar leeftijd.
zuigelingen 0-1 jaar - virale infecties van de luchtwegen: S/rinovirus, cytomegalovirus - bacteriële infecties van de luchtwegen, kinkhoest, chlamydia - astma - cystische fibrose - aangeboren afwijkingen	*kinderen 2-4 jaar idem als 0-1 jaar* - Mycoplasma pneumoniae -infectie - corpus alienum *kinderen 5-18 jaar* - astma: inspanning, (passief en actief) roken - virale infecties van de luchtwegen - bacteriële infectie van de luchtwegen, Mycoplasma pneumoniae

Pathogenese van hoesten bij astma

Waarom staat bij de ene patiënt met astma het piepen op de voorgrond en bij de andere vooral het hoesten? Mogelijk is dit een gevolg van het feit dat de hoestreceptoren zich in de grotere luchtwegen bevinden en patiënten met 'hoestvariant-astma' meestal eerst een inflammatie hebben van de grotere luchtwegen. Als de meer perifeer gelegen luchtwegen betrokken raken bij het inflammatoire proces, kan dit leiden tot oedeem van het slijmvlies en mucusproductie, hetgeen wheezing en kortademigheid tot gevolg heeft. De belangrijkste reden is echter dat de samenhang tussen plaats van vernauwing, snelheid van luchtstroom en wandspanning bepalen of er een fluittoon ontstaat of niet. In zoverre lijkt 'hoestvariant-astma' minder ernstig te zijn dan astma dat gepaard gaat met wheezing of kortademigheid. De meeste patiënten met een 'hoestvariant-astma' ontwikkelen echter in de loop van de tijd eveneens symptomen als wheezing en kortademigheid. Dát is wel essentieel, want een kind dat alleen maar hoest zonder dat het daarbij ooit piept of kortademig is, zal zelden persisterend astma hebben.

Klachten en diagnose

Het hoesten is repeterend aanwezig, meestal niet productief en komt zowel overdag als 's nachts voor. Het wordt verergerd of geluxeerd door aspecifieke prikkels zoals inspanning, koude lucht, virale infecties en door allergenen. Passief roken is een beruchte oorzaak van persisterend hoesten. Ook de mate van luchtverontreiniging (fijn stof) speelt een rol. Soms is er tevens sprake van andere atopische verschijnselen in de anamnese. Hooikoorts of andere allergieën komen op deze leeftijd vaak voor het eerst tot uiting. Een RAST- of huidtest op inhalatieallergenen is daarom zinvol. De familieanamnese blijkt in 50 procent van de gevallen positief. De hoest wordt niet beïnvloed door hoestprikkeldempers, antibiotica of antihistaminica.

Huisartsen kunnen bijdragen aan een snellere herkenning van astma door van ieder kind dat met de klacht hoesten (langer dan tien dagen) komt de astma-anamnese (zie tabel 11-4) af te nemen. Als er symptomen aanwezig zijn tijdens het consult, is het aantonen van reversibiliteit van een obstructie van meer dan 10 procent met behulp van longfunctiemeting vóór en na het geven van een bronchusverwijder bewijzend voor astma. Zo nodig kan dit via een verwijzing naar een longfunctielaboratorium uitvoeriger gemeten worden met een FeNO-meting als inflammatie-marker of met een histamineprovocatietest als marker voor bronchiale hyperreactiviteit.

Behandeling van astma bij kinderen

Er is geen reden om kinderen, zuigelingen, peuters en kleuters met de (symptoom)diagnose astma anders te behandelen dan astma bij oudere kinderen. Na een positieve reactie op de proefbehandeling en bij uitblijven van nieuwe episodes van wheezen is een afwachtend therapeutisch beleid op zijn plaats. Blijft het bij klachten die minder dan eenmaal per week optreden, dan is symptomatische therapie met behulp van bèta-2-mimetica aangewezen. Langdurige medicamenteuze interventie is noodzakelijk bij frequente klachten. Dan moeten niet alleen de symptomen met behulp van bronchusverwijders worden bestreden, maar ook altijd de inflammatie met behulp van inhalatiecorticosteroïden. Op deze wijze kan mogelijk permanente beschadiging van de longen worden voorkomen. Er is geen plaats meer voor behandeling van astma met cromoglicaten, ketotifen, of deptropine. Ook de waarde van antihistaminica bij wheezen op deze leeftijd is zeer beperkt. Aangezien bijna elke wheezing-periode op deze leeftijd wordt veroorzaakt door een virus is behandeling van het wheezen met antibiotica zinloos.

Tabel 11.7	Doel van de behandeling van astma.
bereiken van klachtenvrij zijn - medicamenteuze behandeling - secundaire preventieve maatregelen: elimineren van provocerende factoren bereiken van een normale longfunctie	zorg dragen voor optimale compliantie: - juiste inname en techniek van inhalatie - zelfmanagement nastreven gebruiken van de laagst effectieve dosering: - step-down waar mogelijk zo min mogelijk bijwerkingen

Aanpak van risicofactoren

Bij verdenking op wheezen door astma, is vermindering van expositie aan risicofactoren zinvol.

Passief roken. Roken in aanwezigheid van het kind moet altijd, of het wel of geen wheezing betreft, met klem ontraden worden, omdat aandoeningen van de bovenste en onderste luchtwegen minder voorkomen in gezinnen waar niet gerookt wordt. Ook het alleen 's avonds of onder de afzuigkap roken moet ontraden worden. Het is ten slotte overbodig op te merken dat zeker een kind met astma nooit moet gaan roken.

Saneren. Het is logisch te veronderstellen dat als astma al in het gezin voorkomt, er reeds saneringsmaatregelen zijn getroffen. Uit onderzoek is echter gebleken dat in gezinnen waarin astma voorkomt dit veelal slechts in zeer beperkte mate gedaan is. Figuur 11.4 toont welke 'ruimte voor verbetering' er nog is. Reductie van risicofactoren kan daarom een dubbel doel dienen. Niet alleen kan het tot klachtenvermindering leiden bij het gezinslid met astma/allergie, maar wellicht kan sanering ook een preventief effect hebben op de ontwikkeling van astma bij nakomelingen. Vanwege tegenstrijdig bewijs worden zelfs de allergeenvrije hoezen voor matras en kussen niet meer vergoed, ook niet voor kinderen met een bewezen huisstofmijtallergie. Indien een allergie voor kat en hond is aangetoond is het tijdelijk uit huis plaatsen als testmaatregel zinloos. Vooral het kattenallergeen kan nog maanden nadat het dier is weggedaan in huis aanwezig blijven. Verbetering van klachten als de patiënt ergens is waar geen huisdieren zijn, is een betere manier om de invloed van huisdierallergenen te testen. Het aanschaffen van (nieuwe) huisdieren moet wel sterk ontraden worden.

Inschakeling van een gespecialiseerde astma-COPD verpleegkundige is bij saneren aan te bevelen. Foldermateriaal ontwikkeld door het Astma Fonds is ook een bron van informatie voor zowel de ouders als de huisarts.

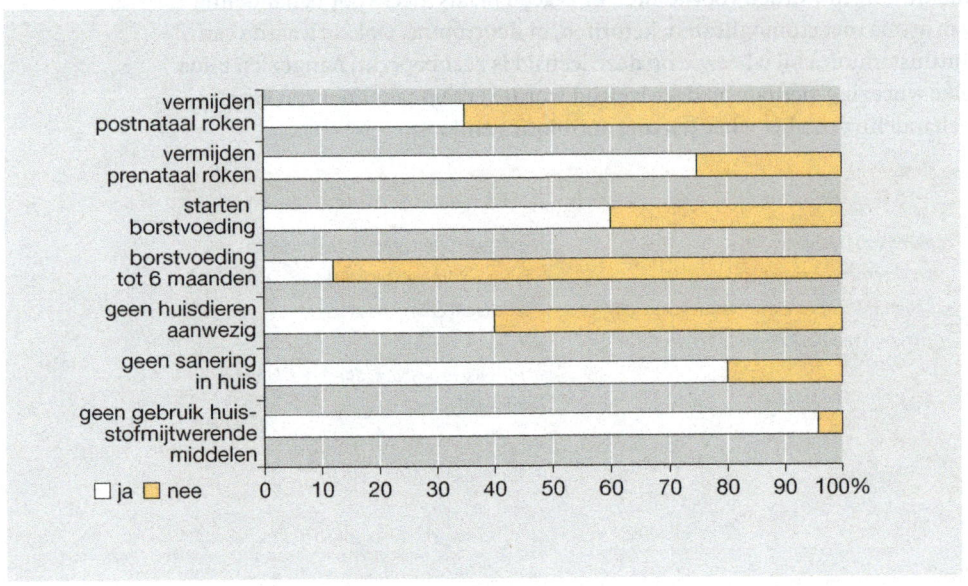

Figuur 11.4
Percentage van wel en niet genomen maatregelen ter reductie van allergische en niet-allergische prikkels.

Onderhoudsbehandeling van astma

Ondanks alle ontwikkelde stappenplannen (tabel 11.8) blijft de behandeling van astma bij kinderen een gecompliceerd geheel. Niet alleen de keuze van groepen medicamenten, maar ook de toedieningsvorm (tabel 11.9) en de verschillende doseringsregimes moeten in acht worden genomen. Daarom lijkt het raadzaam voor artsen kennis op te doen met één, hooguit twee toedieningssystemen van elke groep medicamenten. Voor de patiënt is het van belang slechts één toedieningsvorm tegelijk te hebben. Zeker is dat er geen plaats meer is voor orale anti-astmamiddelen, noch voor continu gebruik van alleen bronchusverwijders. Het voorschrijven van langwerkende bronchusverwijders is voorbehouden aan de kinderarts.

Als onderhoudstherapie is het raadzaam in een vroege fase te beginnen met een vaste dosis inhalatiecorticosteroïden, en daarna te zoeken naar de laagst effectieve dosering. In het huidige stappenplan (zie tabel 11.8) begint men met een hoge aanvangsdosering (beclometason) of budesonide 2 dd 1 inhalatie/puff à 200 mcg; fluticason 2 dd 1 inhalatie/puff à 100/125 mcg) die bij goede verbetering na één tot drie maanden gehalveerd worden. Het stoppen met onderhoudstherapie is zeer wel mogelijk bij een groot deel van de kinderen met astma, zeker bij de kinderen jonger dan vier jaar met de symptoomdiagnose astma. Wel is dan een goede follow-up in de vorm van regelmatige controles in de eerste jaren na het stoppen noodzakelijk om eerste recidieven op te sporen.

Behandeling van acute exacerbaties

Indien er sprake is van een acute verergering van de klachten bij een bekende (symptoomdiagnose) astma kan in eerste instantie getracht worden om met herhaalde bèta-2-inhalaties de benauwdheid te doen verminderen. Met herhaalde bèta-2-inhalaties per voorzetkamer (2-5 puffs per keer, zo nodig 2× herhalen in 15 min. tijd) of vernevelaar (< 4 jaar 2,5 mg; > 4 jaar 5 mg, te herhalen na 30 min.) kan de benauwdheid worden verminderd.

Indien hiermee niet op korte termijn (0,5-1 uur) verbetering wordt verkregen, wordt het noodzakelijk om systemische corticosteroïden in te zetten in de vorm van een 'prednisonstootkuur': 2 dd 1 mg/kg lichaamsgewicht, met een maximum van 40 mg/dag, gedurende zeven dagen, en in één keer stoppen. Door deze kuur zullen, zo is de pathofysiologische veronderstelling, de bèta-2-mimetica al snel (na 4-6 uur) weer gaan werken en zal de benauwdheid verminderen (na 1-2 dagen). Aansluitend moet de onderhoudsdosering opgehoogd (of juist gestart) worden, gedurende één tot drie maanden.

Controle

Kinderen die chronisch inhalatiecorticosteroïden gebruiken kunnen bij een goede instelling met tussenpozen van drie tot zes maanden gecontroleerd worden. Bij verlaging van de dosering wordt telkens na drie maanden het effect geëvalueerd. Gaat het goed, dan kan de dosis verder verlaagd worden.

Zijn er echter meer klachten, dan wordt teruggegaan naar de oorspronkelijke dosis (laagst effectieve dosis).

Tijdens deze controles is er aandacht voor de volgende punten:
- klachten (aard, duur, ernst);
- uitlokkende factoren (allergenen, nacht, inspanning, koud-warm, mist, rook);
- beperkingen in dagelijks leven, in het bijzonder school, sport en spel;
- gebruik bronchusverwijders en andere (inhalatie)medicatie (+ instructie);
- de effecten en het naleven van niet-medicamenteuze adviezen (sanering);
- zo nodig bijhouden van piekstroomdagboek;
- bij gebruik inhalatiesteroïden het meten van de lengte.

Het spreekt vanzelf dat het behandelplan eenduidig moet zijn en goed met de (ouders van de) patiënt besproken wordt. Bij een goed inzicht van ouders en/of patiënt kan gestart worden met zelfbehandeling en controle, en afspraken (op papier) wanneer contact moet worden opgenomen. In ieder geval moeten de ouders herhaaldelijk en uitgebreid voorgelicht worden over het nut van het medicatiegebruik en vooral van de inhalatiecorticosteroïden. Een

Tabel 11.8 Stappenplan astmatherapie bij kinderen.

stap	klachten	therapiemogelijkheden	ernst
1	- intermitterend (kort) - < 1 exacerbatie/maand - bèta-2-mimetica ≥ 3×/week	- vermijd uitlokkende prikkels - zo nodig bèta-2-mimetica (inh.) tot 6 dd - evt. ook vóór inspanning - start anti-inflammatoire therapie: inhalatiesteroïden (ICS) eerste keus:	mild

2	- persisterend mild
	- ≥ 1 exacerbatie/maand
	- bèta-2-mimetica > 3×/week
		- start:
		  • budesonide 2 dd 2 × 200 mcg
		  • fluticason 2 dd 2 × 100/125 mcg
		- onderhoud: laagst effectieve dosis zo nodig bèta-2-mimetica (inh.) tot 6 dd
			matig

3	- toenemend in ernst en frequentie - wekelijks klachten - frequent bèta-2-mimetica	- ICS (t/m fluticason 500/budesonide 800 mcg/d) - toevoegen langwerkende bèta-2-mimetica - zo nodig bèta-2-mimetica (inh.) tot 6 dd	ernstig
af	- afname in ernst en frequentie - bèta-2-mimeticagebruik verminderd	- verlagen ICS tot 200 à 400 mcg/d - dan staken langwerkende bèta-2-mimetica - zo nodig bèta-2-mimetica (inh.) tot 6 dd	step-down

Tabel 11.9 Leeftijd en toedieningsvorm. Schematische weergave van mogelijkheden van toedieningsvormen op de verschillende leeftijden, naar plaats van voorkeur.

	leeftijd		
vorm	< 4 jaar	4-7 jaar	≥ 8 jaar – volwassenen
- vernevelaar	tweede keus	tweede keus	zo nodig
- aerosol	eerste keus	eerste keus	tweede keus
• voorzetkamer	+	+	bij voorkeur
• masker	+	-	-
- poederinhalator	niet	vanaf 7 jaar	eerste keus

Tabel 11.10	Verwijsindicaties bij recidiverende wheezing.
- diagnostische problemen	- instabiel astma: in de voorgaande 12 maanden: > dan 1 opname o > 1 prednisonkuur
- onvoldoende verbetering op therapie bij maximale therapie: < 4 jaar na 6 weken/3 maanden > 3 jaar: ICS: > 250 mcg fluticason of > 400 mcg budesonide	- een exacerbatie die de volgende dag onvoldoende verbeterd is
- starten langwerkend bèta-2-mimeticum	- bijwerkingen inhalatiecorticosteroïdtherapie: afbuigen groeicurve

voorbeeld van de aandachtspunten die bij de voorlichting van ouders aan de orde kunnen komen is opgenomen in tabel 11.11.

Verwijzing

De verwijsindicaties zijn vermeld in tabel 11.10. Staat een kind onder behandeling van een kinderarts, dan is een goede communicatie tussen huis- en kinderarts cruciaal, zeker in de instelfase of bij het afbouwen van de medicatie. Bij exacerbaties zal immers meestal de huisarts gewaarschuwd worden, die de aanvullende behandeling zal initiëren. De bevindingen en aanpassingen van therapieën zullen onderling uitgewisseld moeten worden.

4 Inspanningsastma

Casus Inspanningsastma: een andere vorm van astma?

Titus, veertien jaar oud, komt op uw spreekuur. Hij vertelt dat hij sinds kort is gaan voetballen en daarbij last heeft van kortademigheid. Bij navraag blijkt hij tijdens de wedstrijd te moeten stoppen, omdat hij, zoals hij zegt 'de pijp leeg' heeft. Hij heeft gemerkt dat hij dan ook piept. Ook na de wedstrijd, in de kantine, voelt hij zich nog kort van adem en heeft hij veel last van de rook. Hij blijft dan hoesten. Hij rookt zelf niet.

Hoesten, piepen en benauwdheid door inspanning zijn uitingen van bronchiale hyperreactiviteit. Mogelijk bepaalt een genetische dispositie of de luchtwegen met een versterkte bronchiale prikkeling kunnen reageren. In de

Tabel 11.11	Informatie en educatie voor ouders betreffende astma.
Wat is astma?	**Wat is er aan te doen?**
- Astma is een chronische ziekte, d.w.z. dat er ook tussen de aanvallen door afwijkingen zijn, die echter geen (merkbare) klachten veroorzaken!	- Vermijden van oorzakelijke prikkels (voor zover mogelijk), d.w.z. stoppen met roken in huis, influenzavaccinatie, saneringsmaatregelen en verwijderen van huisdieren.
- De basis van astma is een ontsteking van het slijmvlies van de luchtwegen, niet als gevolg van een infectie, maar door chronische prikkeling, met als gevolg een 'onrustig' slijmvlies.	- Bij klachten kortwerkende bèta-2-mimetica ('verlichters') gebruiken, zo nodig ook vóór een inspanning, correct toegediend via de juiste inhalatievorm.
- Deze prikkels kunnen van allergische aard zijn, bijvoorbeeld pollen, huisstofmijt, huidschilfers van dieren enzovoort maar ook niet-allergisch zoals rook- en tabaklucht, koude lucht c.q. inspanning, mist en emoties.	- Bij klachten frequenter dan 1×/maand of 3×/week waarvoor bèta-2-mimetica nodig zijn, starten met dagelijkse onderhoudstherapie ('controleerders').
- Bij daarvoor gevoelige personen zal het slijmvlies eerder maar ook heviger op deze prikkels reageren (= bronchiale hyperactiviteit). Ook de huid en de slijmvliezen van darm, neus en ogen kunnen echter meedoen (= atopie).	- Bij nieuwe episoden van klachten tijdig/tijdelijk ophogen van deze medicatie. Tevens kortwerkende bèta-2-mimetica tot 6 dd, indien dit onvoldoende werkt een prednisonkuur.
- Er blijkt een duidelijk familiaire belasting voor atopie en astma te bestaan, in het bijzonder indien de moeder atopisch is stijgt de kans dat haar kind astma krijgt.	- Bij toename van de klachten de dosis van de onderhoudsmedicatie ophogen, zo nodig langwerkende bèta-2-mimetica toevoegen (is reden voor verwijzing).
- Door roken tijdens en na de zwangerschap neemt de kans op luchtwegklachten toe.	- Anti-astmamiddelen worden lokaal, dus per inhalatie toegediend, via een voor de patiënt meest adequate vorm. Dit dient regelmatig gecontroleerd en geïnstrueerd te worden.
	- Bijwerkingen van medicatie (vooral druk worden, lengtegroei) moeten besproken worden, maar mogen terecht als mild en niet-opwegend tegen de voordelen worden beschreven.
	- Bespreek ook dat de medicatie een zeer kleine hoeveelheid 'hormonen' bevat, die echter veel lager is dan de eigen productie en dat het geen geslachtshormonen zijn. Hierdoor wordt een steroïddosis duidelijk en bespreekbaar.

meerderheid van de gevallen is deze reactie asymptomatisch: de hyperreactiviteit is dan alleen aantoonbaar door de slijmvliezen te prikkelen met histamine (histamineprovocatietest). Er treedt dan een reversibele obstructie op. De patiënt houdt na de provocatie geen klachten. Bronchiale hyperreactiviteit komt veel voor. Uit onderzoek in de huisartspopulatie onder 551 gezonde adolescenten en jongvolwassenen van 10-24 jaar bleek dat bij ongeveer de helft(!) hyperreactiviteit van de luchtwegen voorkwam, waarvan slechts ongeveer 30 procent symptomatisch was in de vorm van chronisch hoesten, piepen of kortademigheid. Wanneer bronchiale hyperreactiviteit alleen door inspanning ontstaat en tot klachten leidt, dan spreken we van inspanningsastma. Patiënten met astma hebben in 80-90 procent van de gevallen tevens inspanningsgebonden klachten. Deze klachten treden kort na of tijdens inspanning op en verdwijnen na vijftien minuten tot een uur. Daarna treedt een refractaire periode van twee tot vier uur op. De inspanningsprovocatie moet op een gestandaardiseerde wijze worden uitgevoerd. Meestal wordt een loopband of fietsergometer gebruikt, tegenwoordig ook vaak in combinatie met een masker met koude en droge lucht. Na de provocatie wordt op gezette tijden de longfunctie bepaald. Wanneer de longfunctie met meer dan 20 procent daalt, is er sprake van een positieve test en dus van inspanningsastma. Het mechanisme achter deze prikkel is waarschijnlijk de combinatie van afkoeling en uitdroging van de slijmvliezen. Bij inspanning ontstaat dit door hyperventilatie (fysiologisch).

Behandeling

Inspanningsastma kan worden voorkomen door een goede warming-up. Daardoor wordt een kleine prikkel toegediend met een geringe reactie en daarna treedt een refractaire periode op, waarbij nieuwe (sterkere) prikkels geen gevolgen hebben.

Uiteraard is ook medicamenteuze behandeling mogelijk. Het snelste resultaat wordt verkregen met een kortwerkend bèta-2-mimeticum, vijftien minuten voor de inspanning. De werking houdt ongeveer twee tot drie uur aan. Indien de klachten ook los van inspanning ontstaan of onverwacht of frequent optreden, is een inhalatiecorticosteroïd geïndiceerd. Ongeveer een maand na het begin hiervan blijkt een meerderheid van de patiënten geen last meer te hebben van inspanningsastma.

Leesadvies

Bindels PJE, Wouden JC van der, Ponsioen BP, Brand PLP, Salomé PL, Hensbergen W van, Hasselt PA van, Steenkamer TA, Grol MH. NHG-Standaard Astma bij kinderen (tweede herziening). Huisarts Wet. 2006;49(11):557-72.

Geijer RMM, et al. Landelijke transmurale afspraak: Astma bij kinderen. Huisarts Wet. 1998;41:144-6.

Hoekstra MO. Consensus van de Sectie Kinderlongziekten betreffende de behandeling van astma bij kinderen. Ned Tijdschr Geneeskd. 1997;141:2223-9.

12 Snurken en het slaapapneusyndroom

Dr. A. Knuistingh Neven en prof. dr. W. De Backer

Casus

De heer R., een man van 58 jaar, werd door zijn huisarts verwezen naar de neuroloog in verband met een peroneuslaesie links. Bij onderzoek viel op dat de man zeer zwaar was (G 115 kg, L 1,82 m). In het verleden waren pogingen tot gewichtsvermindering slechts met een tijdelijk en zeer beperkt resultaat afgerond. De verdere anamnese deed vermoeden dat er mogelijk sprake was van een obstructief slaapapneusyndroom: dagelijks zwaar snurken, frequent wakker worden en slaperigheid overdag. Thuisregistratie van de ademhaling liet een apneu-index van 18 zien met zuurstofdesaturaties. Behandeling met continuous positive air pressure (CPAP, zie verder) gaf een spectaculaire verbetering van het dagelijks functioneren. De moeheid en de neiging in slaap te vallen tijdens vergaderingen waren verdwenen. Ongeveer twee jaar later bezocht de patiënt het spreekuur van de huisarts in verband met een sterke gewichtsvermindering (14 kg in vier maanden). Hij was gejaagd en nerveus, had een globusgevoel in de keel en er bestond warmte-intolerantie. Voorts meldde hij dat hij CPAP niet meer nodig had! Bij bloedonderzoek bleek dat hij aan hyperthyreoïdie leed (TSH < 0,03). Verwijzing naar een internist volgde. Uiteindelijk werd de patiënt behandeld met radioactief jodium en gesuppleerd met levothyroxine. Het gewicht nam weer toe, evenals de oorspronkelijke verschijnselen: moeheid en slaperigheid overdag. De patiënt gebruikt zijn CPAP-apparatuur weer.

1 Snurken

Inleiding

Snurken is het produceren van luide ademhalingsactiviteit in de bovenste luchtwegen tijdens de slaap. Deze snurkgeluiden ontstaan in het gedeelte van de bovenste luchtwegen waar geen rigide steun aanwezig is om compressie van buiten of collaps door invloeden van binnenuit tegen te gaan. Vernauwing leidt tot plaatselijke stroomversnelling van de ademlucht met turbulentie en meetrillen van de slappe farynxwanden. De hierbij betrokken structuren betreffen het palatum molle, uvula, tonsillen, tonsilbogen, tongbasis, farynxmusculatuur en farynxmucosa.

Snurken is, behalve een sociaal probleem met soms vergaande gezins- en relatieproblemen, ook een gezondheidsprobleem. Snurkende patiënten komen doorgaans alleen op het spreekuur indien de bedpartner erover klaagt en dit voor de bedpartner zelfs een reden is in een aparte slaapkamer te slapen. Het geproduceerde snurkgeluid kan immers soms oplopen tot een sterkte van 50-70 decibel, wat overeenkomt met het geluid van een laag overvliegende straaljager. Relatieproblemen en verstoorde sociale activiteiten (slapen tijdens vakanties) kunnen het gevolg zijn. Echtscheidingen en zelfs doodslag met snurken als aanleiding zijn bekend.

Soms kunnen bij hevig en zwaar snurken ademhalingsstilstanden ('stilte na de storm') voorkomen, wat voor de partner zeer beangstigend is. Dit kan voor de patiënt eveneens een reden zijn om op advies van de partner hulp te zoeken. Vooral in combinatie met klachten overdag, zoals onbegrepen moeheid of extreme slaperigheid, kunnen deze verschijnselen een aanwijzing zijn voor het bestaan van het obstructieve slaapapneusyndroom.

Epidemiologie

Snurken komt frequent voor. Uit eigen onderzoek bleek dat 37,8 procent van de mannen ouder dan 35 jaar drie of meer nachten per week snurkt. In de leeftijdsgroep van 50-64 jaar is het percentage het grootst (43,5 procent), daarna neemt het om niet geheel bekende redenen weer af. Van de groep snurkende mannen bleek bijna de helft (23 procent) deze gewoonte zelfs dagelijks of bijna dagelijks te hebben; zij kunnen dus habituele snurkers genoemd worden. Dit komt overeen met resultaten elders. Bij vrouwen zijn deze cijfers lager. Van vrouwen van 50 jaar en ouder blijkt dat 20,1 procent drie of meer nachten per week snurkt, terwijl 13,3 procent eveneens tot de groep habituele snurksters gerekend kan worden.

Pathofysiologie

Er zijn verschillende factoren die bijdragen tot het ontstaan van snurken.

De palatum-, tong- en farynxmusculatuur hebben een functie bij het openhouden van de luchtwegen tijdens de inspiratoire fase van de ademhalingscyclus. Wanneer de spiertonus ter plaatse onvoldoende en/of de ademopening te nauw is, kan snurken optreden (fig. 12.1). De tong zakt naar achteren onder invloed van de zwaartekracht en vibreert tegen het zachte palatum, uvula en farynx (fig. 12.2). Dit gebeurt in het bijzonder in rugligging. De spiertonus neemt af tijdens de diepe slaapfases en vooral tijdens de REM-slaap. Alcohol en hypnotica kunnen dit effect versterken. Ook hypothyreoïdie kan bijdragen aan de verminderde spiertonus, evenals neurologische aandoeningen.

Diverse bestaande afwijkingen kunnen de luchtpassage in de oro- en hypofarynx beperken: grote tonsillen, een vergroot adenoïd, vetweefsel in de farynx bij obesitas, een relatief te grote tong bij retro- en micrognathie en acromegalie.

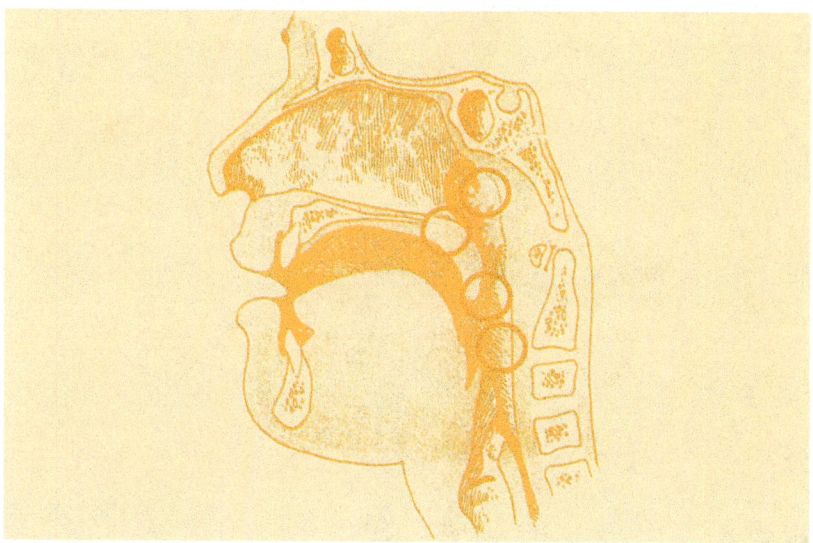

Figuur 12.1
Doorsnede van de bovenste luchtwegen met lokalisatie van mogelijke vernauwingen.

Bij inspiratie zullen een uitgesproken lang palatum en een lange uvula de nasofaryngeale opening vernauwen. Voorts wordt bij inspiratie het slappe farynxweefsel naar binnen gezogen, waardoor het lumen van de luchtwegen verkleind wordt. Beperking van de neuspassage veroorzaakt een toename van de negatieve druk tijdens de inspiratie, zodat het effect op de slappe farynxweefsels groter wordt dan normaal. Dit is de verklaring waarom personen die normaal niet snurken, bij een verkoudheid of allergische rhinitis wel snurken. Septumafwijkingen, neuspoliepen en tumoren kunnen eveneens bijdragen tot het ontstaan van snurken.

2 Het slaapapneusyndroom

Kenmerken van het syndroom

Het slaapapneusyndroom is een aandoening waarbij tijdens de slaap ademstops optreden die aanleiding kunnen geven tot lichamelijke en psychische klachten. Een ademstop (apneu) langer dan 10 seconden wordt als afwijkend beschouwd. Indien er tijdens de slaap gemiddeld vijf of meer ademstops per uur (apneu-index) voorkomen, wordt dit als pathologisch gezien. Een verhoogde apneu-index (AI) gaat gepaard met een grotere mortaliteit en morbiditeit. Ademstops kunnen aanleiding geven tot een verstoring van het

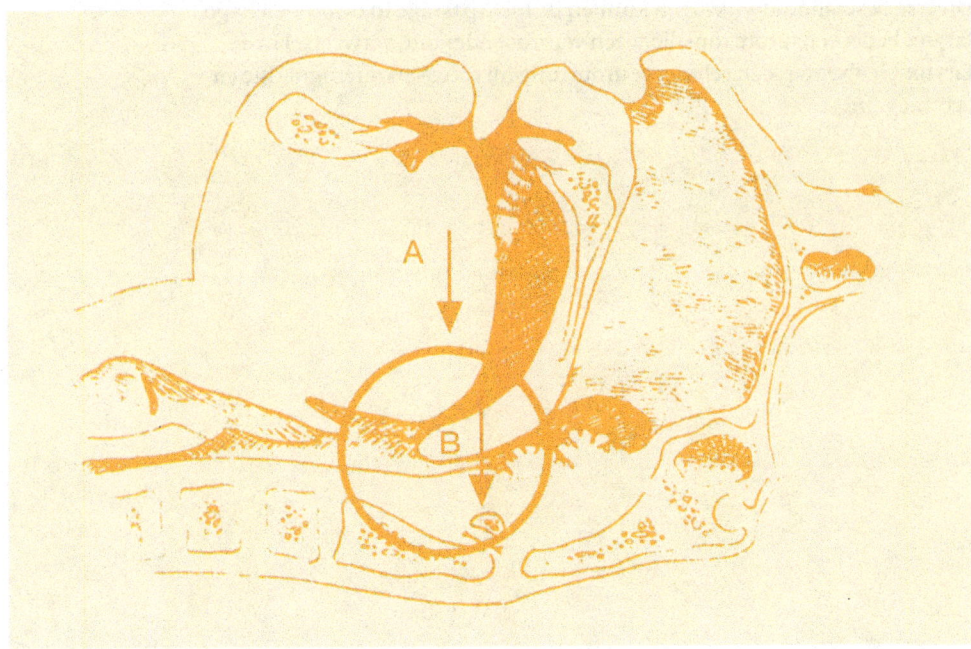

Figuur 12.2
Doorsnede van de bovenste luchtwegen in liggende houding. De tong, uvula en farynxwanden kunnen de luchtwegen vernauwen en zelfs afsluiten.

slaappatroon (wakker worden of lichter slapen), verminderde zuurstofverzadiging van het arteriële bloed en hartritmestoornissen. We onderscheiden obstructieve ademstops (collaberen van de bovenste luchtwegen), centrale ademstops (ontbreken van de prikkel vanuit het ademcentrum in de hersenstam) en gemengde ademstops met zowel een obstructieve als een centrale component (zie paragraaf Ademstilstand). Bij eenzelfde patiënt kunnen alle genoemde ademstops voorkomen. Vaak worden de begrippen 'sleep disordered breathing' en slaapapneusyndroom door elkaar gebruikt. 'Sleep disordered breathing' is het optreden van onder andere ademstops tijdens de slaap. Het slaapapneusyndroom is een klinisch syndroom waarbij deze ademstops klachten veroorzaken.

Symptomen

Slaperigheid overdag, vaak met ernstige gevolgen in de werksituatie, auto-ongevallen en sociale implicaties, is een van de belangrijkste klachten waarmee de patiënt zich aan de huisarts kan presenteren. Soms wordt de klacht verhuld als onbegrepen, langdurige moeheid. Snurken is ongetwijfeld het meest in het oog springende verschijnsel bij het syndroom, vooral bij de obstructieve vormen. Veel patiënten geven aan dat door de bedpartner behalve het snurken ook frequente, beangstigend lange ademstops worden vastgesteld. Voorts worden vele andere klachten beschreven bij syndroom zoals hoofdpijn 's morgens, keelpijn of droge mond 's morgens, libidoverlies, frequent wakker worden, prikkelbaarheid en verschijnselen van depressieve aard. Overgewicht wordt eveneens vaak beschreven in combinatie met het syndroom.

Hypertensie, angina pectoris, hartinfarct, decompensatio cordis en cerebrovasculaire accidenten komen vaak voor bij het slaapapneusyndroom. Hypertensie zou bij 40 procent van de patiënten met het syndroom voorkomen. Bij hypertensiepatiënten komt het syndroom driemaal vaker voor dan bij niet-hypertensieven. Een mogelijke verklaring is de verhoogde sympathicotonus gedurende de nacht, veroorzaakt door de sterk wisselende bloeddrukwaarden tijdens en na de ademstops. Ongetwijfeld speelt ook hier overgewicht een belangrijke rol.

Prevalentie

De in de literatuur gepresenteerde prevalentiecijfers lopen sterk uiteen: 0,3 procent tot 8,5 procent. Definitieverschillen ('sleep disordered breathing' versus slaapapneusyndroom) zijn een bron van verwarring bij de interpretatie van de gerapporteerde prevalentiecijfers. Hoge prevalentiecijfers kunnen verklaard worden door zowel het verschillend gebruik van definities als door methodologische tekortkomingen, zoals selectiebias. Selectiebias en het niet-hanteren van een klinisch evident syndroom als einddiagnose geven dus een vertekend beeld van de werkelijke prevalentie. Voorts kwam uit onderzoek naar voren dat asymptomatische ademstops vaker voorkomen dan men ooit besefte. Op één punt is de literatuur in ieder geval eenduidig: bij mannen komt het syndroom veel vaker voor dan bij vrouwen.

Onderzoek in de open populatie is slechts in beperkte mate verricht. Stradling vond dat 0,3 procent van mannen van 30 jaar en ouder aan het syndroom leed, terwijl Lavie en Gislason een prevalentie van 1 procent bij mannen vaststelde. Uit eigen onderzoek kwam naar voren dat ten minste 0,45 procent van alle mannen van 35 jaar en ouder lijdt aan een klinisch relevant syndroom, terwijl een gelijk aantal patiënten weliswaar aan alle criteria van het syndroom voldoet, maar in feite weinig klachten heeft. Dit betekent dat de huisarts rekening moet houden met de mogelijkheid dat ten minste twee à drie patiënten per normpraktijk aan dit syndroom lijden.

Snurken en het obstructieve slaapapneusyndroom: een continuüm?

Er lijkt een geleidelijke overgang te zijn van gewoon snurken naar het obstructieve slaapapneusyndroom. Lugaresi e.a. hebben getracht deze klinische beelden te beschrijven en in te delen: 'heavy snorers' disease' (HSD) (tabel 12.1).

Eerder onderzoek heeft aangetoond dat snurken gepaard gaat met een toegenomen weerstand van de bovenste luchtwegen. Hiervoor wordt het begrip 'upper airway resistance syndrome' (UARS) gebruikt. Dit wordt als oorzaak beschouwd van idiopathische hypersomnie. Bij deze groep personen wordt door oesofagusdrukmeting een verhoogde weerstand in de bovenste luchtwegen vastgesteld.

Complete obstructies kunnen hierbij ontbreken. Arousals kunnen worden waargenomen en vormen (ook zonder zuurstofdesaturaties) de verklaring voor het ontstaan van overmatige slaperigheid overdag. De slaap wordt immers door het snurken en de apneus frequent onderbroken of minder diep

Tabel 12.1	'Heavy snorers' disease' (HSD) volgens Lugaresi e.a.	
stadium 0	preklinisch	alleen zwaar snurken
stadium 1	verdacht	intermitterend snurken en slaperigheid overdag
stadium 2	evident	intermitterend snurken met excessieve slaperigheid overdag
stadium 3	gecompliceerd	intermitterend snurken, excessieve slaperigheid overdag en cardiorespiratoire complicaties

(arousals, zie paragraaf Arousals). Snurken kan zoals gezegd eveneens arousals veroorzaken, terwijl daarbij geen sprake is van ademstilstanden. Klachten, zoals slaperigheid overdag, kunnen dus ook worden veroorzaakt door louter snurken en kan een reden zijn voor behandeling. De verschillende vormen waarin het UARS zich kan presenteren, maken het bestaan van een continuüm, met onder andere snurken en obstructieve ademstops, aannemelijk.

3 Achtergronden van de respiratoire regulatie tijdens de slaap

Fysiologie van de slaap

Op basis van EEG-registraties weet men dat de slaap bestaat uit cycli van ongeveer anderhalf uur. Een slaapcyclus is opgebouwd uit gewone slaap (NREM-slaap) en REM-slaap (rapid eye movements). De slaap kan worden weergegeven met een hypnogram (fig. 12.3). De non-REM-slaap bestaat uit lichte slaap (stadium 1 en 2) en diepe slaap of SWS (stadium 3 en 4). De REM-slaap is in feite een actieve toestand van het cerebrum met een 'wakker' EEG, snelle oogbewegingen (REM), onregelmatige ademhaling, hartslag en bloeddruk, en erecties bij mannen. De spieren zijn verslapt en vooral in deze fase wordt gedroomd. De slaap wordt gezien als herstelmechanisme van het lichaam als geheel, terwijl de diepe slaap vooral van belang is voor de cortex cerebri.

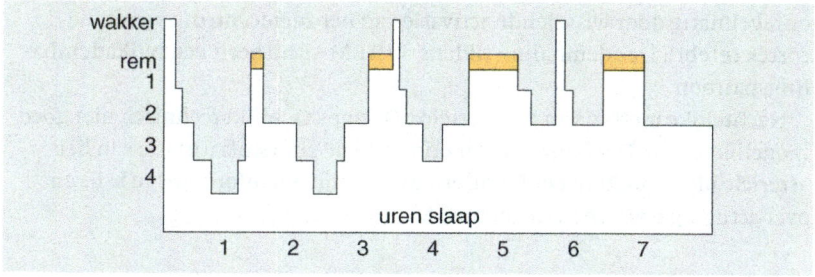

Figuur 12.3
Hypnogram van een volwassenen. De slaapdiepte (slaapstadium wordt aangegeven van 1 tot 4;
de oranje balk is de REM-slaap. Voor verdere toelichting zie de tekst.

Regulatie van de ademhaling

De ademhalingsspieren worden geïnnerveerd vanuit het ademcentrum in de medulla oblongata. Het ademcentrum ontvangt informatie van chemische, mechanische en gedragsmatige aard.

Perifere chemoreceptoren voor de pO_2 en pCO_2 bevinden zich in de sinus caroticus, terwijl in de medulla centrale receptoren voor alleen de pCO_2 aanwezig zijn. De ademhaling wordt geactiveerd indien de pO_2 daalt tot onder het niveau van 60 mmHg. Stijging van de pCO_2 veroorzaakt een lineaire toename van de ventilatie.

Informatie van mechanische oorsprong ontvangt het ademcentrum vanuit de longen en de wand van de thorax. De receptoren reageren op stimuli zoals rek, stuwing en irritatie, waarmee informatie doorgegeven wordt aan het ademcentrum in de medulla.

Het ademcentrum wordt in waaktoestand gestimuleerd door de verhoogde activiteit van de reticulaire formatie in de hersenstam. De bewuste controle van de ademhalingsmusculatuur domineert in waaktoestand de homeostatische beïnvloeding door de medulla.

Ventilatie

De ventilatie tijdens de NREM-slaap is verminderd vergeleken met de waaktoestand. Hoe dieper de slaap, hoe geringer de ventilatie. De ademhaling neemt tijdens de slaap af door reductie van de activiteit van de formatio reticularis in de hersenstam als geheel. De reductie van de alveolaire ventilatie wordt mede veroorzaakt doordat in horizontale houding de buikinhoud het diafragma naar boven drukt. Het functioneel residuaal volume neemt af. Als gevolg van de verminderde alveolaire ventilatie neemt de arteriële pCO_2 toe met 2-8 mmHg, terwijl de arteriële pO_2 met 3-10 mmHg vermindert. Bij gezonde personen heeft daling van de pO2 slechts een geringe daling van de zuurstofsaturatie tot gevolg. De vorm van de zuurstof-dissociatiecurve impliceert dat de pO_2 eerst enige daling moet tonen alvorens dit op de zuurstofsaturatie effect zal hebben. Tijdens de REM-slaap is het ademhalingspatroon onregelmatig door wisselende activatie van het ademcentrum vanuit de cortex cerebri. De ademhaling tijdens de REM-slaap heeft een buikademhalingspatroon.

Nachtelijke meting van de arteriële pO_2 en pCO_2 blijkt technisch niet goed mogelijk te zijn. De transcutane meting van de zuurstofsaturatie van het arteriële bloed blijkt het enige alternatief te zijn om informatie te krijgen over actuele gaswaarden in het bloed.

Chemoregulatie

De chemoregulatie van de ademhaling tijdens de slaap wordt beïnvloed door afname van de respons in het ademcentrum voor de ademhalingsstimuli: de pO_2 en pCO_2 in het arteriële bloed. De gevoeligheid voor hypoxie vermindert tijdens de slaap. De verminderde gevoeligheid is tijdens de REM-slaap groter dan tijdens de NREM-slaap.

De respons van het ademcentrum voor hypercapnie tijdens de slaap is nadrukkelijker verminderd, zowel tijdens de NREM-slaap als tijdens de REM-slaap. Is de chemoregulatie van de ademhaling geheel afwezig, dan ontstaan tijdens de slaap ademstilstanden, met als gevolg wakker worden. De ademhaling bij deze patiënten ('Ondine's curse') kan slechts gehandhaafd worden door stimuli vanuit de corticale centra.

Arousals

Een arousal is een abrupte verandering van een dieper slaapstadium tijdens de NREM-slaap naar een lichter slaapstadium, of van de REM-slaap naar de waaktoestand, met de mogelijkheid van geheel ontwaken. Een arousal kan gepaard gaan met zowel een verhoogde spieractiviteit en hartfrequentie als lichaamsbewegingen.

Hypercapnie daarentegen zal veel eerder aanleiding geven tot een arousal. Hypoxie verhoogt de gevoeligheid voor het ontstaan van een arousal door hypercapnie.

Bij volwassenen is er als reactie op afsluiting van de luchtwegen een toename van de ademhalingsactiviteit tijdens de NREM-slaap en een kortere, snellere ademhaling tijdens de REM-slaap. De luchtwegweerstand, als gevolg van hypotonie van de musculatuur in het farynxgebied, is tijdens de NREM-slaap het grootst. Tijdens de REM-slaap is de weerstand van de bovenste luchtwegen eveneens sterk toegenomen. Een toename van de luchtwegweerstand en obstructie van de luchtwegen zal kunnen leiden tot een arousal. Tijdens de REM-slaap is dit effect sneller duidelijk dan tijdens de NREM-slaap.

Bij patiënten met het slaapapneusyndroom reageren de receptoren in de bovenste luchtwegen echter niet op drukveranderingen, terwijl dit bij gezonde personen met luchtwegobstructie wel gebeurt. Ook is bekend dat bij patiënten met het slaapapneusyndroom hypercapnie minder snel tot een arousal aanleiding zal geven.

Ademstilstanden

Indien een gezonde volwassene gedurende 60 seconden de adem inhoudt, dan zal de pCO_2 slechts 10 mmHg stijgen, terwijl de pO_2 met 40 mmHg zal dalen. Gedurende de eerste 30 seconden is de stijging van de pCO_2 vrij groot. Hierna blijft de pCO_2 op gelijk niveau. De pO_2 zal gestaag dalen. Indien de pO_2 onder de 60 mmHg komt, zal ook de zuurstofsaturatie omlaaggaan. Repeterende ademstilstanden veroorzaken na enige tijd desaturaties, hetgeen door de vorm van de zuurstof-dissociatiecurve duidelijk wordt (fig. 12.4).

Ademstilstanden en desaturaties komen ook bij gezonde volwassenen voor, in het bijzonder bij personen ouder dan 55 jaar. Bij patiënten met het slaapapneusyndroom is de zuurstofdesaturatie bijna altijd groter tijdens REM-slaap dan tijdens de NREM-slaap. De apneuduur bij deze patiënten is doorgaans langer gedurende de REM-slaap dan gedurende de NREM-slaap. Bij deze groep is de arousal-gevoeligheid voor hypoxie tijdens de REM-slaap verminderd. Bij deze patiënten is de ernst van de desaturaties afhankelijk van het functioneel residuaal volume (FRV) en de pO_2 gedurende de dag. Bij een adipeuze patiënt in liggende houding is het FRV zeer klein geworden, hetgeen de oxygenatie van het arteriële bloed beperkt. Indien de pO_2 reeds laag is, zal verdere daling van de pO_2 tot desaturaties kunnen leiden.

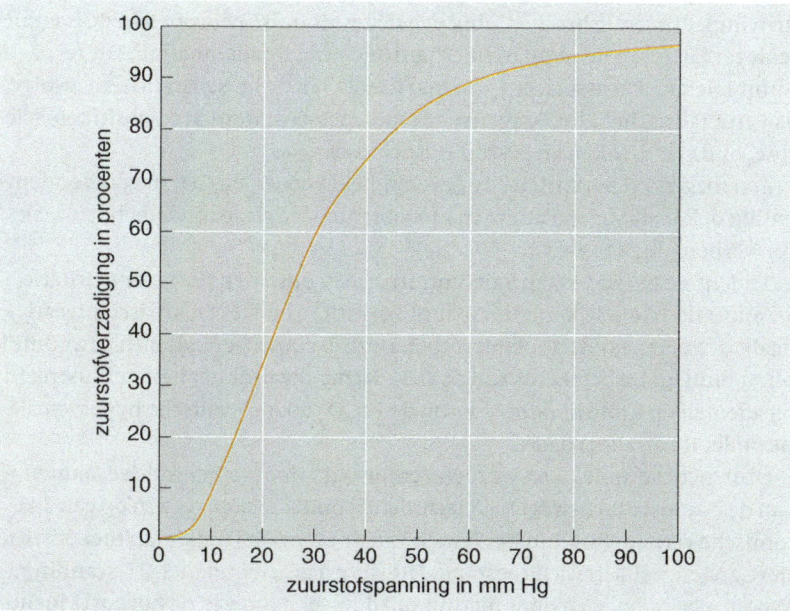

Figuur 12.4
Zuurstof-dissociatiecurve.

Onregelmatige ademhaling tijdens de slaap kan te wijten zijn aan verschillende vormen van ademstilstanden.
- Centrale apneu wordt gedefinieerd als een periode van minstens 10 seconden zonder luchtstroom, waarbij geen ademhalingsinspanning kan worden gemeten.
- Obstructieve apneu wordt eveneens gekenmerkt door de afwezigheid van luchtstroom gedurende minstens 10 seconden, maar gedurende deze periode kan ademhalingsinspanning worden geregistreerd. Het uitblijven van luchtstroom (via de neus en/of de mond) ondanks ademhalingsinspanningen wordt toegeschreven aan een afsluiting van de bovenste luchtwegen.
- Gemengde apneu wordt gekenmerkt door het ontbreken van ademhalingsinspanning tijdens het eerste gedeelte van de apneu (zoals bij centrale apneu), maar tijdens het tweede gedeelte kan wel een ademhalingsinspanning worden aangetoond (zoals bij obstructieve apneu).

Centrale en obstructieve apneu worden zelden afzonderlijk gezien. Dit suggereert dat de mechanismen die verantwoordelijk zijn voor de verschillende soorten apneu, elkaar overlappen.

Pathogenese van slaapapneu

Centrale apneu kan worden veroorzaakt door verlaagde centrale 'drive' (aandrijving). Bilaterale beschadiging van de respiratoire neuronen in de medulla leidt tot falen van de regulatiemechanismen van de ademhaling. Dit respiratoir falen kan geassocieerd zijn met letsels van de hersenstam (ten gevolge van encefalitis, het Shy-Drager-syndroom, hersenstaminfarct, multipele sclerose, bijna verdrinken en bestralingsnecrose).

Een toegenomen ventilatoire gevoeligheid voor O_2 en CO_2 maakt de ademhaling ook instabieler. Patiënten met obstructieve slaapapneu hebben vaak een verhoogde CO_2-'drive'.

Tijdens de NREM-slaap kan centrale apneu optreden na hyperventilatie, wanneer de arteriële koolzuurspanning ($PaCO_2$) onder een kritisch niveau daalt, de zogenoemde apneudrempel. Deze drempel bevindt zich gewoonlijk bij 35 mmHg. De betekenis van de CO_2-drempel wordt het best geïllustreerd bij ademen op grote hoogte, waarbij de $PaCO_2$ door chronische hyperventilatie onder de drempel daalt.

Obstructieve apneu kan worden veroorzaakt door structurele vernauwing van de bovenste luchtwegen. Verschillende onderzoeken wijzen op een anatomische vernauwing van het lumen van de farynx bij patiënten met obstructieve apneu, zelfs in waaktoestand. Dit werd aangetoond met CT-scanning, akoestische reflexie en door meting van de weerstand van de bovenste luchtwegen. Bij een anatomisch smalle luchtweg worden reflexen in de bovenste luchtwegen (die de luchtweg openhouden door activatie van de spieren die de farynx dilateren) in waaktoestand geactiveerd. Dit werd aangetoond voor de m. genioglossus. Tijdens de slaap is de negatieve drukrespons echter veel zwakker (of zelfs afwezig) (figuur 12.5). Bij patiënten met het obstructieve slaapapneusyndroom onderbreekt de slaap dus de neuromusculaire compensatie voor de vernauwde luchtweg. De bovenste luchtwegen kunnen ook collaberen wanneer de spieractiviteit van de bovenste luchtwegen niet volledig compenseert voor de negatieve druk die in de luchtwegen ontstaat ten gevolge van de contractie van het diafragma. Een slechte coördinatie van de activiteit van het diafragma en van de spieractiviteit van de bovenste luchtwegen (vooral tijdens ventilatoire instabiliteit met op- en afgaande spieractiviteit en ventilatie) zou daartoe kunnen bijdragen.

Een verandering van alleen de spieractiviteit is echter niet de enige factor die verantwoordelijk is voor de collaps. Er zijn steeds meer aanwijzingen dat de collaps optreedt tijdens het uitademen en zelfs tijdens episoden van centrale apneu, wanneer niet wordt ingeademd en de intraluminale (zuig)druk

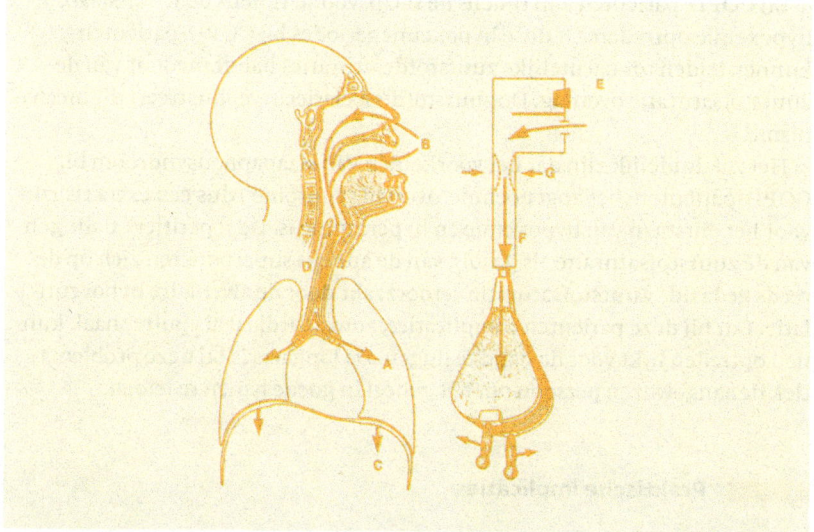

Figuur 12.5
Effect van negatieve druk op de farynxwanden. Bij geforceerde inspiratie kunnen de farynxwanden naar binnen worden gezogen en een volledige afsluiting veroorzaken.

dus niet lager wordt. Dit betekent dat de intrinsieke collapsneiging van de luchtwegen in aanzienlijke mate moet bijdragen tot de collaps. Dit werd beschreven met de 'Starling-resistor' als model voor de bovenste luchtwegen. Wanneer dit model op de bovenste luchtwegen wordt toegepast, treedt collaps op wanneer de intraluminale druk lager is dan de druk in de omgevende weefsels, de zogenoemde kritische sluitingsdruk (P_{crit}). Dit zou betekenen dat collaps optreedt tijdens expiratie, wanneer de weefseldruk hoger is dan de eindexpiratoire intraluminale druk.

COPD en het slaapapneusyndroom

Chronische alveolaire hypoventilatie (CAH) wordt op klinische gronden verdeeld in een groep waarbij patiënten een beperking hebben van de ademhalingsmogelijkheden (*'can't breathe'*) en een groep waarbij het ademcentrum geen stimuli afgeeft (*'won't breathe'*). Bij COPD zouden beide aspecten een rol kunnen spelen. Bij COPD-patiënten is de effectiviteit van de ademhalingsspieren (door overbelasting) en de vormverandering van het diafragma (afvlakking) verminderd. Het is niet duidelijk in hoeverre bij COPD de chemoreceptoren bij hypoxemie en/of hypercapnie minder adequaat reageren. Bij COPD wordt afname van de activiteit van het ademcentrum verondersteld. Dit mechanisme is echter niet overtuigend aangetoond.

CAH veroorzaakt hypercapnie, waarmee een aantal verschijnselen, zoals overmatige slaperigheid, hoofdpijn en verwardheid, verklaard kunnen worden. Ook kan hypercapnie met hypoxemie leiden tot het ontstaan van pulmonale hypertensie en cor pulmonale.

Bij COPD-patiënten kan tijdens de slaap, vooral tijdens de REM-slaap, hypoxemie optreden. Of deze hypoxemieperiodes bij COPD-patiënten kunnen leiden tot nachtelijke zuurstofdesaturaties hangt mede af van de zuurstofsaturatie overdag. De zuurstofdissociatiecurve illustreert dit mechanisme.

Het zal duidelijk zijn dat het voorkomen van slaapapneusyndroom bij COPD-patiënten (het zogenoemde 'overlap syndrome') dus een extra risico voor het ontstaan van hypoxemie en hypercapnie is. De repetitieve dalingen van de zuurstofsaturatie als gevolg van de apneus superponeren zich op de reeds gedaalde zuurstofsaturatie veroorzaakt door de alveolaire hypoventilatie. Dat bij deze patiënten complicaties, zowel cardiaal als pulmonaal, kunnen optreden lijkt voor de hand te liggen. De longarts is bij deze problematiek de aangewezen persoon om het geheel in goede banen te leiden.

4 Praktische implicaties

Diagnostiek

De anamnese, eventueel aangevuld met informatie verstrekt door de bedpartner, is voor de huisarts het belangrijkste diagnostische instrument. Bij klachten over slaperigheid overdag of onbegrepen moeheid zou geïnformeerd moeten worden naar snurken en het voorkomen van ademstops. Een belaste cardiovasculaire voorgeschiedenis kan het vermoeden op het slaapapneusyndroom steunen. De andere eerdergenoemde klachten zijn weinig indicatief. Er wordt van uitgegaan dat nader onderzoek nodig is bij snurkers met klachten van slaperigheid overdag en bij snurkers met ademstops gerapporteerd door de bedpartner.

Voor nader onderzoek moet verwezen worden naar specialisten op dit gebied. Behalve gekwalificeerde slaapcentra zijn ook diverse andere (ook perifeer werkende) specialisten op dit terrein actief. Longartsen zijn tegenwoordig zeer actief bij diagnostiek en behandeling van slaapapneu. Maar ook neurologen en KNO-artsen hebben het slaapapneusyndroom tot hun interessegebied verklaard. Ook hier gaat de ontwikkeling snel en komen er steeds meer mogelijkheden. Thuisregistratie van de ademhaling kan vanuit de kliniek georganiseerd worden. Tegenwoordig zijn er meetinstrumenten beschikbaar, waarbij behalve de ademhaling ook het hartritme en de zuurstofverzadiging (zuurstofsaturatie) van het bloed gemeten worden. Voorts is een systeem beschikbaar waarmee snurkgeluiden, hartritme, zuurstofsaturatie en lichaamshouding geregistreerd wordt. Idealiter zou, indien bij thuisregistratie het vermoeden op het bestaan van het syndroom aannemelijk gemaakt wordt, een uitgebreide registratie van de slaap (polysomnografie) in een slaapkliniek moeten plaatsvinden om én de diagnose te bewijzen én een behandeling (zie verder) in te stellen. Mede door de beperkte mogelijkheden om uitgebreid slaaponderzoek te verrichten, wordt vaak reeds na de thuisregistratie met de therapie begonnen. In ieder geval zal ook de KNO-arts in dit traject opgenomen moeten worden om de collapsibiliteit van de bovenste luchtwegen te beoordelen en om eventuele obstructies en vernauwingen van de bovenste luchtwegen op te sporen.

De behandeling

Voor de behandeling van snurken en het slaapapneusyndroom zijn enkele mogelijkheden beschikbaar, die te verdelen zijn in conservatieve en specifieke maatregelen. Afhankelijk van de ernst van de klachten en de bevindingen van de KNO-arts zal een keuze gemaakt moeten worden.

De conservatieve maatregelen worden zowel bij snurken als bij het slaapapneusyndroom geadviseerd. Bekende conservatieve maatregelen zijn gewichtsreductie (om vetdeposities in het keelgebied te reduceren), rookverbod (om slijmvlieszwelling te beperken), beperking c.q. verbod van alcohol en sedativa/hypnotica (om spierverslapping en demping van het centrale zenuwstelsel te voorkomen). Het vermijden van rugligging bij duidelijke houdingsafhankelijkheid kan bewerkstelligd worden door bijvoorbeeld een tennisbal in de pyjamajas ter hoogte van de scapulae te bevestigen. De compliantie van deze aanpak is echter beperkt. Het nut van neuspleisters is niet wetenschappelijk onderbouwd.

Specifieke behandeling van het slaapapneusyndroom bestaat uit het inblazen van lucht om de luchtwegen open te houden (continuous positive air pressure = CPAP) en operatieve correcties door de KNO-arts. De KNO-arts kan obstructies en vernauwingen opheffen. Soms kan ook tot uvulopalatofaryngoplastiek (UPPP) besloten worden, maar men is gezien het mutilerende aspect en het beperkte resultaat terughoudend met deze ingreep.

De eerste keuze bij een evident klinisch syndroom is de CPAP-therapie, die tegenwoordig door de zorgverzekeraar in het vergoedingenpakket opgenomen is. Het verdient de voorkeur CPAP-apparatuur klinisch in te stellen tijdens een nachtregistratie. De behandeling met nasale CPAP is meestal zeer efficiënt. Bij ongeveer 20 procent van de patiënten kan echter geen goede therapietrouw worden verkregen.

Andere behandelingen kunnen dus in aanmerking komen. Lokale ingrepen door de KNO-arts kunnen in individuele gevallen obstructies opheffen. De mandibulaire repositieapparaat (MRA) fixeert de onderkaak, door middel van een aan het gebit verankerde beugel, in een voorwaartse stand. Dit kan toegepast worden voor de behandeling van lichte en matige vormen van OSAS. Er worden echter op de korte termijn bijwerkingen, zoals gevoelige kaken en tanden of speekselvloed, beschreven. Consultatie van een specifiek deskundige tandarts is bij het aanmeten van MRA noodzakelijk.

Bij de keuze van een lokale behandeling dient men eerst een zo nauwkeurig mogelijk beeld te krijgen van de juiste mechanismen die aanleiding geven tot de apneu. Bij de keuze van de therapie dient men dan rekening te houden met de precieze oorzaak van het ziektebeeld. Zo zijn strikt lokale behandelingen uiteraard weinig efficiënt wanneer zich ook een belangrijke centrale component voordoet. Bij lokale behandelingen met bijvoorbeeld laser is het nuttig de plaats van collaps te kennen (nasofarynx versus orofarynx).

Opsporingsbeleid

Het opsporingsbeleid zou op de volgende wijze gestalte kunnen krijgen. Eerder werd gesteld dat bij twee groepen patiënten nader onderzoek geïndiceerd is: bij snurkers met klachten van slaperigheid overdag en bij snurkers met ademstops gerapporteerd door de bedpartner.

Bij de volgende groepen patiënten komt het slaapapneusyndroom frequenter voor, zodat men er bij deze groepen mogelijk rekening mee kan houden:
– patiënten die dagelijks (of bijna dagelijks) snurken;
– patiënten met klachten over slaperigheid overdag;
– patiënten met onbegrepen moeheid;
– patiënten met hypertensie of andere cardiovasculaire aandoeningen;
– patiënten met adipositas of diabetes.

Het afnemen van een uitgebreide vragenlijst is in een normale spreekuursetting niet goed uitvoerbaar. Om patiënten echter op het spoor te komen, kan de huisarts met behulp van een beperkt aantal vragen het vermoeden op een mogelijk slaapapneusyndroom aannemelijk respectievelijk onwaarschijnlijk maken. Men zal dus (eventueel heteroanamnestisch) moeten informeren in hoeverre er sprake is van snurken, moeheid of slaperigheid overdag en het voorkomen van ademstops, indien deze verschijnselen niet als primaire klacht gepresenteerd worden. Drie vragen zijn dus van belang.
1 Snurkt u?
2 Hebt u last van slaperigheid overdag?
3 Komen bij u langdurige ademstops voor?

Wordt de combinatie snurken met slaperigheid overdag, of snurken met het optreden van ademstops, of snurken met zowel slaperigheid overdag als ademstops aangetroffen, dan is nader onderzoek aangewezen. Wordt geen van deze drie antwoordcombinaties vermeld, dan kan men het syndroom op anamnestische gronden vrijwel uitsluiten.

Verwijsbeleid

Voor nadere analyse bij verdenking op het bestaan van het slaapapneusyndroom en de eventuele behandeling ervan is verwijzing naar een slaapcentrum of een specialist met interesse (longarts) op dit terrein noodzakelijk. Dan kan thuisregistratie van onder andere de ademhaling plaatsvinden. Beoordeling door de KNO-arts kan een onderdeel van het diagnostische proces zijn alvorens tot een behandeling te besluiten. Recent is de CBO-richtlijn voor zowel diagnostische als therapeutische handelingen bij het slaapapneusyndroom herzien. De beschreven conservatieve maatregelen kunnen uiteraard door de huisarts geadviseerd worden.

Leesadvies

Backer WA de. Central sleep apnoea, pathogenesis and treatment: an overview and perspective. Eur Respir J. 1995;8:1372-83.
CBO-richtlijn Diagnostiek en behandeling van het obstructieve slaapapneusyndroom bij volwassenen. (Concept). Utrecht: Kwaliteitsinstituut voor de Gezondheidszorg CBO; 2009.
Dijk FS van, Knuistingh Neven A, Eekhof JAH. Kleine kwalen. Snurken. Huisarts Wet. 2006;49:98-100.
Hoekema A, Wijkstra PJ, Buiter CT, Hoeven JH van der, Meinesz AF, Bont LGM de. Behandeling van het obstructieve slaapapneusyndroom bij volwassenen. Ned Tijdschr Geneeskd. 2003;147:2407-12.
Knuistingh Neven A. Slapen is soms een adembenemende bezigheid! De huisarts en het slaapapneusyndroom. Huisarts Wet. 1997;40(11):533-5.
Nederlands Huisartsen Genootschap. NHG-Standaard Slapeloosheid en slaapmiddelen.' (nhg.artsennet.nl/upload/104/standaarden/M23/).

13 Longrevalidatie

Dr. J. Molema, dr. J.H.M.M. Vercoulen en drs. H.W.J. Verblackt

1 Inleiding

Over longrevalidatie zijn in de huisartsgeneeskundige literatuur tot op heden nauwelijks relevante publicaties te vinden. Misschien heeft de huisarts bij longrevalidatie de ernstige, medicamenteus maximaal behandelde en dus 'uitbehandelde' astma- of COPD-patiënt voor ogen, aan wie hij meent nauwelijks nog een bijdrage te kunnen leveren. Het is belangrijk te weten dat deze patiënten veelal niet echt uitbehandeld zijn, gezien het feit dat voor hen ook niet-medicamenteuze behandelopties, in combinatie met optimale medicamenteuze therapie, zeer zinvol zijn. Deze maatregelen kunnen een verbetering van de gezondheidstoestand van de patiënt bewerkstelligen.

Doel van dit hoofdstuk is de huisarts nader kennis te laten maken met mogelijkheden en resultaten van niet-medicamenteuze behandelmogelijkheden bij patiënten met astma en COPD, zowel in de huisartspraktijk zelf als in samenwerkingsverbanden tussen huisarts en longarts.

> **Casus**
>
> De heer W. is 66 jaar. Hij is getrouwd en heeft twee uitwonende kinderen. Hij is al ruim vijftien jaar bekend met ernstig chronisch obstructief longlijden met tekenen van emfyseem. Al in zijn kinderjaren had hij klachten passend bij astmatische bronchitis met hooikoorts en ging hij mee met vakanties voor astmapatiëntjes. Vanaf zijn veertiende levensjaar werden de pulmonale klachten minder, maar er bestond toen al een duidelijke verminderde inspanningstolerantie in vergelijking met leeftijdsgenoten. Door aspecifieke prikkels zoals kookluchtjes, vochtige lucht, parfum, uitlaatgassen en temperatuurswisselingen nemen de klachten toe. Jarenlang heeft hij fors gerookt, tot 25 sigaretten per dag. De laatste jaren is het hem gelukt via de weg van geleidelijke vermindering geheel te stoppen. De patiënt is fanatiek klusser en heeft zijn hele huis vol staan met talloze meubels en meubeltjes en allerlei tierelantijnen die als ware stofnesten fungeren. Helaas is zijn vrouw niet bereid

een tweetal katten het huis uit te doen. Daarnaast heeft hij een moestuin van 400 m². Hij heeft tot zijn vijftigste aan het arbeidsproces deelgenomen, eerst als automonteur, later als rij-instructeur. Op zijn vijftigste is hij in de WAO terechtgekomen vanwege toenemende kortademigheid. Met optimale medicatie heeft hij de afgelopen jaren weliswaar een zeer matige longfunctie, maar deze is wel stabiel gebleven. Bij een lengte van 1,73 m en een redelijk constant gewicht, schommelend rond 75 kg, bewoog de FEV1 tussen 0,8 en 1,0; dit is echter maar 25-30 procent van de voorspelde waarde. Tot enige maanden geleden was hij erg actief, zij het dat hij alles 'één of twee versnellingen lager' moest doen. Hij nam geregeld adempauzes. Maar hij kon nog wel rustig fietsen en wandelde. Acht jaar geleden liep hij zelfs nog voor de twintigste keer de Nijmeegse Vierdaagse (viermaal dertig kilometer). Zijn voorgeschiedenis vermeldt een drietal liesbreukoperaties, een dotter-procedure van de a. iliaca communis rechts wegens claudicatieklachten en in 1995 een CABG (coronary artery bypass graft) vanwege een tweevatslijden. Bij de preoperatieve (pulmonale) voorbereidingen die hiervoor nodig waren bleek het steeds mogelijk zijn FEV1 tot maximaal 1,4 liter te verbeteren. Verder heeft hij veel refluxklachten, waarvoor hij eveneens medicamenteuze therapie krijgt. Voor de controles van zijn pulmonale conditie bezoekt hij twee- tot driemaal per jaar de longarts. De toenemende noodzaak zijn activiteiten te verminderen maakt hem zeer verdrietig. Hij voelt zich steeds neerslachtiger. Doordat hij veel thuis is, ontstaan er meer kleine ruzietjes en irritaties met zijn echtgenote. Zij vindt dat hij best in staat is soms wat meer in het huishouden te doen. Dat is voor hen beiden de reden het spreekuur te bezoeken. Het valt meteen op dat hij flink in gewicht is toegenomen. Hij zegt goed te eten, maar veel minder lichaamsbeweging te hebben. Hij weegt nu 84 kg. De huisarts stuurt de heer W. na een uitgebreid gesprek met het echtpaar vervroegd ter controle naar de longarts met de gerichte vraag of longrevalidatie bij deze patiënt zinvol zou kunnen zijn. Daarbij stelt hij ook de vraag wat in dat geval zijn rol zou kunnen zijn bij de begeleiding.

De integrale gezondheidstoestand

De afgelopen decennia is er specifieke aandacht voor kwaliteit van leven ontstaan. De reden hiervoor is dat studies aantoonden dat kwaliteit van leven (evenals klachten en beperkingen in het dagelijks leven) niet volledig verklaard kon worden vanuit de ernst van de fysiologische stoornis.

In de literatuur worden de termen 'gezondheidstoestand', 'kwaliteit van leven', 'gezondheid-gerelateerde kwaliteit van leven', 'klachten' en 'beperkingen' door elkaar heen gebruikt. Deze verwarring in het gebruik van deze begrippen wordt voor een belangrijk deel veroorzaakt doordat deze begrippen slecht gedefinieerd zijn en doordat dit concepten zijn die een sterk subjectief karakter hebben en dus niet toegankelijk zijn voor directe waarneming.

Algemene theorieën maken een strikt conceptueel onderscheid tussen al deze begrippen, dat wil zeggen, zij beschouwen deze begrippen als conceptueel verschillend en zij kunnen dus niet als inwisselbaar worden beschouwd. Kwaliteit van leven wordt gedefinieerd als satisfactie/welbevinden. Gezondheid-gerelateerde kwaliteit van leven wordt gedefinieerd als een specifiek onderdeel van kwaliteit van leven, namelijk satisfactie met de gezondheid/het lichamelijk functioneren. Gezondheidstoestand wordt in dit kader gedefinieerd als het overkoepelend concept, dat de volgende hoofddomeinen omvat: 1) fysiologisch functioneren; 2) klachten; 3) beperkingen in het dagelijks leven; 4) kwaliteit van leven. Het feit dat deze domeinen als conceptueel verschillend worden beschouwd is mede gebaseerd op de klinische ervaring dat patiënten met een ernstige fysiologische stoornis toch relatief weinig klachten of problemen in kwaliteit van leven kunnen ervaren. Het omgekeerde komt ook voor.

Determinanten van problemen in de integrale gezondheidstoestand

Een behandeling is het meest effectief als deze zich richt op de determinanten van het probleem. Lange tijd is bij chronische longziekten gewerkt vanuit het strikt medische model. Dat wil zeggen dat klachten en andere problemen van de patiënt werden verklaard vanuit de fysiologische stoornis. Behandeling beperkte zich ook tot de fysiologische stoornis. De fysiologische stoornis speelt zeker een rol als determinant van klachten, beperkingen in het dagelijks leven en kwaliteit van leven. Zoals eerder beschreven, heeft onderzoek echter aangetoond dat deze relatie slechts beperkt is. De verklaring hiervoor is dat psychologische factoren een mediërende rol spelen.

Grofweg kunnen de volgende psychologische factoren worden onderscheiden: 1) cognities (ideeën die een patiënt heeft over zijn ziekte of klachten); 2) emoties (bijvoorbeeld, angst, frustratie); 3) gedrag (wat doet de patiënt feitelijk). Deze drie psychologische factoren beïnvloeden elkaar. Emoties worden bepaald door specifieke cognities. Gedrag wordt bepaald door specifieke cognities en emoties. Als voorbeeld kan de klacht benauwdheid dienen. Een patiënt ervaart bepaalde lichamelijke sensaties en interpreteert deze. Zo kunnen er cognities ontstaan over de oorzaak van de sensaties ('ik word benauwd, omdat ik me te veel heb ingespannen') en over de gevolgen van die sensaties ('ik stik'). Patiënten die cognities hebben als 'ik stik' worden angstig en zullen de door hen veronderstelde oorzaak van de klacht gaan vermijden (in dit voorbeeld het vermijden van lichamelijke inspanning).

Kortom, bij mediërende psychologische processen in de relaties tussen de stoornis enerzijds en klachten, beperkingen en kwaliteit van leven anderzijds staat dus de cognitieve, emotionele en gedragsmatige aanpassing aan de stoornis centraal (= adaptatie). Aan het optimaliseren van de integrale gezondheidstoestand liggen derhalve twee hoofdstrategieën ten grondslag: het optimaliseren van de fysiologische stoornis en het optimaliseren van de adaptatie aan de stoornis.

Definitie longrevalidatie

Longrevalidatie is een interdisciplinair behandelproces, wetenschappelijk onderbouwd, waarin op basis van anamnese, uitvoerige diagnostiek en observatie de complexe problematiek van de patiënt met chronische respiratoire aandoeningen in kaart wordt gebracht. De behandeldoelen worden op basis hiervan geformuleerd waarna een behandelovereenkomst kan worden gesloten. Bij de behandeling worden systematisch en strategisch medische, paramedische en gedragstherapeutische interventies, training en educatie ingezet. Het doel ervan is te komen tot het optimaliseren van de integrale gezondheidstoestand. Het effect van de behandeling wordt gemeten aan klinische en/of fysiologische relevante parameters.

Afhankelijk van de aard, ernst en complexiteit van de problematiek kunnen verschillende disciplines worden ingezet, waarbij huisarts en longarts een initiërende en coördinerende rol vervullen. Longrevalidatie onderscheidt zich hiermee van een monodisciplinaire behandeling die alleen gericht is op het verbeteren van de fysiologische stoornis.

Indicatie voor behandeling

Om voor longrevalidatie in aanmerking te komen moet er sprake zijn van een chronische longaandoening, zoals astma, COPD of cystische fibrose en bepaalde vormen van interstitiële longziekten. Tevens bestaat er een indicatie voor patiënten die in aanmerking komen voor longvolumereductiechirurgie of longtransplantatie, zowel in het voorbereidingstraject als in de postoperatieve fase en voor patiënten die een thoracotomie hebben ondergaan, met name in verband met een maligniteit.

Gezien het soms sterk wisselende en onvoorspelbare beloop bij astma en het chronische en sluipend progressieve karakter van COPD en aangezien adaptatieproblematiek bij deze en andere eerdergenoemde chronische longaandoeningen een rol kan spelen, is niet alleen de medicamenteuze behandeling van de stoornissen van belang, maar ook niet-medicamenteuze behandeling.

Ondanks intensieve begeleiding en behandeling door de huisarts in de eerste lijn en de (mede)behandelende longarts in de tweede lijn, kan voor een aantal patiënten, vooral de groep die wordt gekenmerkt door complexe problematiek, geen bevredigende oplossing worden bereikt. De volgende categorieën patiënten die uit dien hoofde in aanmerking komen voor longrevalidatie zijn:
- de patiënt die klachten, beperkingen en problemen in kwaliteit van leven ervaart, ondanks optimale medische zorg en ondanks dat hij zijn ziekte goed kan hanteren;
- de patiënt die zijn ziekte niet goed kan hanteren en daardoor klachten, beperkingen en problemen in kwaliteit van leven ervaart, ondanks optimale medische zorg;

– de patiënt die een dermate ernstige aandoening heeft dat daardoor onvoldoende controle wordt verkregen over de stoornis en mede daardoor over klachten, beperkingen en problemen in kwaliteit van leven.

Een dergelijk patiëntenprofiel kan alleen worden herkend aan de hand van anamnese en aanvullend onderzoek. Op basis daarvan kan de indicatie voor behandeling worden gesteld, alsmede de inhoud daarvan worden bepaald. Een multidimensionale aanpak verdient van meet af aan de voorkeur. Niet alleen om te voorkomen dat men in een vergevorderd stadium moet interveniëren, maar ook om met minder inspanning reeds vroegtijdig preventief te kunnen werken en op die manier de (gevolg)schade zo veel mogelijk te beperken of te voorkomen.

Doelstellingen en vormen van de behandeling

De hoofddoelstelling van de behandeling is het optimaliseren van de gehele gezondheidstoestand. Behandelstrategieën om dit hoofddoel te bereiken zijn op hoofdlijnen tweeërlei:
1 het optimaliseren van de fysiologische stoornis;
2 het optimaliseren van de adaptatie aan de stoornis.

Behandeling kan bij minder complexe problematiek plaatsvinden in de eerste lijn, poliklinisch of in dagbehandeling, en bij meer complexe problematiek poliklinisch of klinisch in de tweede of derde lijn. Hierbij moet gedacht worden aan afdelingen van ziekenhuizen en algemene revalidatiecentra die op onderdelen longrevalidatie kunnen bieden, en de astmacentra die de meest intensieve vorm van behandeling bieden en waar alle expertise uit hoofde van de functie aanwezig is. Vanzelfsprekend wordt de keuze van de patiënt hierbij betrokken.

Algemeen uitgangspunt is bovendien de omgeving van de patiënt bij de behandeling te betrekken. Nazorg is essentieel om de resultaten van de behandeling op langere termijn te behouden.

Naast huisarts en longarts kunnen de volgende disciplines een bijdrage leveren aan de behandeling: verpleegkundige, fysiotherapeut, psycholoog, bewegingsagoog, maatschappelijk werker, diëtist, en op indicatie ergotherapeut, creatief therapeut, verzekeringsgeneeskundige en arbeidsconsulent.

2 Inhoud van de behandeling

Longrevalidatie is per definitie multi- en interdisciplinair en richt zich op verschillende aspecten van de patiënt, zoals de ziekte, adaptatie aan de ziekte en de omgeving van de patiënt. Allereerst is het van belang de patiënt te identificeren voor wie longrevalidatie een zinvolle behandeling zal zijn. Door anamnese en aanvullend onderzoek is het hiervoor beschreven, patiëntenprofiel te herkennen. In deze paragraaf wordt de inhoud van longrevalidatie globaal op onderdelen beschreven ten aanzien van fysiotherapie, voedingstherapie, patiënteneducatie en psychosociale behandeling.

Anamnese en aanvullend onderzoek – rol van huisarts en longarts

De anamnese, in het bijzonder de 24-uursanamnese, geeft zicht op ervaren klachten, symptomen, gevolgen van de stoornis en het eventueel voorkomen van beperkingen en/of handicaps op het gebied van communicatie, mobiliteit, persoonlijke verzorging, dagbesteding en relaties.

Lichamelijk onderzoek, en in het bijzonder aanvullend functieonderzoek, geeft meer duidelijkheid over de ernst van de stoornis. Gezien de slechte correlatie tussen de subjectief ervaren dyspneu en de gemeten luchtwegobstructie behoort een dergelijk onderzoek deel uit te maken van het in kaart brengen van de problematiek van patiënten. Op deze wijze wordt duidelijk in welke mate gesignaleerde klachten, beperkingen en problemen in kwaliteit van leven in verband staan met de stoornis van de luchtwegen, of dat andere (co)morbiditeit mede een rol speelt.

Rol van de huisarts

De huisarts beschikt bij uitstek over het instrument van de anamnese en kan de gegevens hiervan in een breder kader plaatsen. Hij heeft zicht op het sociaal-maatschappelijk functioneren en de dagelijkse lichamelijke activiteiten van de patiënt. Doorgaans is in de praktijk ook oriënterend longfunctieonderzoek mogelijk. Echter, kortademigheid en verminderd prestatievermogen worden vaak niet alleen door de luchtwegobstructie bepaald. Inadequate adaptatie kan een rol spelen, maar ook andere stoornissen op lichamelijk niveau kunnen van invloed zijn, zoals hartfalen, verminderde ademspierfunctie, verminderde skeletspierfunctie, afname van de algemene cardiocirculatoire conditie mede als gevolg van de afgenomen lichamelijke activiteit. Ten gevolge van emfysemateuze degeneratie ontstaat een verandering van de ademmechanische eigenschappen van de long zelf die de dyspneusensatie versterkt. Ook kan er sprake zijn van een diffusiestoornis die de zuurstofopname uit de buitenlucht beperkt, waardoor een hypoxemie kan ontstaan.

Bij patiënten met een ernstige vorm van COPD is vaak de voedingsstatus gestoord. Zowel (verminderde) voedselinname als (verhoogd) energieverbruik spelen een rol en resulteren bij een aanzienlijk deel van de patiënten in een afname van de vetvrije (spier)massa, waarbij naast gewichtsverlies ook krachtsverlies kan optreden.

De huisarts kan de hiervoor beschreven complexe problematiek herkennen door het afnemen van een goede anamnese en voor een deel objectiveren door lichamelijk onderzoek en door eigen longfunctieonderzoek. In het kader van indicatiestelling voor longrevalidatie is aanvullend onderzoek door de longarts noodzakelijk. Het uitvragen van klachten, beperkingen in het dagelijks leven en van kwaliteit van leven is cruciaal.

Rol van de longarts

De longarts kan de anamnese op onderdelen verdiepen, maar zijn bijdrage is vooral gelegen in nauwkeurige aanvullende diagnostiek van de pulmonale en extrapulmonale stoornissen en klachten, beperkingen en problemen in kwaliteit van leven. Hiermee kan het medicamenteuze beleid in een aantal gevallen worden geoptimaliseerd, maar vooral kunnen de indicaties, de mogelijkheden, de verwachtingen en de eventuele contra-indicaties voor aanvullende niet-medicamenteuze therapie worden aangegeven.

Naast het lichamelijk onderzoek zijn laboratoriumonderzoek, aanvullend allergologisch onderzoek, röntgenonderzoek en uitvoerig longfunctieonderzoek noodzakelijk, waaronder bepaling van de diffusiecapaciteit, de compliantie van het longweefsel, de ademspierkracht, onderzoek naar slaapgerelateerde ademhalingsstoornissen, het beoordelen van de metabole status en inspanningsonderzoek. Gegevens van alle genoemde onderzoeken moeten in onderling verband worden beoordeeld en geïnterpreteerd. Het inspanningsonderzoek, bij voorkeur uitgevoerd als een fietsergometermaximaaltest, biedt de mogelijkheid het relatieve aandeel van de diverse stoornissen en beperkingen te duiden in het integrale beeld van de afname van het lichamelijk prestatievermogen en dit vervolgens te categoriseren in termen van cardiocirculatoire beperking, ventilatoire beperking en problemen met de zuurstofopname. De uitvoering van een deel van deze onderzoeken wordt elders in dit boek beschreven. Voor een deel vallen ze echter buiten het bestek van dit boek, gezien de complexiteit en het feit dat ze alleen in een volledig geoutilleerd longfunctielaboratorium kunnen worden uitgevoerd onder supervisie van een longarts.

Fysiotherapie

Een goede lichamelijke conditie draagt bij aan het zo efficiënt mogelijk gebruikmaken van de fysieke mogelijkheden binnen de beperkingen die ernstig astma, COPD en andere chronische longaandoeningen of status na thoracotomie/longchirurgie met zich meebrengen.

Inspanning kan gepaard gaan met klachten van kortademigheid en tekenen van dyspneu. Deze klachten kunnen worden veroorzaakt door een matige cardiocirculatoire conditie, een ventilatoire beperking en/of een zuurstoftransportprobleem. De aanwezigheid van veel secreet in de luchtwegen, ademregulatieproblematiek ten gevolge van door inspanning geïnduceerde bronchusobstructie, hyperventilatie, verandering van ademmechanische eigenschappen van het longweefsel en ademspierzwakte kunnen daarbij van invloed zijn. Ook psychologische factoren kunnen een rol spelen bij het ontstaan dan wel ervaren van klachten. Anamnese, lichamelijk onderzoek en vooral aanvullend longfunctie- en inspanningsonderzoek maken een differentiatie mogelijk en geven aan welke factoren in welke mate een rol spelen. Opnieuw is optimale medicamenteuze behandeling de eerste stap en een voorwaarde om een aanvullende niet-medicamenteuze, fysiotherapeutische behandeling te kunnen faciliteren.

Fysiotherapie biedt behandelmogelijkheden op het gebied van mucusklaring, ademregulatie, het verminderen van dyspneu, inspanningstraining, training van specifieke spiergroepen als ademspieren, en bij het algemeen gebruik van het lichaam (gaan, staan, bukken, reiken) in het kader van ergonomie.

Rol van de huisarts

Het is van belang dat de huisarts alert is op de eventuele ontwikkeling van klachten, beperkingen en problemen in kwaliteit van leven. Ten gevolge van het chronische, vaak sluipende karakter van de aandoening kan de patiënt in een neergaande fysieke en psycho-sociaal-maatschappelijke spiraal komen. Het controlebeleid dient daarop vanaf het begin te zijn ingesteld. Auto- en heteroanamnese, lichamelijk onderzoek en aanvullend onderzoek zijn hierbij belangrijke elementen. De huisarts moet bij verwijzing naar de fysiotherapeut op de behandelvraag toegesneden informatie verstrekken over de resultaten van longfunctieonderzoek en aanvullend functieonderzoek, alsmede over het geadviseerde medicamenteuze beleid. Het is van belang een heldere doelstelling van de behandeling te formuleren. Het verdient aanbeveling dit niet alleen schriftelijk, maar ook mondeling aan de fysiotherapeut mee te delen; enerzijds om een zo volledig mogelijke toelichting te kunnen geven, anderzijds om voor de toekomst een optimale overlegsituatie te creëren. Bij de behandeling moeten patiënt, huisarts en fysiotherapeut altijd de context van de omgeving van de patiënt voor ogen houden en de behandeling een plaats en betekenis geven in het dagelijks leven van de patiënt. Dit vergroot de kans om de winst die wordt verkregen door de behandeling op termijn te behouden. Regulier overleg over deze bijzondere categorie patiënten is aan te bevelen.

Behandeling ter ondersteuning van mucusklaring, het 'bronchiale toilet', is slechts geïndiceerd bij excessieve mucusproductie, waarbij het gewone ophoesten, in combinatie met bronchusverwijdende en anti-inflammatoire medicatie, onvoldoende resultaat heeft. Door het aanleren van bepaalde mucusklaringstechnieken kan de patiënt zichzelf leren behandelen. Hoesten is een effectieve techniek voor mucusklaring bij patiënten met een ernstige chronische bronchitis en bij het bestaan van bronchiëctasieën (zoals bij cystische fibrose). Bij emfyseempatiënten voldoet deze techniek echter niet door de meer uitgesproken collaps van kleinere luchtwegen die bij de geforceerde expiratoire manoeuvre optreedt. Bij het bevorderen van mucusklaring, op welke manier dan ook, is het van belang dat voorafgaand luchtwegverwijders worden geïnhaleerd.

Tot de klassieke vormen van bronchiaal toilet worden gerekend houdingsdrainage, tapotage, vibratie, ademoefeningen en hoesten. Bij houdingsdrainage wordt gebruikgemaakt van de zwaartekracht, waardoor secreet uit de kleinere, meer perifere luchtwegen naar de centrale luchtwegen zakt. Door tapotage en/of vibratie wordt ook geprobeerd mucus uit de perifere longdelen te mobiliseren, waarna het in de grote, centrale luchtwegen komt. Door hoesten kan het dan naar buiten worden gebracht. In plaats van tapotage en vibratie, waarvoor de hulp van iemand anders nodig is, wordt de 'forced expiration technique' (FET) geadviseerd. Na inademing tot een individueel te bepalen longvolume (in de praktijk veelal tot halverwege de totale longcapaciteit), wordt met open stemspleet geforceerd maximaal uitgeademd, het 'huffen'. De luchtwegen worden op deze wijze minder snel dichtgedrukt, zoals bij hoesten, waardoor het secreet beter geklaard kan worden. FET kan in combinatie met houdingsdrainage worden toegepast.

Bij behandeling in verband met dyspneu moet de inspanningsgebonden luchtwegobstructie – het inspanningsastma – uiteraard onderkend zijn en adequaat medicamenteus behandeld worden. Immers, een inspanningsgebonden luchtwegobstructie als uiting van bronchiale hyperreactiviteit laat zich niet 'weg'trainen. Wel kan door een adequate warming-up, in combinatie met medicamenten, een nog betere bescherming worden verkregen tegen het optreden ervan. Veelal zal het gaan om problemen met de ademregulatie, zoals aanvalsgewijze of chronische hyperventilatie en dyspneu ten gevolge van ademmechanische problematiek door toename van de compliantie van het longweefsel (de 'slappe' long). Dit laatste speelt een rol bij patiënten met ernstig COPD. Het aanleren van de 'pursed lips breathing" techniek, in combinatie met de actieve expiratie techniek, is voor deze categorie patiënten zinvol.

Bij behandeling in de vorm van inspanningstraining en training van specifieke spiergroepen als ademspieren moeten resultaten van inspanningsonderzoek en spierkrachtmeting voorhanden zijn. Deze resultaten bepalen immers de indicatie en geven zicht op de haalbaarheid en de effecten van de behandeling. Het is belangrijk dat men geïnformeerd is over relevante comorbiditeit, in het bijzonder op cardiaal gebied en op het gebied van het bewegingsapparaat, omdat dat een beperkende factor kan zijn voor de behandelmogelijkheden.

Het bovenstaande maakt duidelijk dat behandeling in de eerste lijn dient te geschieden door een fysiotherapeut met speciale kennis van de ziektebeelden astma en COPD.

Bij een $FEV_1 \geq 70$ procent van de voorspelde waarde kan de patiënt met ervaren beperkingen in het algemeen gestimuleerd worden zich meer te bewegen zonder dat er sprake hoeft te zijn van aangepast bewegen. Eventueel kan een fase van enkele (zes tot negen) weken geïndiceerd zijn voor conditieopbouw en het optimaliseren van de ademtechniek. Bij een discrepantie tussen longfunctie en ervaren dyspneu is aanvullend onderzoek geïndiceerd. Bij een $FEV_1 < 70$ procent van de voorspelde waarde en bij het bestaan van een diffusiestoornis zijn gegevens van aanvullend onderzoek noodzakelijk en is behandeling door een (gespecialiseerd) fysiotherapeut geïndiceerd.
De te behalen resultaten worden voor een deel bepaald door de ernst van de luchtwegobstructie. Bij patiënten met zuurstofopnameproblematiek kan overwogen worden te trainen met toediening van extra zuurstof. Dit heeft enige invloed op de dyspneusensatie, maar draagt niet echt bij aan een cardiocirculatoir trainingseffect. Voor deze patiënten lijkt training door middel van het leveren van negatieve arbeid (bijvoorbeeld het afremmen van een fietsergometer, het 'bergafwaarts' lopen op een loopband) meer perspectief

te bieden, omdat voor de geleverde arbeid minder ventilatie noodzakelijk is. Voor deze categorie patiënten staan vooral oefeningen gericht op ergonomie in combinatie met therapie gericht op vermindering van de dyspneu op de voorgrond. Daardoor neemt de zelfredzaamheid toe.

Rol van de longarts

Al eerder (zie paragraaf Anamnese en aanvullend onderzoek) werd de meerwaarde van het consult door de longarts toegelicht. Alhoewel de NHG-Standaard consultatie in overweging geeft bij een FEV1-waarde van ≤ 50 procent van de voorspelde waarde of een absolute waarde van ≤ 1,5 liter ondanks optimale behandeling, moet bij klachten van progressieve dyspneu en afname van de inspanningstolerantie bij een FEV1 van > 50 procent van de voorspelde waarde toch consultatie worden overwogen, zeker gezien het ontbreken van een correlatie tussen gemeten luchtwegobstructie en de ervaren dyspneu, beperkingen en problemen in kwaliteit van leven. Met het aanvullend functie- en inspanningsonderzoek door de longarts wordt inzicht verkregen in de stoornissen en de beperkingen die bij de individuele patiënt een rol spelen. Op basis hiervan kan gericht een indicatie voor behandeling op onderdelen, of combinaties daarvan, worden gesteld.

Bij excessieve mucusproductie is het van belang dat men geïnformeerd is over de functie van het trilhaarepitheel (bijvoorbeeld dys- en akinetisch ciliensyndroom) en over het mogelijk bestaan van een lokale of diffuse bronchopathie of van bronchiëctasieën.

Bij dyspneu en verminderde inspanningstolerantie kan een verminderde cardiocirculatoire conditie een rol spelen, maar er kan ook sprake zijn van een ventilatoire of zuurstofopnamebeperking. Compliantie van het longweefsel kan dan worden bepaald, evenals de ademspierfunctie. Aanvullend specialistisch fysiotherapeutisch onderzoek behoort in een aantal situaties, onder meer in astmacentra, tot de mogelijkheden. Op basis van de resultaten van (multidisciplinair) onderzoek kunnen de fysiotherapeutische behandeldoelen optimaal geformuleerd worden.

Voedingstherapie

In het bijzonder bij ernstig astma en COPD komt frequent een stoornis in de energiebalans voor, wat kan resulteren in over- of ondergewicht. Deze problematiek kan uiteraard ook optreden bij andere chronische longaandoeningen. Bij het beoordelen van het lichaamsgewicht wordt vaak gebruikgemaakt van de quetelet-index: lichaamsgewicht in kg/lichaamslengte in m^2. Een beter inzicht in de voedings- en metabole status wordt verkregen door het beoordelen van de lichaamssamenstelling, te onderscheiden in vetmassa en vetvrije massa. Deze laatste omvat vooral de (adem)spieren. Methoden ter bepaling van (onderdelen van) de lichaamssamenstelling zijn complex; hierbij wordt onder andere gebruikgemaakt van de creatinine-lengte-index en van bio-elektrische impedantiemeting.

Overgewicht kan worden veroorzaakt door verminderde lichamelijke activiteit bij bijvoorbeeld ziekte, terwijl de energie-inname niet verandert, maar kan ook een iatrogene oorzaak hebben door veelvuldig of chronisch corticosteroïdgebruik. Overgewicht betreft dan vrijwel altijd toename van vetmassa en een toegenomen hoeveelheid lichaamsvocht, soms mede bepaald door cardiale decompensatie. Ondergewicht wordt onder meer veroorzaakt door wisselende dyspneu en vermoeidheid, die dermate ernstig kunnen zijn dat voedselinname als een te grote inspanning wordt ervaren. Bij het gebruik van de maaltijd is bij ernstige COPD zelfs desaturatie beschreven. Als gevolg van het chronisch inflammatoire proces dat de primaire aandoening kenmerkt kan er sprake zijn van een verhoogd rustmetabolisme. Daarnaast wordt extra energie gevraagd voor ademarbeid, vooral bij inspanning. Zeker bij onveranderde energie-inname zal dit resulteren in gewichtsafname. Dit ondergewicht kan de vetmassa betreffen, maar bij ernstige COPD blijkt het vooral ook de vetvrije massa te betreffen. Dit laatste betekent onder andere afname van de spiermassa, waardoor de spierkracht verder zal afnemen, zowel van ademspieren als van perifere skeletspieren. Chronisch gebruik van corticosteroïden en hypoxemie dragen eveneens bij aan afname van de spierkracht. Op deze manier ontstaat een vicieuze cirkel van verminderd bewegen, afname van (adem)spierkracht en daardoor een verdere verslechtering van de lichamelijke conditie.

Rol van de huisarts

Bij de regelmatige controle van een patiënt met ernstig astma of COPD behoren de voedingsanamnese en het vervolgen van het lichaamsgewicht, mede in relatie tot het activiteitenpatroon, een vaste plaats te hebben. Vroegtijdig signaleren van over- en ondergewicht is van belang; de quetelet-index is een in de huisartspraktijk eenvoudig te bepalen indicator. Preventieve adviezen met betrekking tot calciuminname, calorie-inname en samenstelling van de maaltijd zijn eveneens van belang. Consultatie door een diëtist in de eerste lijn, met het schriftelijk vastleggen van het dieetadvies, kan bijdragen aan het herstellen en onderhouden van een goede voedingsstatus/lichaamssamenstelling. Ook hier kan (naast een schriftelijke verwijzing) mondelinge toelichting en regulier overleg de kans op een beter resultaat vergroten. Progressieve gewichtsafname is, zeker bij afname van het inspanningsvermogen, reden voor verwijzing naar de longarts.

Rol van de longarts

De longarts is veelal als medebehandelaar betrokken bij de zorg voor een patiënt met ernstig astma en COPD. Hij kan vanuit zijn specifieke situatie eerder over aanvullend onderzoek beschikken en dit ook inzetten bij de complexe problematiek van deze patiënten. De in de tweede lijn werkende diëtist die door de longarts geconsulteerd wordt, heeft doorgaans meer specifieke kennis over en ervaring met patiënten met ernstig astma en COPD. Deze multidisciplinaire diagnostiek levert niet alleen inzicht in de lichaamssamenstelling, maar ook daaraan gerelateerde aspecten, zoals de (adem)spierkracht. Immers, goede voeding alléén kan geen optimale verbetering van de conditie bewerkstelligen. Ook het omgekeerde is waar, alléén trainen zonder goede voeding levert evenmin een optimaal resultaat.

Adaptatie: de rol van gedrag

Klachten, beperkingen en problemen in kwaliteit van leven worden bepaald door een complexe interactie tussen de fysiologische stoornis enerzijds en psychologische factoren anderzijds (zie paragraaf Determinanten van problemen in de integrale gezondheidstoestand). Dit is zeker bij chronische aandoeningen het geval. Waar het bij een chronische aandoening om gaat is dat het normale leven drastisch en definitief verandert. De patiënt staat dus voor de taak om zich aan deze nieuwe situatie (de lichamelijke stoornis) aan te passen (coping), teneinde te komen tot een zo optimaal mogelijke balans tussen cognities, emoties, en gedrag enerzijds en zijn ziekte anderzijds (= adaptatie). Bij adaptatie staat gedragsverandering centraal. Illustratief is dat ook bij op het eerste oog medische doelen in dit kader gedragsverandering een belangrijke rol speelt. Voorbeelden zijn: juiste inhalatietechniek, het volgens voorschrift innemen van medicatie, meer bewegen, stoppen met roken, juiste voeding, omgaan met de fysieke grenzen, adequate ademregulatie, enzovoort. In al deze voorbeelden gaat het om gedrag van de patiënt.

Aangezien gedragsverandering bij nagenoeg alle behandeldoelen een rol speelt, kan het inzetten van de psycholoog een belangrijke meerwaarde hebben. Doorgaans wordt een psycholoog slechts ingezet als er sprake is van angst of depressie. Gelet op het voorgaande dient de inzet van een psycholoog/psychotherapeut in veel bredere zin overwogen te worden.

Het hebben van een chronische ziekte heeft niet alleen lichamelijke, maar ook psychologische gevolgen. Deze aspecten komen eveneens aan de orde in hoofdstuk 2. In het kader van longrevalidatie is het van belang op te merken dat diverse aspecten van behandeling niet los van elkaar gezien kunnen worden, zeker omdat een interdisciplinaire aanpak meer zal opleveren dan het aanbieden van onderdelen daarvan. De integratie van de diverse behandelopties in het dagelijks leven van de patiënt is daarbij essentieel voor het behouden van de verbetering op termijn.

Bij patiënten met astma, en zeker patiënten met ernstig COPD, maar ook bij patiënten met sarcoïdose of na longoperatie in verband met een maligniteit, komen moeheid, angst en depressieve gevoelens vaak voor. Tevens komt het inadequaat omgaan met de fysieke beperkingen vaak voor. Een subgroep van patiënten vermijdt lichamelijke inspanning en is daardoor zeer inactief. Een andere subgroep probeert zich juist niets aan te trekken van zijn fysieke beperkingen, met klachten als dyspneu en moeheid als gevolg. Een ander cruciaal probleem betreft de vaak zeer slechte medicatie compliance. Dit gedrag heeft nadelige effecten op de fysiologische stoornis en de frequentie van exacerbaties. Uiteraard spelen persoonskenmerken een rol en ontwikkelt iedere patiënt zijn eigen gedrag en rolpatroon, mede op basis van de reacties uit de omgeving. Het neuropsychologisch functioneren kan mede ten gevolge van chronische hypoxie en/of hypercapnie gestoord zijn. De chronische lichamelijke klachten en beperkingen in combinatie met emotioneel-psychische factoren hebben gevolgen voor het dagelijks functioneren van de patiënt in zijn directe omgeving zoals in zijn gezin, maar ook ten aanzien van werk, vrijetijdsbesteding en zijn sociaal-cultureel netwerk.

Educatie en psychosociale behandeling begint met het expliciet aan de patiënt duidelijk maken van dit brede probleemveld. Belangrijk is of de patiënt bij de aanpak hiervan zijn eigen verantwoordelijkheid kan en wil nemen en of hij kan en wil investeren in de gedragsverandering die daarvoor nodig is. Alleen op deze wijze kan het zelfmanagement van de patiënt worden bevorderd, dat geënt is op de individuele behandeldoelen die patiënt en behandelaar met elkaar zijn overeengekomen.

Educatie en psychosociale behandeling hebben als kenmerken dat de doelen die de patiënt zichzelf stelt complementair zijn met die van de behandelaar en dat het karakter ervan structureel is, zowel in tijd als wat betreft inhoud. Verder kunnen verschillende disciplines een bijdrage leveren, zijn er naast individuele contacten ook groepsbijeenkomsten en wordt het directe systeem van de patiënt in het proces betrokken.

Rol van de huisarts

Al eerder werd opgemerkt dat de huisarts bij uitstek de behandelaar is die zicht heeft op het psycho-sociaal-maatschappelijk en het lichamelijk functioneren in het dagelijks leven van de patiënt en zijn systeem. De huisarts is dan ook degene die het educatieproces moet faciliteren waar dat nodig lijkt. Daar waar blijkt dat de chronische longaandoening lichamelijke, psychische en/of sociale gevolgen heeft, is de huisarts degene die ook anderen kan betrekken bij de behandeling en begeleiding van de patiënt. Bij complexe problematiek is een initiërende en coördinerende rol weggelegd voor de huisarts. In de eerste plaats is hij de meest aangewezen persoon om het directe systeem (partner, kinderen en dergelijke) bij de begeleiding te betrekken. Vaak kan de huisarts de beste inschatting maken van de manier waarop de patiënt en zijn systeem met de ziekte omgaan, hoe er met de angst voor dyspneu wordt omgegaan, enzovoort. Daarnaast kan hij, afhankelijk van de individuele problematiek, zo nodig andere disciplines betrekken bij een aanzet tot het proces van educatie en psychosociale ondersteuning: longarts, fysiotherapeut, diëtist, wijkverpleegkundige, maatschappelijk werker en psycholoog. De mogelijkheden hiertoe zijn per regio verschillend; een goede oriëntatie hierop is van groot belang voor het welslagen van de behandeling. Lokale afspraken over wie de coördinerende rol op zich neemt zijn daarbij onmisbaar. Indien in de eigen regio de mogelijkheden voor behandeling niet toereikend zijn, moet in overleg met de medebehandelend longarts overwogen worden de patiënt te verwijzen naar een astmacentrum voor intensieve behandeling. Daarbij moet men zich altijd realiseren dat de patiënt zal terugkeren in zijn eigen omgeving en dat adequate (multidisciplinaire) nazorg operationeel moet zijn om hem te begeleiden in zijn zelfmanagement en de resultaten die zijn bereikt te behouden.

Rol van de longarts

De longarts kan door de mogelijkheden die hij heeft voor een multidisciplinaire aanpak een goed inzicht krijgen in en een duidelijke uitleg geven over de (on)mogelijkheden van de behandeling, de noodzakelijke onderdelen daarvan en de mogelijk te behalen resultaten. Dit kan de motivatie bij en de inzet van de patiënt verhogen. Een consult van een klinisch psycholoog is noodzakelijk om beter te kunnen differentiëren tussen gedrag op basis van consequenten (psychologisch, sociaal en lichamelijk) en op basis van antecedenten (persoonlijkheidskenmerken, ziektegerelateerde gebeurtenissen en ziekte- en behandelingskenmerken). Afhankelijk van de plaatselijke of regionale mogelijkheden kunnen, met de longarts als initiator, op indicatie de eerdergenoemde andere disciplines bij de behandeling worden betrokken, of kan de patiënt in goed overleg worden verwezen naar een centrum voor longrevalidatie.

3 Resultaten van de behandeling

Behandeling door middel van longrevalidatie wordt gekenmerkt door samenhangende en op elkaar afgestemde activiteiten in het kader van (para)medische, psychische en sociale begeleiding. De resultaten worden beoordeeld aan de hand van klinische en/of fysiologische relevante parameters. Dit impliceert dat verschillende parameters moeten worden gehanteerd bij de beoordeling van de resultaten van longrevalidatie: longfunctie, mucusklaring en dyspneu, inspanningstolerantie en activiteiten van het dagelijks leven, voedingstherapie en lichaamssamenstelling, kwaliteit van leven en psychosociaal welbevinden, en prognose ten aanzien van levensverwachting.

Longfunctie

De longfunctie wordt voornamelijk beïnvloed en verbeterd door medicamenteuze therapie en het stoppen met roken. Niet-medicamenteuze therapie heeft, afhankelijk van de aard van de interventie, geen of weinig invloed op de longfunctie en het verloop ervan in de tijd, maar wel op ervaren klachten, beperkingen en problemen in kwaliteit van leven van de patiënt.

Verbetering van de longfunctie kan uiteraard wel worden verkregen, indien patiënten een slechte therapietrouw tonen ten aanzien van medicijngebruik en wanneer dit onder invloed van een educatieproces verbetert. Dit uit zich onder andere in een toename van bijvoorbeeld de FEV_1-waarde en/of een afname van de variabiliteit van de obstructie en het aantal exacerbaties. Stoppen met roken beïnvloedt niet alleen klachten van overmatige mucusproductie, maar ook het beloop van de FEV_1-waarde op lange termijn. Bij tekenen van ventilatoire beperking, waarbij een afgenomen ademspierfunctie een rol speelt, heeft gerichte training van de ademspieren, in combinatie met algemene inspanningstraining, invloed op de statische volumina, zoals kan worden vastgesteld met een geringe toename van de vitale capaciteit.

Duidelijker echter is de invloed op de mate van toename van CO_2-retentie, die kenmerkend is voor de ventilatoire beperking en die bijdraagt aan de sensatie van dyspneu. Deze zal onder invloed van de gerichte interventie afnemen en daardoor het prestatievermogen verbeteren en de sensatie van dyspneu verminderen.

Mucusklaring en dyspneu

De effecten van diverse vormen van bronchiaal toilet zijn wetenschappelijk geëvalueerd. Bij vergelijking van het klassieke bronchiale toilet en de FET in combinatie met houdingsdrainage, worden van laatstgenoemde methode betere resultaten gezien. Door middel van een aangeleerde FET-techniek kan de patiënt zichzelf helpen. Aanvullend gebruik van apparatuur, zoals een 'positive expiratory pressure'-masker, orale hoogfrequente oscillatietechniek en flutter, levert geen consequent in de literatuur aangetoonde meerwaarde op.

Effectief ter vermindering van dyspneu is het aanleren van een actieve expiratie, met verlaging van de ademfrequentie en met gebruikmaking van 'pursed lips breathing', het rustig uitademen tegen licht getuite lippen, met in acht nemen van een juiste verhouding tussen in- en expiratietijd. Dit heeft vooral effect bij het ervaren van dyspneu in rust; tijdens inspanning is het effect van deze technieken minder evident. Diafragmaal ademen door patiënten met COPD wordt ten onrechte aangemerkt als een effectieve manier van ademen; er is eerder een tendens dat de dyspneu toeneemt.

Veelal worden deze technieken ingezet in combinatie met andere interventies, zoals inspanningstraining en ademspiertraining. Regelmatige inspanning kan op zichzelf leiden tot afname van dyspneu, zelfs zonder aangetoonde trainingseffecten. Psychische factoren, zoals het overwinnen van inspanningsangst, leveren ook een bijdrage aan het afnemen van de dyspneusensatie. Het mechanisme van desensitisatie speelt bij dit alles mogelijk een rol: psychologische en/of fysiologische factoren kunnen de ervaring van dyspneustimuli en/of de sensitiviteit van de perifere en/of centrale receptoren verminderen.

Inspanningstolerantie en activiteiten van het dagelijkse leven

Inspanningstraining gericht op het verbeteren van de cardiocirculatoire conditie levert, mits een juiste trainingsintensiteit en trainingsactiviteit (drie tot vier sessies per week) in acht worden genomen, een duidelijke toename van de inspanningstolerantie op. Ook de spierkracht van de onderste en bovenste extremiteiten neemt toe bij adequate training van specifieke spiergroepen. Dit alles resulteert in een groter vermogen, niet alleen uitgedrukt in meters loopafstand of wattage belasting bij een inspanningsonderzoek, maar ook met betrekking tot de activiteiten van het dagelijks leven, zoals gaan, staan, traplopen, bukken, reiken. Het subjectieve welbevinden neemt toe bij verbetering van de lichamelijke conditie, hetgeen een gunstig neveneffect is. Om de effecten van behandeling op termijn te behouden is nazorg essentieel.

Nazorg betreft de begeleiding van de patiënt en de direct betrokkenen in de thuissituatie.

Voedingstherapie en lichaamssamenstelling

Het optimaliseren van het lichaamsgewicht en de lichaamssamenstelling door voedingstherapie, in combinatie met gerichte inspanningstraining, draagt bij aan de verbetering van spierkracht en prestatievermogen. Over voedingstherapie als enkelvoudige interventie zijn weinig resultaten voorhanden; ze laten slechts geringe fysiologische effecten zien. Bij overgewicht zal reductie van het lichaamsgewicht het prestatievermogen uiteraard gunstig kunnen beïnvloeden, maar de winst lijkt vooral bepaald te worden door de juiste aanvullende trainingsmodaliteiten in combinatie met correctie van de afgenomen vetvrije spiermassa.

Kwaliteit van leven

Kwaliteit van leven is een voor de patiënt zeer belangrijk hoofddomein van de gezondheidstoestand. Kwaliteit van leven wordt gedefinieerd als satisfactie met diverse aspecten van het leven, zoals lichamelijk functioneren (Health-Related Quality of Life), sociaal functioneren, werk, relatie, financiële situatie. Studies laten matige tot zelfs afwezige correlaties met een aantal gebruikelijke fysiologische parameters zien. Kwaliteit van leven vormt dus een eigen dimensie die op onderdelen gerelateerd kan worden aan variabelen als longfunctie, klachten, beperkingen en prestatievermogen. In een veelvoud van onderzoeken is gebleken dat longrevalidatie als totaal behandelproces een positieve invloed heeft op de (aan gezondheid gerelateerde) kwaliteit van leven. Welke onderdelen van de behandeling het meest effectief zijn is nog niet eenduidig opgehelderd. De veelheid aan instrumenten om (aan gezondheid gerelateerde) kwaliteit van leven, evenals de verschillende aard en intensiteit van interventies, draagt aan de bestaande onduidelijkheid bij. In elk geval is duidelijk dat kwaliteit van leven voor een belangrijk deel wordt bepaald door de mate waarin de patiënt zich cognitief, emotioneel en gedragsmatig aan zijn ziekte heeft weten aan te passen. Interventies gericht op het verhogen van de kwaliteit van leven dienen dan ook op deze processen gericht te zijn.

Prognose ten aanzien van levensverwachting

Verscheidene factoren bepalen de overlevingsduur van patiënten met een chronische longaandoening. De leeftijd en de FEV1-waarde zijn de meest gebruikte voorspellende variabelen. Patiënten met een duidelijke bronchiale hyperreactiviteit, met chronisch astma en met normale spierkracht hebben, begrijpelijk, een betere prognose ten aanzien van mortaliteit dan patiënten met een vergevorderde emfysemateuze degeneratie van het longweefsel en met afgenomen spierkracht. Stoppen met roken verlengt de levensverwachting, evenals het continu gebruik van zuurstof in de thuissituatie door patiënten die lijden aan een chronische hypoxemie. Daarnaast spelen lichaamssamenstelling en (de beperking van) het lichamelijk prestatievermogen een rol. Inhoudelijk richt de behandeling in de vorm van longrevalidatie zich op verschillende van deze factoren. Het is dus te verwachten dat longrevalidatie, naast de nu bekende positieve effecten op korte termijn, ook de prognose op lange termijn gunstig zal beïnvloeden. Resultaten van wetenschappelijk onderzoek wijzen inderdaad op een mogelijk positief effect op de prognose ten aanzien van de levensverwachting. Het merendeel betreft echter niet-gerandomiseerd en observationeel onderzoek, zodat toekomstig prospectief gerandomiseerd onderzoek van voldoende lange duur pas een duidelijke uitspraak mogelijk zal maken.

Casus

Hoe verliep de longrevalidatie bij de heer W.? Ter beoordeling van de inspanningstolerantie werd een ergometrisch onderzoek verricht. Het maximale prestatievermogen was 84 Watt, terwijl circa 164 Watt een gemiddelde prestatie is van leeftijdsgenoten. Tijdens de inspanning steeg de $PaCO_2$ en daalde de PaO_2, hetgeen past bij een ventilatoire beperking van de inspanningstolerantie zonder een diffusiestoornis in engere zin. Er was geen sprake van een abnormale toename van de arterio-alveolaire zuurstofgradiënt. Er was geen cardiocirculatoire beperking op het moment van de maximale inspanning. Afgesproken werd dat de heer W. zou deelnemen aan een twaalf weken durend poliklinisch revalidatieprogramma. De eerste negen weken zou dit dagelijks zijn, daarna vond afbouw plaats. Het programma bestond uit oefeningen ter verbetering van behendigheid, spierkracht en houding, recreatief bewegen (waaronder zwemmen) en een dagelijkse intervaltraining ter verbetering van de algehele conditie. Verder werden gedurende twintig minuten per dag de inademingsspieren getraind. Dit verbetert de kracht en vermindert de vermoeibaarheid van de inademingsspieren. Eenmaal per week vond met een groep van tien personen gedurende 1,5 uur een collectief educatief programma plaats onder leiding van leden van het multidisciplinaire behandelteam. Het doel was niet alleen beter te leren omgaan met de aandoening, maar ook met de partner en kinderen én met de hulpverleners. In overleg werd besloten dat de huisarts de diëtiste zou inschakelen om tot adequate gewichtsreductie te komen. Bovendien zou hij ter ondersteuning van het echtpaar eenmaal per twee weken een gesprek met hen hebben over hun ervaringen en gevoelens. Tevens werd getracht wederzijdse irritaties en het onbegrip bij de echtgenote bespreekbaar te maken. Voordat de revalidatie begon had de huisarts al een gesprek met het echtpaar gehad over de noodzaak tot sanering van het huis en het wegdoen van de katten om het resultaat optimaal te laten zijn. Dat laatste lukte pas in een later stadium toen mevrouw zag dat de resultaten van de longrevalidatie positief waren. De huisarts kreeg daarbij ondersteuning van een dochter, die verpleegkundige was en zich eveneens ergerde aan de stofnesten en de katten in huis. Tijdens de trainingsperiode werd de belasting van de oefeningen geleidelijk aan opgevoerd en na tien weken was de conditie van de heer W. aanzienlijk verbeterd. Het maximale prestatievermogen liep op tot 120 watt, terwijl de obstructieve longfunctiestoornis praktisch onveranderd was gebleven. Bovendien bleek uit ergometrisch onderzoek ook dat de hogere inspanningstolerantie kon worden opgebracht ondanks de blijvende ventilatoire beperking. Deze was echter minder uitgesproken, getuige de mindere mate van toename van de $PaCO_2$ tijdens de inspanning. De PaO_2 bleef voldoende hoog, zodat er geen cardiocirculatoire risico's te verwachten waren. Intussen was zijn gewicht al verminderd tot 78 kg en had hij, mede op aandringen van de huisarts, weer een langere wandel- en fietstocht gemaakt. Zijn vrouw ging steeds met hem mee en ook gingen ze samen tweemaal per week zwemmen in groepsverband. De gesprekken met de huisarts werden langzaam teruggebracht naar eenmaal per maand. In overleg met de longarts voert de huisarts nu eenmaal per drie maanden spirometrische controle uit en houdt hij de vinger aan de pols wat betreft de lichamelijke activiteiten, het gebruik van medicijnen en het gewicht van de heer W. De kleine problemen in de relatie zijn inmiddels verdwenen.

4   Samenvatting

Longrevalidatie is voor de huisarts geen alledaags gebeuren. De geïnteresseerde huisarts met kennis van zaken rond astma en COPD, maar ook in geval van andere complexe problematiek als gevolg van een chronische longaandoening, kan echter zowel bij het onderkennen van de mogelijkheden van longrevalidatie, als tijdens de longrevalidatie zelf en bij de begeleiding erna een rol spelen. Hij is de meest aangewezen persoon om de mogelijkheden van en de noodzaak tot longrevalidatie te onderkennen door een goede anamnese van de stoornissen en beperkingen en aanvullend longfunctieonderzoek.

Longrevalidatie is echter nooit een solistisch optreden van de huisarts. Bij lichte longfunctiestoornissen, met een FEV1 > 70 procent van de voorspelde waarde, kan hij longrevalidatie in de eerste lijn op gang brengen, waarbij hij vooral de hulp van een op dit terrein deskundige fysiotherapeut nodig zal hebben. In het algemeen zijn de problemen echter groter en dat betekent een multidisciplinaire aanpak, waarbij de longarts de centrale rol speelt wat betreft de medisch-technische en diëtetische aspecten. Wat betreft de psychosociale en educatieve aspecten kan er voor de huisarts, door zijn kennis van het functioneren van de patiënt in zijn omgeving, een belangrijke rol zijn weggelegd. Hij is ook de meest aangewezen persoon om de directe omgeving van de patiënt bij de behandeling en begeleiding te betrekken. Juist om deze redenen kan de huisarts een belangrijke bijdrage leveren aan het optimaliseren van de adaptatie aan de stoornis. Ook in de nazorgfase dient hij een centrale rol te krijgen om de resultaten van de longrevalidatie te handhaven en de patiënt en zijn omgeving hierin te steunen.

Goede overlegmogelijkheden met andere in dit hoofdstuk genoemde disciplines zijn noodzakelijk om longrevalidatie tot een succes te maken.

Leesadvies

Folmer H, Smeenk FWJM, Geijer RMM, Hensbergen W van, Molema J, Smeele IJM, Weel C van, Wesseling GJ, Westermann WF. Landelijke transmurale afspraak COPD. Huisarts Wet. 2001:220-5.

Lakeveld-Heyl K, Boomsma LJ, Geijer RMM, Gosswelink R, Muris JWM, Vermeeren MAP, Hensbergen W van, Verhoef M, Flikweert S, Ravensburg CD van. LESA (Landelijke Eerstelijns Samenwerkingsafspraak) COPD. Huisarts Wet. 2007;50(8): S21-S27.

Richtlijn Ketenzorg COPD. Stichting Ketenkwaliteit COPD. Alphen aan den Rijn: Van Zuiden Communications bv; 2005.

Smeele IJM, Weel C van, Schayck CP van, Molen T van der, Thoonen B, Schermer T, Sachs APE, Muris JWM, Chavannes NH, Kolnaar BGM, Grol MH, Geijer RMM. NHG-Standaard COPD. Huisarts Wet. 2007;50(8):362-79.

Vercoulen Jan, Kalkman Joke, Servaes Petra. Longziekten: een complexe interactie tussen de fysiologische stoornis en gedragsfactoren. Gedragstherapie 2008;41:51-63.

Beroepsziekten

R.M.F.M. Leclercq en prof. dr. E.F.M. Wouters

 Silicose

Definitie

Van stoflongen is sprake wanneer de longen een zodanige hoeveelheid stof bevatten dat het longweefsel hierop reageert met een toename van de interstitiële collageenmassa. Met stof wordt in dit verband bedoeld het door industriële processen vrijkomen van siliciumdioxidebevattende stofdeeltjes zoals silica, kwarts en asbest. Omdat asbest een op zichzelf staand ziektebeeld veroorzaakt, wordt dit in een aparte paragraaf beschreven. Siliciumbevattend stof kwam in Nederland en België in de vorm van kolenstof vrij bij de kolendelving. In metaalgieterijen komt nog altijd siliciumbevattend stof vrij.

In deze paragraaf wordt de term 'silicose' gebruikt. Hiermee worden bedoeld de stoflongen; antracose (mijnstoflongen) en pneumoconiose (stoflongen) zijn in dit verband de synoniemen.

Epidemiologie

Over het voorkomen van silicose is weinig bekend. Omdat in Nederland de silicose voornamelijk in de oude mijngebieden van Zuid-Limburg voorkomt, zal een gemiddelde huisarts er nauwelijks mee te maken krijgen. Ook in de oude mijngebieden is silicose een verdwijnend ziektebeeld, temeer daar de maatregelen ter voorkoming van stoflongen na de oorlog zijn geïntensiveerd. Dat gebeurde door het dragen van stofmaskers, het beter ventileren van de mijngangen en het nat houden van de kolenlagen tijdens de winning. De hoeveelheid stof in de longen is het resultaat van de ingeademde hoeveelheid, verminderd met de stof die door mucociliaire activiteit is verwijderd. Een duidelijk verband is ook vastgesteld tussen cumulatieve blootstelling aan stof en het voorkomen van symptomen van chronische bronchitis, waarbij roken een duidelijk additief effect heeft op de symptomen van chronische bronchitis. Verder kan een daling optreden van de één-secondewaarde bij mijnwerkers: deze daling is gerelateerd aan leeftijd, lengte, rookgewoonten en cumulatieve blootstelling aan kolenstof.

Hoewel het voorkomen onbekend was, kon door de medische controles van mijnwerkers in het verleden vrij nauwkeurig worden aangegeven welke patiënten silicose ontwikkelden. De volgende casus geeft daarvan een illustratie. De progressie kan uitmonden in een chronische respiratoire insufficiëntie.

Casus

Onlangs overleed de heer N. op 87-jarige leeftijd. Hij werkte gedurende zijn hele arbeidzame leven ondergronds als houwer. Op 52-jarige leeftijd werd hij afgekeurd wegens een vastgestelde antracosilicose van meer dan 70 procent. Op 59-jarige leeftijd ontstond er een mantoux-omslag waarvoor hij isoniazideprofylaxe kreeg. Zijn probleemlijst was verder blanco. De laatste tien jaar van zijn leven werd hij frequent gezien wegens kortademigheid zonder hoesten of sputum. Bij auscultatie werden steeds diffuse droge rhonchi gehoord, soms met lokaal weinig ademgeruis, op wisselende plaatsen. De thoraxfoto toonde longemfyseem met de reeds eerder bekende schaduwen in de bovengebieden. Op 82-jarige leeftijd kon hij het niet meer zonder extra zuurstof stellen. Desondanks bleef de kortademigheid voortduren. Ondanks zijn leeftijd werd prednison voorgeschreven. Zijn kortademigheid was soms zo fors dat hij expiratoir steunde. Bij de prednison werd budesonide en salbutamol met voorzetkamer voorgeschreven; salbutamol werd later vervangen door formoterol. Dit voorkwam niet de regelmatig optredende acute episoden. Op 87-jarige leeftijd ontstond oedeem aan de benen, waarvoor hij digoxine en furosemide 20 mg kreeg. De laatste winter voor zijn dood was de kortademigheid in rust zodanig dat hij geen enkele inspanning meer aankon. Bovendien ontwikkelde hij een CVA met een rechtszijdige hemianopsie en parese. Hij overleed rustig, onder het beeld van een chronische respiratoire insufficiëntie en status na CVA, waarbij hij gespaard bleef voor de acute kortademigheden die hem de laatste jaren veelvuldig uit de slaap hielden.

Klachten

De klacht die het meest op de voorgrond staat is kortademigheid. Aanvankelijk is die uitsluitend aanwezig tijdens inspanning, maar met de toenemende fibrosering van de longen treedt ze ook in rust op. Zelfs bij uitgebreide progressieve massieve fibrose kunnen patiënten echter opmerkelijk weinig klachten vertonen. Hoesten en vastzittend slijm staan veel minder op de voorgrond. Exemplarisch is zonder twijfel het onverwacht ophoesten van zwart slijm, hetgeen wijst op een aanzienlijke stofneerslag en de perihilaire opslag hiervan in de lymfeklieren.

De langzaam toenemende kortademigheid kan regelmatig worden afgewisseld met acute verergering. Dat kan het gevolg zijn van aspecifieke prikkels zoals koude en mist, of van luchtweginfecties, alhoewel geen verband tussen stofblootstelling en optreden van bronchiale prikkelbaarheid is aangetoond. Voor de huisarts is het moeilijk te differentiëren tussen een aspecifieke prikkel en een infectieus agens, temeer daar de fysisch-diagnostische verschijnselen weinig houvast bieden. Het beloop in de tijd, een belangrijk diagnosticum in de handen van een huisarts, kan hier zoals bij COPD uitsluitsel geven. Een aspecifieke reactie neemt af zodra de irritatie verdwenen is, terwijl een infectie dagen tot enkele weken in beslag neemt alvorens tot rust te komen.

Vaak heeft de huisarts niet meer in handen dan de dyspneu en het subjectieve ziektegevoel van de patiënt, diens eigen interpretatie ervan (die overigens bij chronisch zieken een leidraad kan zijn), de koorts en een eventueel versnelde pols. De klachten en het beloop bij silicose vertonen parallellen met chronische bronchitis. Dit kan verklaard worden doordat stofexpositie ook leidt tot klachten van chronische bronchitis en luchtwegobstructie. Bovendien bestaat geen duidelijk verband tussen voorkomen en mate van radiologische afwijkingen en deze luchtwegklachten.

Omdat de aanwezigheid van kolenstof c.q. siliciumdioxide in de longen een niet-aflatende ontstekingsreactie veroorzaakt, kan het eindstadium van silicose gepaard gaan met dezelfde complicaties die bij COPD gezien worden, zoals een cor pulmonale en een pulmonale hypertensie. De patiënt heeft dan last van dikke voeten en een vol gevoel in de bovenbuik als gevolg van de toegenomen veneuze druk en eventuele leververgroting en pretibiaal oedeem.

Diagnostiek

De gewezen mijnwerker verraadt zijn langdurige aanwezigheid aan het kolenfront door schramvormige tatoeages op de rug en de ledematen. Ze zijn het gevolg van oppervlakkige verwondingen door het met stof verzadigde werktenue heen.

Bij de silicosepatiënt is de kortademigheid het gevolg van luchtwegobstructie en stoornissen in de gaswisseling. De longgrenzen verschuiven bij percussie nauwelijks en staan in tegenstelling tot de longgrenzen bij emfyseem op normale hoogte, dat wil zeggen ter hoogte van de processus spinosi 11 en 10, of mogelijk hoger. Indien een demping wordt vastgesteld, dan is dat niet zozeer het gevolg van de silicose als wel van een complicerend infiltraat of exsudaat. Dit zal op de gebruikelijke wijze moeten worden benaderd en is een reden tot verwijzing als een evidente luchtweginfectie niet voor de hand ligt. Dit wordt geïllustreerd in de casus van patiënt P. (zie verder).

Bij auscultatie staat vaak de luchtwegobstructie op de voorgrond. Het ademgeruis kan verminderd zijn en er kunnen zelfs gebieden ontstaan met een duidelijk verminderd ademgeruis. Deze gebieden kunnen afgewisseld worden door velden met slijmgeruisen, ontstaan door stase ten gevolge van de verminderde hoestkracht en/of perihilaire lymfeklievergroting. Een pleura-effusie wordt bij silicose niet gezien. Indien dit wel wordt aangetoond zal aanvullende specialistische diagnostiek noodzakelijk zijn. Een zich ontwikkelend cor pulmonale kan worden opgespoord door systematisch de aanwezigheid van sacraal en pretibiaal oedeem na te gaan. Een extra aanwijzing hiervoor is het ECG, waarop een p-pulmonale kan worden waargenomen.

Behandeling

De eerder beschreven aspecifieke prikkels en infecties, en de reactie van de longen hierop vertonen een patroon dat ook bij COPD wordt gezien. Bovendien kan stofexpositie bijdragen aan de ontwikkeling van chronische bronchitis en luchtwegobstructie. Deze klachten staan meestal op de voorgrond, zeker bij simpele pneumoconiose. Soms doen zich ook problemen van acute kortademigheid voor zoals uit de volgende casus blijkt. De luchtwegobstructie kan, evenals bij COPD, worden bestreden met een anticholinergicum zoals ipratropiumbromide of bèta-2-sympathicomimetica zoals salbutamol of terbutaline. Bij het geven van corticosteroïden is het van belang te weten dat silicoselongen extra gevoelig zijn voor tuberculose. Een mantoux-omslag die ooit preventief is behandeld met tuberculostatica hoeft echter geen belemmering te zijn voor het geven van corticosteroïden per inhalatie. De casus van de heer N. illustreert dit. Bij sterk gestoorde gaswisseling kan zuurstoftekort optreden in rust; in dat geval is zuurstoftherapie noodzakelijk.

In het volledig ontwikkeld beeld van silicose met een cor pulmonale kan bij kortademigheid moeilijk zijn te differentiëren tussen een pulmonale of cardiale component.

De behandeling van een zich ontwikkelend cor pulmonale vindt plaats conform de richtlijnen die bij chronisch hartfalen zijn uitgewerkt.

Casus

De heer H. is 69 jaar oud. Hij heeft vanaf zijn 16e tot zijn 41e jaar ondergronds gewerkt en is later betrokken geweest bij het vervoer van cokes. Zijn voorgeschiedenis vermeldt een chronische epidermofytie van zijn handen. Op 63-jarige leeftijd werden ecg-criteria voor een oud infero-postero-lateraal infarct gevonden. Hij was al langer bekend met recidiverende bronchitisepisoden die werden toegeschreven aan het mijnverleden. Zijn belangrijkste klacht sinds enkele jaren was kortademigheid bij geringe inspanning. Ondanks de forse beperkingen waren er aan de longen weinig afwijkingen te horen. Zelfs na inspanning, als hij aangaf dat hij ernstig kortademig was, konden aan de longen weinig afwijkingen worden gevonden, alleen een tachycardie. Er werd een proefbehandeling met beclometason gestart met opvallend resultaat. De piekstroom steeg van 190 naar 270 l/min., een waarde die nog steeds ver beneden zijn referentiewaarde lag, maar na een jaar gebruik van beclometason lag de piekstroomwaarde tussen de 375 en 400 l/min., hetgeen past bij een reversibele luchtwegobstructie, terwijl bij stofexpositie een irreversibiliteit van de obstructie regel is. De oproep van een stichting die voor de belangen van oud-mijnwerkers in Nederland opkwam, was voor hem een reden zich op silicose te laten onderzoeken. Ondanks de minimale silicose op de thoraxfoto, bleek de patiënt een ernstige diffusiestoornis te vertonen, waardoor hij alsnog de eenmalige silicose-uitkering ontving. Drie jaar na het stellen van de diagnose silicose ontwikkelde de patiënt een acute decompensatio cordis met basale crepitaties. Een spoedopname was nodig. Sindsdien controleert hij zijn gewicht nauwkeurig en voelt hij zich prima zolang hij een constant gewicht houdt.

Verwijzing

Silicose is een chronische, diffuse interstitiële longaandoening. Er is een lang symptoomvrij traject en niet alle mijnwerkers ontwikkelen deze aandoening. Bovendien is geen relatie aantoonbaar tussen de radiologische afwijkingen en de klachten van chronische bronchitis en luchtwegobstructie die de symptomatologie vaak bepalen. Dit traject werd vóór de definitieve mijnsluiting in 1974 in Nederlands Limburg en in 1993 in Belgisch Limburg nauwkeurig gecontroleerd door de bedrijfsgeneeskundige diensten. Daardoor waren de meeste patiënten met aanwijzingen voor een zich ontwikkelende silicose bekend. De beroepsanamnese blijkt belangrijk bij het leggen van een verband tussen symptomatologie en blootstelling. Een verwijzing met de differentieeldiagnostische gedachte aan silicose komt tegenwoordig niet voor. Het ontbreken van klachten bij een overwegend simpele silicose leidt ertoe dat deze diagnose bij oud-mijnwerkers soms als toevalsbevinding wordt gesteld.

Casus

De heer P. is al jaren bekend met het in het kader van dit onderwerp eufemistische begrip 'chronische bronchitis', nadat hij 26 jaar aan het kolenfront had gewerkt. Er is een diafragmahoogstand en een versterkte peribronchiale tekening zonder dat het de naam silicose heeft gekregen. De probleemlijst vermeldt een CVA op 75-jarige leeftijd met gemengde afasie en hemianopsie rechts en een hypertensie. Eenmaal per jaar ziet de huisarts hem met een bronchitisepisode. Voor het overige is kortademigheid zijn belangrijkste klacht. Hij heeft geen last van hoesten. Op 78-jarige leeftijd noemt hij zich verkouden, heeft koude rillingen en is korter van adem. Hij heeft ook pijn in de linkerflank. Bij percussie wordt een demping over de linkerthorax gevonden en bij auscultatie is er een opgeheven ademgeruis over de ondervelden van de linkerlong. Er is geen versterkte bronchofonie. Een thoraxfoto laat een uitgebreide beschaduwing van het linker midden- en onderveld zien, met wat vocht en verkleining van de hemithorax. Verder zijn er interstitiële afwijkingen die passen bij enige silicose. Er is geen koorts, geen nachtzweten en de patiënt vermagert niet. De patiënt wordt met de verdenking van een maligniteit naar de longarts verwezen. De longarts vindt in het sputum zuurvaste staafjes en een langhansreuscel. Hij wordt behandeld met isoniazide, rifampicine, pyridoxine en pyrazinamide en knapt goed op. De longen hebben bij ontslag een vitale capaciteit van 1650 (normaal 3350) en een één-secondewaarde van 1140 (normaal 2430). Thans, op 82-jarige leeftijd is hij nog steeds kortademig, waarvoor

> hij echter geen behoefte heeft aan enige vorm van medicatie. De bloeddruk wordt gereguleerd met een combinatiepreparaat bestaande uit een ACE-remmer en een diureticum.

Complicaties

Silicose is een interstitiële longziekte die ten gevolge van de stofexpositie zelf vaak wordt gecompliceerd door talrijke bijkomende problemen. Belangrijk is ook het optreden van stoornissen in de gaswisseling met als gevolg zuurstoftekort in rust of bij inspanning en de eerdergenoemde verschijnselen van luchtwegobstructie en chronische bronchitis. Ook bestaat er een verhoogde kans op tuberculose, waarbij atypische stammen een rol kunnen spelen. Vanwege een zich ontwikkelend apicaal emfyseem kan een pneumothorax ontstaan door een ruptuur van een bulla. Indien dit dubbelzijdig plaatsvindt, kan het de dood tot gevolg hebben. Een conditie die reeds genoemd is en het eindstadium vaak compliceert betreft het cor pulmonale.

Door de afname van de incidentie na de mijnsluitingen en de uitgebreide preventie sinds de Tweede Wereldoorlog zal silicose weldra tot het verleden behoren.

2   Asbestgerelateerde longaandoeningen

Asbest, enkele feiten

Asbest is een silicaatverbinding die een ruim industrieel gebruik heeft gekend, totdat de handel en toepassing ervan per 1 juli 1993 werden verboden. De ruime toepassing was een gevolg van de goedkope delving door middel van dagbouw en de slijtvastheid en hittebestendigheid van het vezelrijke materiaal. Er zijn grofweg drie soorten asbest: wit, bruin en blauw, respectievelijk chrysotiel, amosiet en crocidoliet. Vóór 1993 bestond de wereldproductie voor 90 procent uit wit asbest (chrysotiel), dat ook de grootste toepassing kende. Het bruine asbest (amosiet) werd in gemengde vorm met het witte asbest toegepast. Dat gold ook voor het blauwe asbest (crocidoliet), dat voor de mens veruit het schadelijkst wordt geacht. Asbest werd onder meer toegepast bij hittebescherming en brandwering (zoals in isolatiematerialen en veiligheidskleding) en voor versteviging en slijtvastheid (zoals in asbestcement, remvoeringen, verpakkingsmaterialen en filters).

De mens komt of kwam op een aantal manieren in aanraking met asbest. In de eerste plaats als productiemedewerker in de asbestwinning, transport en verwerking van asbest, zoals in de scheepsbouw. In de tweede plaats als werknemer in een fabriek of gebouw waarin veel asbest als isolatie is gebruikt. Collega's die indirect betrokken waren bij asbestverwerking stonden ook in verhoogde mate bloot aan asbestinhalatie. Blootstelling in het huishouden kwam onder andere voor door het schoonmaken en wassen van de kleren van de direct betrokkenen. Een andere vorm van blootstelling is het contact met asbest in huizen, bijvoorbeeld in plafond- en dakisolatie, en door het gebruik in de kookeenheid.

> **Casus**
>
> De heer W. is een 59-jarige man die recent is verhuisd. Hij heeft ruim tien jaar klachten van kortademigheid, aanvankelijk bij wandelen, maar nu is hij reeds bij de minste inspanning ernstig kortademig. Hij hoest niet en geeft geen sputum op. Hij heeft nooit gerookt. De beroepsanamnese vermeldt evenwel dat de patiënt gewerkt heeft in de asbestcementindustrie. Gedurende twintig jaar was hij betrokken bij de afwerking van asbestcementen buizen, waarbij hij de producten moest slijpen, schuren en zagen. Bij lichamelijk onderzoek is de man kortademig bij de minste inspanning, zich uitkleden is reeds te veel! Hij heeft uitgesproken trommelstokvingers en bij onderzoek van de thorax zijn beiderzijds duidelijk crepitaties hoorbaar ter hoogte van de basale longvelden. Een thoraxfoto wordt gemaakt waarop duidelijke fibrotische afwijkingen in de beide ondervelden aantoonbaar zijn. Deze afwijkingen worden bevestigd op een aangevraagd hoge-resolutiecomputertomogram. Er wordt besloten tot aanvullend longfunctieonderzoek. Een duidelijk restrictief longfunctieverlies is aantoonbaar: de vc bedraagt 74 procent van de norm, en de totale longcapaciteit en het residuaal volume zijn afgenomen. Meer nog is de diffusiecapaciteit gestoord: deze bedraagt slechts 46 procent van de norm. In rust wordt nog een normoxemie vastgesteld. Er wordt een expectatief beleid afgesproken.

Asbestose

De longfibrose die het gevolg is van asbestblootstelling heet asbestose. Deze fibrose is, in tegenstelling tot silicose waar de afwijkingen zich vooral in de bovenkwabben van de longen bevinden, vooral gelokaliseerd in de onderkwabben en subpleuraal. In tegenstelling tot silicose zijn er geen lymfklierzwellingen. Er lijkt een lineaire relatie te bestaan tussen de hoeveelheid ingeademd asbest en de mate van longfibrose. Asbestose treedt uitsluitend op na intensieve blootstelling aan asbest.

Klachten

De huisarts komt vaak bij toeval op het spoor van een asbestosepatiënt. Evenals bij silicose geeft de thoraxfoto meestal de eerste aanwijzingen van een mogelijke asbestose. Het is niet onwaarschijnlijk dat de thoraxfoto om andere redenen wordt gemaakt. Als men vervolgens het arbeidsverleden uitdiept komt men spoedig op het spoor van de asbestexpositie die vrijwel iedere patiënt zich goed kan herinneren. Het is van belang de arbeidsanamnese zo ver mogelijk in de tijd uit te diepen en gericht te vragen naar asbestcontact. In de volgende casus kon de heer I. dit precies aangeven.

Het zal in de toekomst minder voor de hand liggen een relatie tussen longfibrose en asbest te leggen, omdat het eerste verbod van handel en toepassing van asbest en asbestproducten al vanaf 1983 geldt, terwijl reeds in 1978 het verspuiten van asbest en het gebruik van blauwe asbest werden verboden.

Asbestose veroorzaakt pas klachten in een laat stadium. De belangrijkste klacht is kortademigheid bij inspanning. Ook de gebruikelijke klachten van hoesten en het opgeven van sputum komen voor. Bij auscultatie kunnen in dit late stadium basale crepitaties gehoord worden, soms alleen in de axillaire velden.

Diagnostiek en behandeling

Omdat naar aanleiding van een thoraxfoto vaak bij toeval het vermoeden van asbestose wordt gewekt, is dit onderzoek een belangrijk diagnosticum. Computertomografie laat een nog betrouwbaardere beoordeling toe van de mate van fibrose.

Evenals bij silicose zijn de fysisch-diagnostische verschijnselen gering. Indien zich symptomen van een infiltraat voordoen, is dat een reden voor nadere diagnostiek. Dat geldt ook voor pleura-effusie. Belangrijk voor de klinische praktijk is de vaststelling dat de helft van de asbestosepatiënten overlijdt ten gevolge van longkanker.

De longfunctie laat een restrictief patroon zien en in het verloop van de tijd geeft de vermindering van de geforceerde vitale capaciteit (FVC) hiervoor de nuttigste informatie. Daarnaast is asbest direct verantwoordelijk voor een sterke stoornis in de gaswisseling met als gevolg het optreden van zuurstoftekort, hetzij bij inspanning, hetzij in rust.

Casus

De heer I. is thans 49 jaar oud en van beroep onderhoudsmonteur. Hij doet veel aan sport en kent daarbij tot op heden geen beperkingen. Zijn probleemlijst vermeldt een recidiverende erysipelas vanaf zijn 23e levensjaar, een vasectomie op 33-jarige leeftijd en een status na een ruim geëxcideerd maligne melanoom op de rug toen hij 45 jaar oud was. Het melanoom werd gestadieerd als Clark III en Breslow 0,5 mm. Er zijn geen longklachten, ook niet bij inspanning als trainer van een jeugdvoetbalteam. Hij hoest niet en heeft nooit gerookt. Tijdens de nacontrole van het geëxcideerde melanoom wordt op de thoraxfoto bij toeval basaal rechts een pleuraverdikking gevonden van 9 mm dikte. Uitdiepen van de arbeidsanamnese levert een intensief contact op met asbest, langer dan twintig jaar geleden. Als onderhoudsmonteur moest hij asbestisolatie rond warme buizen vervangen. Bij percussie en auscultatie worden geen afwijkingen gehoord. Spirometrisch onderzoek is volledig normaal en aanwijzingen voor restrictie worden niet vastgesteld. De diffusiecapaciteit is eveneens volledig normaal. Computertomografisch onderzoek toont multipele pleurale plaques met calcificaties. Behandeling is niet geïndiceerd.

Overige asbestgerelateerde aandoeningen

Als gevolg van blootstelling aan asbest kunnen verschillende afwijkingen ontstaan die alle onder de gemeenschappelijk naam 'asbestziekten' worden vermeld. Elk van deze ziekten kan zelfstandig voorkomen, maar ook in samenhang met een van de andere beschreven asbestaandoeningen. De volgende goedaardige aandoeningen zijn beschreven na blootstelling aan asbest.

Pleuraverdikkingen na asbestblootstelling

Migrerende asbestvezels kunnen verdikkingen van sereuze vliezen zoals het longvlies veroorzaken. Na verloop van tijd kunnen deze verdikkingen, die dubbelzijdig optreden, verkalken. Deze eventueel verkalkte pleuraverdikkingen worden vaak waargenomen na asbestblootstelling. Meestal betreft het een toevallige bevinding. In uitzonderlijke gevallen beslaat de verdikking grote oppervlakten waardoor restrictieve longfunctieafwijkingen kunnen ontstaan.

Asbestpleuritis

Na beroepsmatige blootstelling aan asbest kunnen zich door op dit ogenblik nog onopgehelderde oorzaken periodes voordoen waarin zich in de holten tussen de longvliezen vocht ophoopt. Deze manifestatie van asbestblootstelling kan zich vaak al binnen tien jaar na het begin van de expositie voordoen. Het vocht kan bloederig zijn en soms is er zoveel vocht dat ontplooiing van de long belemmerd wordt en ontlastende puncties verlichting moeten brengen. Bij onderzoek van dit vocht worden zelden kenmerkende afwijkingen gevonden. De verschijnselen van pleuritis verdwijnen na verloop van tijd spontaan, maar kunnen aan dezelfde of aan de andere kant recidiveren. Als gevolg van de pleuritis kunnen vergroeiingen tussen de longvliezen ontstaan en kan zwoerdvorming optreden. In ernstige gevallen kan dit wederom aanleiding geven tot een restrictieve longfunctiestoornis.

3 Maligne pleuramesothelioom

Inleiding

Naast asbestose in de vorm van longfibrose en diffuse pleurale reacties komt een maligniteit voor die vrijwel uitsluitend door asbestcontact wordt veroorzaakt: het maligne mesothelioom. Het betreft een snel dodelijk verlopende kwaadaardige aandoening, die meestal gelokaliseerd is in het longvlies, maar ook het hartzakje en het buikvlies kunnen zijn aangedaan. Bij mannen wordt 88 procent van de pleuramesotheliomen toegeschreven aan asbest, voor peritoneummesotheliomen is dat in 58 procent het geval. Het maligne pleuramesothelioom is niet curabel. Het manifesteert zich op atypische wijze met thoracale pijn en kortademigheid, zoals uit de volgende casus van de heer S. duidelijk zal worden.

Epidemiologie

Het pleuramesothelioom neemt onder de maligniteiten een bijzondere plaats in. Het ontstaat meestal pas twintig tot veertig jaar na blootstelling aan asbest en was vóór de industriële toepassing van asbest uiterst zeldzaam. De eerste melding van een alarmerende situatie in Nederland was van Stumphius, die in 1969 het verband tussen de mate van asbestcontact in de scheepsbouw en het mesothelioom aannemelijk maakte.

De jaarlijkse sterfte bij mannen neemt sindsdien toe van 65 gevallen in 1970 tot 301 in 1994. Het is te verwachten dat het aantal sterfgevallen tot het jaar 2020 zal toenemen tot 700 per jaar (gemiddeld één per tien huisartsen) om pas na 2030 te verdwijnen, veertig jaar na het definitieve asbestverbod in 1993.

Casus

De heer S. is twee jaar geleden op 57-jarige leeftijd overleden. Zijn probleemlijst vermeldde een ulcus duodeni op 35-jarige leeftijd, recidiverende lumbago en een meniscusoperatie toen hij 38 jaar was. Hij werkte veertien jaar als mijnwerker ondergronds. Na de mijnsluiting in 1968 werkte hij in de papierindustrie. Hij kwam op het spreekuur met pijn in de rechterflank en rechterthorax ter hoogte van het middenrif. De duidelijk gelokaliseerde pijn nam binnen enkele weken toe. Fysisch-diagnostisch waren er geen bijzonderheden en de thoraxfoto liet evenmin afwijkingen zien. Omdat de pijn aanhield, werd de patiënt drie maanden later naar de longarts verwezen, die de diagnose maligne mesothelioom stelde met behulp van een pleurabiopt, nadat inmiddels de thoraxfoto wel afwijkingen had laten zien boven het rechter middenrif. De patiënt had voortdurend pijn. NSAID's waren mede door het eerdere ulcus duodeni gecontra-indiceerd Een chordotomie vier maanden na de diagnose gaf slechts kort verlichting; twee maanden daarna werd tot een intrathecale continue morfine-infusie besloten. Hiermee was de pijn beheersbaar. Wel had de heer S. bijzonder veel hinder van nachtzweten, dat zich in het begin beperkte tot de zieke lichaamshelft waar ook de chordotomie was uitgevoerd. Er ontstond een ulcererend pijnlijk defect op de plaats waar de pleurabiopsie was verricht. De patiënt kreeg drie maanden na de intrathecale procedure dwarslaesieverschijnselen. Hij werd doorverwezen onder het vermoeden van een metastatische druk op het myelum ter hoogte van Th10. Het MRI-beeld liet echter een epidurale afwijking zien ter hoogte van Th6-Th7, die niet samenhing met het mesothelioom. Bij spoedlaminectomie bleek het een abces te zijn met groei van *Escherichia coli*, dat zich aan het einde van de intrathecaal opgevoerde katheter bevond. De dwarslaesie herstelde goeddeels. Inmiddels verergerde de kortademigheid door boezemfibrilleren, waarvoor de patiënt gedigitaliseerd werd. De morfine werd voortaan subcutaan toegediend

> en voor de depressieve reacties kreeg de heer S. amitriptyline 2 × 25 mg dd en oxazepam 'zo nodig'. De obstipatie was problematisch: geen enkel beleid kon dat verminderen. Uiteindelijk overleed de patiënt met het beeld van een chronische respiratoire insufficiëntie door thoracale opvulling met mesothelioom, dertien maanden nadat het mesothelioom was vastgesteld. Er werd geen obductie verricht. De patiënt had in de laatste fase van zijn ziekte 960 mg morfine per dag (subcutaan) nodig om een enigszins aanvaardbaar pijnniveau te houden.

Klachten en diagnostiek

Twee van de drie patiënten met een maligne mesothelioom hebben vanaf het begin een vrij acute pijn in de thorax. Ook melden twee van de drie patiënten kortademigheid; één van de drie klaagt over hoesten. Dat is anders dan bij het longcarcinoom, dat aanvankelijk minder symptomen geeft en slechts bij één op de drie gevallen hoestklachten veroorzaakt en bij één op de vijf kortademigheid.

In een later stadium ontstaan er voor het mesothelioom karakteristieke fysisch-diagnostische afwijkingen zoals demping, pleura-effusie en soms een richelvormige verdikking van de thoraxwand ter hoogte van het middenrif. De groei blijft voornamelijk beperkt tot de borstholte, aanvankelijk eenzijdig, later doorgroeiend naar de andere zijde en het diafragma, waarbij de lokale structuren zoals ribben, oesofagus en pericard in het proces betrokken raken. Daardoor kunnen ernstige pijnklachten ontstaan, die hoge eisen stellen aan de pijnbestrijding. Ook slikstoornissen door compressie van de oesofagus zijn zeer hinderlijk.

Verwijzing

Een patiënt met acute onbegrepen pijn in de thorax en kortademigheid is op zichzelf al een reden om naar een longarts te verwijzen. De diagnose pleuramesothelioom kan worden gesteld door middel van cytologisch onderzoek van pleuravocht of door histologisch onderzoek van een pleurabiopt of van materiaal dat is verkregen via een thoracoscopie. Na een pleurabiopsie of -drainage is het raadzaam de incisie na te bestralen om een pijnlijke entmetastase te voorkomen.

Metastasen ontstaan overigens slechts bij 25 procent van de patiënten en blijven vaak beperkt tot het middenrif en de lever. Hun klinische betekenis is van gering belang. Pleura-effusie kan een punctie of pleurodese noodzakelijk maken. De kortademigheid reageert matig op zuurstof, omdat het longvolume van buitenaf kleiner wordt en de thoraxwand dik en star wordt.

De prognose is slecht. Binnen twaalf maanden na het stellen van de diagnose is 80 procent van de patiënten overleden. Het kan noodzakelijk zijn de patiënt te verwijzen bij onbehandelbare pijn of wanneer er een pericarditis carcinomatosa ontstaat. Een proactieve opstelling van de huisarts door in een vroeg stadium de pijndeskundige in te schakelen, kan voor de patiënt zeer welkom zijn bij de aanpak van de gecompliceerde pijnproblematiek.

Voorlichting

De wereldwijde aandacht voor het asbestvraagstuk en het verbod van het gebruik ervan maakt het overbodig om over primaire preventie te spreken. Wel is het van belang de patiënt erop te wijzen dat de zekerheid van een diagnose wezenlijk is, ook al is er geen enkele therapie mogelijk. Sinds september 1998 is er in Nederland een schaderegeling die landelijk door de industrie wordt nageleefd. Bij onbewezen aansprakelijkheid kan de schadeclaim door de Nederlandse overheid worden overgenomen.

Extrinsieke allergische alveolitis

Duivenmelkerslong

Definitie

De duivenmelkerslong is onderdeel van de groep extrinsieke allergische alveolitiden, die gekenmerkt worden door een identieke reactie van de long op ingeademd organisch stof. De ingeademde stofpartikels kunnen actinomyceten, bacteriën, virussen, dierlijke uitscheidingsproducten of chemicaliën bevatten. In deze paragraaf beperken we ons tot de extrinsieke allergische alveolitis door het inademen van duiven-IgA. Op die manier kan de pathofysiologie van deze overgevoeligheidpneumonitis worden verduidelijkt. Daarnaast zal elke huisarts in zijn praktijkjaren een of meer patiënten met een duivenmelkerslong tegenkomen, terwijl andere allergische alveolitiden zeldzaam blijven.

Strikt genomen behoort de duivenmelkerslong niet tot de beroepsziekten, zoals dat bij de boerenlong wel het geval is. Door de identieke pathofysiologie is de bespreking ervan in deze paragraaf echter gerechtvaardigd.

Klachten

Zoals zo vaak blijkt in de huisartspraktijk, kan een patiënt zelf zeer goed aangeven waardoor zijn klachten ontstaan. Het is mogelijk dat hij met de vraag komt of hij soms allergisch is voor duiven. De casus van de heer T. is daar een duidelijk voorbeeld van. Het contact met duiven kan na enkele uren een reactie uitlokken waardoor de patiënt problemen krijgt in de vorm van kortademigheid, koorts en koude rillingen. Het is dan moeilijk om vast te stellen of deze ziekte-episode het gevolg is van een banale luchtweginfectie of wordt veroorzaakt door allergie in welke vorm dan ook. Ook hier is de tijd een diagnosticum. Herhaalt het klachtenpatroon zich vaker na identieke omstandigheden, dan ligt het voor de hand een relatie te leggen met die omstandigheid, bijvoorbeeld het verzorgen van de duiven. De patiënten kunnen dit echter verzwijgen, omdat het een hobby betreft met veel sociale en soms financiële aspecten.

Afhankelijk van de mate van allergeencontact kan een acute, een subacute of een chronische vorm van een duivenmelkerslong ontstaan. Patiënt T. is zich terdege bewust van het probleem en draagt sindsdien een stofmasker bij het verzorgen van de duiven.

Dat de acute vorm moeilijk te ontdekken is en door de blijvende expositie in een chronische vorm kan overgaan, laat de casus van mevrouw W. zien. Zij werd aanvankelijk verdacht van een longontsteking, hield nog twee jaar contact met de stofjas en kwam uiteindelijk in een chronische niet-reversibele fase van de ziekte terecht. Deze chronische fase wordt evenals silicose en asbestose gekenmerkt door een toenemende fibrosering van de longen, met restrictief longfunctieverlies, diffusiestoornissen en een zich uiteindelijk ontwikkelende respiratoire insufficiëntie met een cor pulmonale.

Casus

De heer T. is thans 64 jaar oud. Zijn probleemlijst vermeldt 21 jaar geleden het Reiter-syndroom, hij is zwaarlijvig en heeft een hypertriglyceridemie. Acht jaar geleden werd een appendectomie à froid uitgevoerd en hij heeft sinds vijf jaar jicht.

Hij is een enthousiaste duivenmelker. Drie jaar geleden kreeg hij bij de duivengroothandel plotseling een forse kortademigheid. De kortademigheid ging spontaan over. Sindsdien is hij 's avonds vaker kort van adem. Hij verzorgt dagelijks zijn duiven. Hij vermoedde zelf 'dat hij niet meer goed tegen de duiven kon!' Bij onderzoek waren er basaal enkele droge rhonchi te horen, geen crepitaties. De thoraxfoto liet een drukke bronchiale tekening zien. De duivenserologie liet aanvankelijk een zwak positieve precipitinereactie voor de duif zien, terwijl de ELISA-test 16.000 was bij een normale waarde van < 4000. In een tweede monster was de precipitinereactie positief. Omdat een type-III-allergische reactie aannemelijk was, werd met de patiënt besproken hoe hij zijn longen het beste kon beschermen tegen duivenstof. Onder geen beding wilde hij zijn duivensport eraan geven. Met een stofmasker is hij sindsdien klachtenvrij, zijn stofjas wordt niet meer in huis opgehangen. Medicamenteuze behandeling is niet geïndiceerd.

Diagnostiek

Als de anamnese de huisarts niet op het spoor brengt van een extrinsieke allergische alveolitis, dan kunnen de crepitaties die over beide longen te horen zijn een steun zijn. De lippen van de patiënt kunnen cyanotisch zijn zoals bij mevrouw W. Dempingen worden over het algemeen niet gevonden. Asymmetrisch afwijkingen die bij fysische diagnostiek worden vastgesteld, vragen om nader onderzoek. Het is in dit verband overbodig op te merken dat fysische diagnostiek bij een acuut kortademige patiënt ervaring en discipline vereist en voor een huisarts vaak niet conclusief is. Een thoraxfoto kan toegevoegde waarde hebben, al zal zo'n foto voor de huisarts vaak van belang zijn om een aantal ziekten uit te sluiten. Men komt dichter bij de diagnose als na een verdachte anamnese de duivenantistoffen met hun precipiterende activiteit serologisch worden bepaald (ELISA). Ook dit diagnosticum is evenwel weinig specifiek, omdat veel duivenmelkers een positieve ELISA hebben zonder ziekteverschijnselen.

Bij de heer T. was op de thoraxfoto alleen een wat drukke bronchiale tekening rechtsonder zichtbaar. Longfunctieonderzoek werd niet uitgevoerd. Voor zover bekend zijn er geen huidtests die een duivenmelkerslong kunnen aantonen of uitsluiten. De uiteindelijke diagnostiek berust op histologisch en cytologisch onderzoek van longspoeling en bronchoscopisch verkregen materiaal.

Casus

Mevrouw W. is momenteel 64 jaar oud. Zij is gehuwd met een duivenmelker en heeft tot voor zes jaar geen problemen gehad. Er is alleen bekend dat ze vaker een verhoogde bezinking heeft. Na het schoonmaken van het duivenhok (nu zes jaar geleden) wordt ze plotseling beroerd, braakt, is kort van adem en dreigt te collaberen. Bij onderzoek heeft ze cyanotische lippen en zijn over de gehele linkerlong crepitaties hoorbaar met een versterkte stemfremitus, zodat als waarschijnlijkheidsdiagnose aanvankelijk een beginnende pneumonie wordt vermoed. Zij krijgt doxycycline en prednison voorgeschreven. Enkele dagen later is de fremitus weer normaal en knapt de patiënte buiten verwachting snel op. Na een week is ze echter weer kortademig en nu zijn er over beide longen fijne crepitaties te horen. De BSE is 41 mm en de thoraxfoto laat een wat drukke perihilaire vaattekening zien, zonder duidelijke infiltraties. Wel is de hartschaduw fors. De patiënte wordt verwezen met de vraag of er een astmatische bronchitis in het spel is. De longarts vindt echter een voornamelijk restrictief gestoorde longfunctie die na salbutamol niet verbetert. De longperfusiescan is normaal. Hij kan de kortademigheid niet verklaren en adviseert haar naar de cardioloog te verwijzen. Deze kan op zijn beurt geen afwijkingen vaststellen en stelt eventueel een coronair angiogram voor. De situatie blijft onbevredigend. Mevrouw W. blijft kort van adem en over de longvelden persisteren crepitaties. Hoewel de patiënte voor de zekerheid het duivenhok mijdt, ziet de huisarts wel de stofjas van de echtgenoot in de bijkeuken hangen. Mevrouw W. wordt naar een universitaire longarts verwezen met de vraag of er een duivenmelkerslong aanwezig zou kunnen zijn die de cyanose, dyspneu en crepitaties kan verklaren. De arts vindt een alveolaire consolidatie op de CT-scan die past bij een fibroserende alveolitis. Een longbiopt laat een extrinsieke allergische alveolitis zien; naast gebieden van fibrose zijn er ook gebieden met actieve ontsteking. De serologie voor de duif is positief: 1 : 1280, met twee precipitatielijnen. De patiënte krijgt zuurstof, budesonide per inhalatie en prednison 10 mg. Twee jaar later ontwikkelt ze een diabetes mellitus type 2. Een relatie met de continue prednisonmedicatie is zeer waarschijnlijk, maar

> de prednison kon pas onlangs worden afgebouwd omdat ze lang kortademig bleef. Nu de prednisonmedicatie is gestopt is de diabetes ook beter in te stellen en kunnen de metformine en glimepiride worden verminderd.

Behandeling en verwijzing

Eenmaal op het spoor van een extrinsieke allergische alveolitis gekomen, is het van belang dat de patiënt alle contact met het antigeen vermijdt. Niet alleen de duiventil moet worden vermeden, ook contact met kleren die mogelijk antigeen kunnen bevatten moet vermeden worden. Bij mevrouw W. heeft deze expositie mogelijk tot de chronische irreversibele vorm geleid. De acute vorm kan spontaan overgaan, mits de duiven op grote afstand blijven. Bij een acute alveolitis is behandeling met corticosteroïden geïndiceerd.

De zeer lage incidentie van extrinsieke allergische alveolitis is meestal een reden de patiënt te verwijzen naar een longarts. Dat is zeker te adviseren bij de duivenmelkerslong, vanwege de grote belangen die op het spel kunnen staan. Bovendien is er een gevaar voor irreversibele chroniciteit bij langdurige expositie.

De boerenlong

Reeds zeer lange tijd is bekend dat bij landbouwers als gevolg van blootstelling aan een veelheid van organisch materiaal longpathologie kan ontstaan.

In het algemeen worden landbouwers blootgesteld aan zeer gevarieerde agentia die aanleiding kunnen geven tot pathologie, hetzij via inhalatie, hetzij via de circulatie na dermale of intestinale absorptie. De boerenlong als uiting van een overgevoeligheidspneumonitis ten gevolge van blootstelling aan *Micropolyspora faeni* of thermo-actinomyceten is alom bekend. De incidentie van de boerenlong varieert in de verschillende landen: in Scandinavië wordt het voorkomen van boerenlong geschat op 2-4 per 10.000 landbouwers per jaar.

Naast deze meer specifieke blootstelling komt de landbouwer dagelijks in aanraking met een complex mengsel van allerhande producten afkomstig van planten, zoals graanstof of pollen, maar ook insecten- en mijtpartikels, dierlijke producten (urine, veren, feces), schimmels, bacteriën, toxinen van bacteriën en schimmels, enzovoort. De biologische activiteit van dit stof zal uiteraard sterk wisselen, afhankelijk van type en concentratie van de stofcomponenten. Deze componenten zijn alle mogelijke inflammatoire agentia die activiteit ontwikkelen via immunologische of niet-immunologische mechanismen of louter door mechanische irritatie. Organische stof kan naast de overgevoeligheidspneumonitis en het organisch stofsyndroom leiden tot het ontstaan van astma en chronische bronchitis. Minder duidelijke klachten als chronisch hoesten of chronische bronchitis kunnen vaak ook het gevolg zijn van chronische blootstelling aan organische stof.

Casus

De heer H. is een 47-jarige pluimveehouder. Hij heeft de voorbije vijftien jaar zijn bedrijf succesvol uitgebouwd: het is nu een bedrijf met een totale capaciteit van 30.000 stuks pluimvee. Gezien de beperkte bedrijfsoppervlakte heeft hij gekozen voor fokken op batterijen. De voorbije maanden heeft hij zich enkele malen op het spreekuur gemeld met klachten van hoesten: het was overwegend een prikkelhoest. Hij kan zich herinneren dat hij bij het betreden van de stallen klachten had van hoesten en telkens wanneer hij de mest moet verwijderen. Voorheen was de heer H. kerngezond; hij had ook nooit gerookt. U wordt nu met spoed geroepen door zijn vrouw. De heer H. is in de stallen acuut benauwd en onwel geworden. Die dag was het ventilatiesysteem defect. Zijn vrouw had hem uit de stallen weggehaald. Bij onderzoek geeft de patiënt aan zich nog wat onwel te voelen; net alsof hij griep heeft. Verder heeft hij nu geen klachten meer. Sinds hij in de woning is zijn de benauwdheid en het hoesten sterk afgenomen. Hij heeft nog een wat bleke gelaatskleur. Over de longen worden geen afwijkingen gehoord. De temperatuur is subfebriel: 37 °C. Afgesproken wordt dat de patiënt de volgende dag binnenblijft. Hij voelt zich na 24 uur weer kiplekker. Als hij echter de volgende dag de stal ingaat, heeft hij na een half uur werken dezelfde klachten. Wederom worden bij lichamelijk onderzoek geen afwijkingen vastgesteld. De vermoedelijke diagnose van overgevoeligheidspneumonitis wordt gesteld en de patiënt wordt verwezen naar de longarts. Bij aanvullend onderzoek zijn de thoraxfoto en de hoge-resolutie-CT volledig normaal. De diffusiecapaciteit is eveneens zonder afwijkingen. Gezien de blootstelling aan stof in het pluimveebedrijf concludeert de longarts tot de waarschijnlijkheidsdiagnose van door organische stof geïnduceerde longklachten.

Leesadvies

Burdorf A, Barendregt J, et al. Toenemende incidentie van mesothelioom in de toekomst door beroepsmatige blootstelling aan asbest in het verleden. Ned Tijdschr Geneeskd. 1998;141(22):1093-8.

Gezondheidsraad. Diagnostiek van silicose. Publicatie nr. 1992/17. Den Haag: Gezondheidsraad; 1992.

Gezondheidsraad. Protocollen asbestziekten: asbestose. Publicatie nr. 1999/04. Den Haag: Gezondheidsraad; 1999.

Gezondheidsraad. Protocollen asbestziekten: maligne mesothelioom. Publicatie nr. 1998/10. Den Haag: Gezondheidsraad; 1998.

Leclercq RM, Jongemans-Liedekerken AW. Pleuramesothelioom in de huisartspraktijk; gecompliceerde pijnproblemen. Ned Tijdschr Geneeskd. 1997;141(22):1081-5.

15 Zuurstof thuis

R.P.H. Beijaert en dr. M.J. Kampelmacher

1 Inleiding

De snelle groei van het aandeel ouderen in de populatie is er, samen met de gevolgen van het rookgedrag van die generatie, de oorzaak van dat de huisarts een toenemend aantal patiënten met ernstige respiratoire insufficiëntie in zijn praktijk ziet. De relatief beperkte capaciteit in de tweede lijn in combinatie met de in de eerste lijn uitstekend toepasbare technische mogelijkheden maken dat hypoxemie (en hypercapnie) gemakkelijker dan voorheen door de huisarts, in samenwerking met praktijkondersteuner en/of longverpleegkundige bij de patiënt thuis behandeld kan worden.

Daarbij staat de belangrijkste reden voor thuisbehandeling centraal: de wens van de patiënt om zo veel mogelijk in zijn eigen omgeving te vertoeven. Met de moderne lichtgewicht zuurstofvoorzieningen is de behandeling van een patiënt met ernstige hypoxemie thuis niet meer weg te denken. Het is een belangrijke stimulans dat de leverantie van zuurstof aan huis met de bijbehorende technische service in Nederland professioneel is geregeld.

In principe is zuurstof thuis, ongeacht de toepassing, alleen geïndiceerd bij concrete hypoxemie. Zuurstof wordt beschouwd als een medicijn met individuele doseringen. De toepassing van zuurstof kan in drie hoofdgroepen worden ingedeeld:

1. Onderhoudsbehandeling met zuurstof thuis (OZT). Hiervoor komen vooral patiënten met ernstige chronische luchtwegobstructie in aanmerking. Daarnaast betreft het regelmatig patiënten met hypoxemie door andere (long)ziekten. In deze groep is het doel van de zuurstoftoediening: verbetering van de kwaliteit van leven en toename van de levensverwachting. Bij toepassing onder bepaalde voorwaarden is aangetoond dat beide factoren toenemen.
2. Kortetermijnbehandeling met zuurstof thuis (KZT). Hierbij gaat het om patiënten met een chronische luchtwegobstructie, bij wie tijdens een exacerbatie hypoxemie ontstaat als gevolg van de inflammatie. In de herstelfase na de exacerbatie kan vaak met de zuurstoftoediening worden gestopt.

3 Palliatieve behandeling met zuurstof thuis (PZT). In deze groep richt de behandeling zich voornamelijk op het bestrijden van dyspneuklachten, ontstaan als gevolg van hypoxemie of toegenomen ademarbeid, bij patiënten die in een terminaal stadium van een ziekte verkeren.

Naast deze drie hoofdgroepen zijn er twee nevenindicaties: nachtelijke en inspanningsgebonden hypoxemie.

In de navolgende casus komen OZT en KZT aan bod. Dit hoofdstuk eindigt met een korte paragraaf over PZT.

Casus

Mevrouw M. is een 68-jarige rookster. Ze is al lang patiënt in uw praktijk. Aanvankelijk zag u haar zelden op het spreekuur. Een aantal jaren geleden kwam ze voor het eerst met benauwdheidklachten. Ze had toen enkele dagen koorts, hoestte flink en gaf sputum op. Bij navraag bleek ze thuis, toen ze de trap opliep, halverwege even op adem te moeten komen. In haar familie komt geen astma of allergie voor. Voor haar 64e had ze nooit iets van benauwdheid gemerkt. Ook als kind had ze nooit lucht tekort. Anamnese en lichamelijk onderzoek wijzen niet in de richting van cardiale problematiek. Bij auscultatie zijn over beide longen in de verte piepende/brommende rhonchi hoorbaar. De rhonchi zijn niet weg te hoesten. Na een week prednison oraal knapt ze enorm op. Later in dat jaar blijkt bij longfunctieonderzoek dat mevrouw M. een irreversibele obstructie heeft met een FEV1 van 48 procent van de voorspelde waarde. De huisarts schrijft haar een langwerkende luchtwegverwijder voor. Ze geeft daarvan aan dat ze moeilijk zonder kan. Eén tot drie keer per jaar krijgt ze een prednisonstootkuur. Eens per jaar bezoekt ze de longarts. Eenmaal kreeg patiënte een dermate ernstige exacerbatie dat opname noodzakelijk was. Inmiddels krijgt ze een combinatie van een langwerkende luchtwegverwijder en een corticosteroïd per inhalatie. Het is haar tot nu toe niet gelukt te stoppen met roken. Hoewel ze al niet dik was, is ze het afgelopen jaar afgevallen. Samen met haar man is ze verhuisd naar een gelijkvloerse ouderenwoning. Haar actieradius wordt steeds kleiner. Ze komt zelden meer buiten. De huisarts heeft inmiddels fysiotherapie ingezet om haar spierkracht wat meer te ontwikkelen en om te bezien of de begeleiding van de fysiotherapeut haar weer wat mobieler maakt. Ze weet dat ze beter moet eten, maar dat lukt slecht. Van ondersteuning door een diëtiste heeft ze voorlopig af gezien.

2 Anamnese en onderzoek

Anamnese

Langzaam progressieve benauwdheid met hoesten en opgeven van slijm doen bij iemand die rookt al gauw aan chronisch obstructief longlijden denken. Er kan echter ook zeer wel sprake zijn van cardiale problematiek, in het bijzonder van hartfalen (asthma cardiale). Bij de anamnese is het bij deze patiënte dan ook van belang zowel het cardiale als het pulmonale spoor te bewandelen. Vragen naar rookgedrag staat op beide sporen vooraan. Is er een cardiovasculair belaste familieanamnese en zijn er aan de andere kant aanwijzingen voor een astmatische familie? Was patiënt als kind benauwd? Heeft patiënt hypertensie? Bestaat er perifeer vaatlijden? Hoe zit het met de relatie tussen inspanning en benauwdheid? Eventuele angineuze symptomen moeten goed worden uitgevraagd. Bedenk dat nachtelijke dyspneu die toeneemt bij platliggen pleit voor hartfalen. De anamnese alleen kan de diagnose nooit volledig bevestigen. Als in de anamnese moeheid en afvallen naar voren komen, krijgt ook een maligniteit een belangrijke plaats in de differentiële diagnose.

Wanneer op termijn de diagnose COPD (chronische obstructieve longziekte) vastligt, zal de aandacht zich in latere consulten meer richten op de evaluatie van het aantal exacerbaties, de lichamelijke activiteiten (actieradius), het rookgedrag en de voeding.

Lichamelijk onderzoek

Voor het verder in kaart brengen van het probleem moet de patiënt zich allereerst geheel uitkleden. Voor de oudere patiënt is het zaak hier extra tijd voor te reserveren. Niet alleen thorax, maar ook abdomen, hals en extremiteiten passen in het onderzoek van deze patiënten. Differentiatie tussen een cardiale en een pulmonale aandoening staat bij dit onderzoek voorop.

Houd in de gaten of er tijdens het uitkleden al dyspnée d'effort optreedt. Inspecteer de vorm van de thorax en het gebruik van hulpademhalingsspieren, let op oedemen. Palpeer de lever en beoordeel de vulling van de v. jugularis. Bedenk bij het voelen van de pols dat dyspneu door bronchusobstructie een tachycardie kan veroorzaken. Meet de bloeddruk. Een (onbehandelde) hypertensie kan de aanleiding zijn voor hartfalen. Zijn er bij auscultatie souffles over het hart? Tel de ademfrequentie, beluister de longen: verzwakt ademen, verlengd exspirium en piepende rhonchi passen bij een bronchusobstructie, crepitaties en vochtige rhonchi bij overvulling door hartfalen. De symptomen die passen bij het ene beeld sluiten het andere echter niet uit.

Casus

Het gebruik van de hulpademhalingsspieren, de thorax in inhalatiestand, de vermagering, de afwezigheid van oedemen, het verzwakte ademen, het verlengde exspirium en de (expiratoire) rhonchi maken, in combinatie met de anamnese, dat bij mevrouw M. COPD bovenaan de lijst met differentiële diagnosen staat.

Aanvullend onderzoek

Als aanvullend onderzoek kan een thoraxfoto worden gemaakt ter beoordeling van longpathologie en hart-longindex. Voor de evaluatie van een luchtwegobstructie staat spirometrie centraal. Bepaling van de FEV1, (F)VC en vooral van de verhouding tussen deze waarden (tiffeneau-index) geeft een harde indicatie voor de aanwezigheid en de mate van obstructie. Bij dit onderzoek past een reversibiliteitsbepaling. Op geleide van longfunctie en klinisch beeld wordt bepaald of een patiënt in aanmerking komt voor het meten van de arteriële zuurstofspanning.

> **Casus**
>
> Op de thoraxfoto waren destijds geen ernstige afwijkingen zichtbaar. Het hart was licht vergroot en het diafragma was vlak. Vanwege de ernstige obstructie (GOLD III) stuurt de huisarts mevrouw M. voor verdere evaluatie naar de longarts. Bij de longarts wordt allereerst het spirometrisch onderzoek herhaald. Daarbij blijkt dat de patiënte inmiddels een FEV1 heeft van minder dan 1 liter (35 procent van de voorspelde waarde). De verslechtering is geleidelijk ontstaan. Er is op dit moment geen sprake van een exacerbatie. De patiënte rookt nog steeds.

3 Doel van onderhoudsbehandeling met zuurstof thuis (OZT)

Bij behandeling met zuurstof wordt beoogd de arteriële zuurstofspanning op een dergelijk niveau te brengen dat weefselhypoxie wordt gecorrigeerd of liefst wordt voorkómen. Een belangrijke vraag is welk effect de behandeling uiteindelijk op de patiënt heeft.

Het doel van onderhoudsbehandeling met zuurstof thuis (OZT) kan worden samengevat in de volgende resultaten:
- toename van de levensverwachting;
- verbetering van de kwaliteit van leven;
- toename van de inspanningstolerantie;
- reductie van het aantal opnamedagen;
- verbetering van het neurofysiologisch functioneren;
- afname van de benauwdheid.

Ten aanzien van de levensverwachting zijn de cijfers het hardst. Bij onderzoek in een geselecteerde COPD-populatie bleek dat langdurige zuurstoftherapie, waarbij patiënten vijftien uur per dag zuurstof kregen toegediend, de vijfjaarsoverleving toenam van 25 procent naar 40 procent. Ander onderzoek wees uit dat de overleving na twee jaar 78 procent was bij patiënten die negentien uur per etmaal (in ieder geval gedurende de nacht) zuurstof kregen. In de vergeleken onderzoeksgroep, die slechts twaalf uur zuurstof kreeg, overleefde 59 procent. Het toedienen van extra zuurstof gedurende zeven uur resulteerde bij dit onderzoek dus vrijwel in een halvering van de sterfte (van 41 naar 22 procent).

De andere resultaten zijn veelvuldig beschreven, maar minder concreet geobjectiveerd. Een verbetering of vermindering van achteruitgang in longfunctie als gevolg van zuurstoftherapie is niet aangetoond. Wel objectiveerbaar zijn:
- afname van de secundaire polycytemie (hematocriet daalt);
- verbetering van de druk in de pulmonale vaten:
  - de pulmonale hypertensie neemt minder toe;
  - de klinische situatie van een patiënt met cor pulmonale verbetert.

In dit laatste punt schuilt mogelijk een van de belangrijke redenen voor de toename van de levensverwachting. Door de daling van de pulmonaal-arteriele druk neemt de pompfunctie van het hart toe, waardoor het zuurstoftransport naar de weefsels wordt vergemakkelijkt. De relatie met het doel, het verminderen van de weefselhypoxie, ligt voor de hand.

Wanneer hypoxemie in een vroeg stadium is aangetoond, kan preventie van pulmonale hypertensie en cor pulmonale ook als resultaat worden beschouwd.

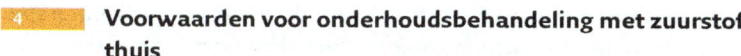 **Voorwaarden voor onderhoudsbehandeling met zuurstof thuis**

Optimaal behandelde staat

Zuurstof wordt beschouwd als een medicijn. Het moet worden gebruikt als een van de laatste middelen uit het therapeutisch arsenaal. Bij de therapie van chronische respiratoire insufficiëntie blijft de behandeling van obstructie en inflammatie de eerst aangewezen methode van aanpak.

OZT is een belastende therapie. Daarbij zijn de kosten fors. Voordat het geven van zuurstof thuis wordt overwogen moet de patiënt in een optimaal behandelde staat zijn. Dat betekent allereerst dat de patiënt niet mag roken. Alle voor de patiënt relevante medicatie moet zijn uitgeprobeerd. Onder relevante medicatie wordt verstaan: bètasympathicomimetica, anticholinergica, inhalatiesteroïden, orale steroïden, zo nodig antibiotica en eventueel theofylline (specialist). De medicatie die aanslaat moet in adequate dosering zijn toegediend. Een en ander moet zo veel mogelijk leiden tot een stabiele situatie zonder exacerbaties. Ook de influenzavaccinatie hoort bij een optimale behandeling.

Het contact tussen huisarts en de patiënt met een ernstig chronisch obstructief longlijden intensiveert zich vaak tijdens een exacerbatie. In die periode zal zich gemakkelijk de vraag voordoen of behandeling met zuurstof een optie is. In deze fase is het stellen van een indicatie voor OZT niet goed mogelijk, aangezien de patiënt, ongeacht de behandelde staat, niet stabiel is.

De exacerbatie is een moment om te evalueren in hoeverre de patiënt zich in optimaal behandelde staat bevindt.

Het spreekt voor zichzelf dat wanneer de patiënt tijdens een exacerbatie een verlaagde arteriële zuurstofspanning heeft (PaO_2 lager dan 8 kPa) hij in aanmerking komt voor een kortetermijnbehandeling met zuurstof in de kliniek of thuis (KZT). Het is niet rationeel de patiënt zonder grondige evaluatie 'automatisch' over te zetten van KZT op OZT.

Uit onderzoek blijkt dat van de patiënten die tijdens een exacerbatie zuurstof thuis kregen voorgeschreven 30 tot 70 procent na zes tot twaalf weken geen zuurstoftherapie meer nodig had. Hoewel het klinische herstel van de patiënt vaak sneller lijkt te gaan, duurt de periode waarin de hypoxemie concreet afneemt (het fysiologisch herstel) vaak langer. Een goede beslissing over OZT kan dan ook pas minimaal zes weken (bij voorkeur drie maanden) na het einde van de exacerbatie worden genomen. In die periode moet de patiënt medicamenteus optimaal zijn ingesteld en moeten de klachten van de patiënt subjectief (anamnese) en objectief (lichamelijk onderzoek, longfunctie en PaO_2) niet veranderen.

Indicatie

Verkeert de patiënt in een stabiele periode, dan wordt op basis van de arteriële zuurstofspanning bepaald of hij in aanmerking komt voor OZT. De subjectieve klachten van de patiënt zijn bij de indicatie voor zuurstoftherapie van weinig betekenis. De klachten komen zelden overeen met de werkelijke pathofysiologische situatie. Zo kunnen patiënten met een ernstig verlaagde PaO_2 relatief weinig klachten hebben, terwijl patiënten met ernstige benauwdheidklachten een goede arteriële oxygenatie kunnen hebben. In deze laatste groep veranderen de benauwdheidklachten niet door toediening van zuurstof.

De bepaling van de arteriële zuurstofspanning vindt plaats in de kliniek door middel van een arteriepunctie. Het onderzoek moet overdag worden uitgevoerd. De patiënt mag voorafgaande aan de punctie geen inspanningen leveren; het gaat om de zuurstofspanning in de rustsituatie.

Bij een PaO_2 < 60 mmHg (8 kPa) komt de patiënt in aanmerking voor OZT als hij daarbij gedurende drie maanden in een stabiele fase verkeert, de PaO_2 bij herhaling gemeten is, overdag, in rust, terwijl er gewone 'kamerlucht' wordt ingeademd.

Bij een PaO_2 > 60 mmHg (8,0 kPa) is OZT in principe niet geïndiceerd. Uitzondering hierop vormt de zuurstoftherapie bij patiënten met nachtelijke hypoxemie en/of inspanningsgebonden hypoxemie.

> **Casus**
>
> Mevrouw M. was na het spirometrisch onderzoek behoorlijk uitgeput. Voordat bij haar een arteriepunctie wordt uitgevoerd mag de patiënte even tot rust komen in de wachtkamer. Haar man haalt voor haar een kop koffie en van-

uit een automatisme wil zij daar een sigaret bij opsteken. Een half uur later wordt zij weer binnengeroepen voor de bloedgasbepaling. Er is een duidelijk verlaagde arteriële zuurstofspanning. Haar in rust gemeten PaO_2 bedraagt 50 mmHg. De longarts geeft de uitslag mee aan patiënte en stuurt haar terug naar de huisarts. De huisarts maakt zeer duidelijk dat roken en OZT niet samengaan. Hij biedt aan haar wekelijks te begeleiden bij haar stoppoging. Ook haar partner wordt ingezet in de oorlog tegen de sigaret. Nadat patiënte vijf weken niet heeft gerookt, krijgt ze een exacerbatie met koorts. Opname volgt. In de kliniek krijgt patiënte zuurstof. Door de opname valt de ontwenning van de sigaretten haar wat minder zwaar. Inmiddels treffen huisarts, longverpleegkundige en partner voorbereidingen voor zuurstofbehandeling thuis. Aanvankelijk betreft het KZT, maar omdat de patiënte het de maanden na opname volhoudt om niet te roken en de PaO_2, ondanks stabilisering in een optimaal behandelde staat, niet meer boven de 50 mmHg komt, is de indicatie voor OZT nu hard.

Thuissituatie

Wanneer de patiënt eenmaal een indicatie heeft voor OZT is de volgende belangrijke voorwaarde dat patiënt en het thuisfront goed worden voorbereid op het omgaan met de technologie betreffende zuurstoftoediening in de thuissituatie. Patiënt en zijn omgeving en eerstelijnswerkers moeten zich vertrouwd voelen met de zuurstofbron en het toedieningssysteem. Onderdelen als neuskatheter, zuurstofbril, bevochtigingsreservoir en de instelschroef van de volumemeter behoren zonder problemen gehanteerd te kunnen worden. Men moet zich ervan bewust zijn dat de zuurstoftoevoer niet zomaar kan worden aangepast zonder goede afspraken met de huisarts of de longarts. De maatregelen ter voorkoming van brand en/of explosie moeten bekend zijn. De toediening van zuurstof behoort altijd in een goed geventileerde ruimte te gebeuren. Piepende kranen en koppelingen van het systeem mogen niet worden ingevet. Vetten kunnen in contact met zuivere zuurstof gemakkelijk ontbranden. Niet alleen de patiënt, maar ook huisgenoten en visite mogen absoluut niet roken in de woning waar de zuurstof wordt gebruikt.

De huisarts maakt concrete afspraken met de thuiszorginstantie, de praktijk-/longverpleegkundige, de facilitaire instelling (zuurstofleverancier) en de longarts. In het kader van deze afstemming is het nuttig ten huize van de patiënt een OZT-logboek bij te houden. Tijdens periodiek huisbezoek controleren de huisarts en longverpleegkundige in hoeverre OZT juist wordt toegepast. Frequente evaluatie van therapietrouw (van zuurstof en andere medicijnen) is van belang. Daarbij komt, zo mogelijk, de heteroanamnese aan bod.

5 Zuurstofbronnen

Komt een patiënt in aanmerking voor OZT dan is het vervolgens zaak het bij de patiënt passende systeem uit te zoeken. Daarbij speelt de mobiliteit een belangrijke rol. U zult bijvoorbeeld moeten weten of er een draagbare vorm van het systeem bestaat en voor hoeveel uur zuurstof er in een dergelijk systeem is opgeslagen. Er zijn drie zuurstofbronnen verkrijgbaar: zuurstofcilinders, zuurstofconcentrators en systemen met vloeibare zuurstof.

Zuurstofcilinders

Dit zijn drukcilinders van staal (zwaar), aluminium of composiet (lichtgewicht). De cilinders bevatten onder hoge druk samengeperste zuurstof. Er zijn cilinders die 2000 liter zuurstof bevatten (minimaal 20 kg) tot cilinders die geschikt zijn voor 10.000 liter. Lege zuurstofcilinders worden door de leverancier geruild voor volle. In het begin wordt aan de patiënt en/of zijn huisgenoten uitgelegd hoe de drukregelaar van het zuurstofsysteem van de ene op de andere cilinder kan worden overgeplaatst. Daarna draagt de patiënt zelf zorg voor aan- en afkoppelen van het systeem.

Er komen steeds lichtere draagbare zuurstofcilinders die ongeveer 400 liter zuurstof bevatten. De kleine cilinders worden geleverd met een draagband. De leverantie van zuurstofcilinders moet zorgvuldig worden afgestemd, opdat de patiënt niet onverwacht met een lege cilinder zit.

Zuurstofconcentrator

In tegenstelling tot de andere twee bronnen vereist dit systeem elektriciteit. Het apparaat absorbeert stikstof en koolzuur uit de omgevingslucht. Op die manier wordt alleen de zuurstof aan de patiënt doorgegeven. Het apparaat betrekt lucht uit de directe omgeving. Het is daarom van belang dat het systeem in een schone, goed geventileerde ruimte staat. Vanwege het risico bij stroomuitval wordt bij dit systeem altijd een reservecilinder met zuurstof geleverd.

Bij een te hoge flow houdt de concentrator het niet bij en daalt het concentrerend vermogen. Als flow-maximum wordt drie liter per minuut geadviseerd. Het is verplicht de concentratoren te leveren met een zuurstofconcentratiealarm. Dit alarm gaat af als de zuurstofconcentratie in het gasmengsel onder de 90 procent zakt.

Systemen met vloeibare zuurstof

Wanneer de keuze valt op vloeibare zuurstof thuis, ontvangt de patiënt een moedervat (20-40 liter) dat op gezette tijden door de leverancier met vloeibare zuurstof wordt gevuld. Vloeibare zuurstof heeft een temperatuur van −183 °C. Als één liter verdampt, komt er 850 liter gasvormige zuurstof vrij. Naast het moedervat krijgt de patiënt een draagvat (0,5 tot 2 liter). Het draagvat kan op een simpele manier vanuit het moedervat worden bijgevuld. Het systeem is zeer geschikt voor ambulante patiënten. Het draagvat is licht en bevat een relatief grote voorraad zuurstofgas (vloeibaar equivalent). Spontane verdamping kan die voorraad weer enigszins beperken.

In sommige delen van het land staat de brandweer het gebruik van vloeibare zuurstof thuis niet toe.

In tabel 15.1 worden de voor- en nadelen van de drie bronnen vergeleken.

Tabel 15.1	Voor- en nadelen van de diverse zuurstofbronnen.	
zuurstofbron	voordelen	nadelen
cilinder	betrouwbaar eenvoudig onderhoud hoge zuiverheid zuurstof geen bijgeluiden veel ervaring	gebruiksonvriendelijk kleine capaciteit ambulant zijn beperkt vereist frequente toelevering relatief hoge kosten
concentrator	gebruiksvriendelijk veilig geen toeleveringsproblemen bijna overal inzetbaar relatief lage kosten	vereist elektriciteit produceert trillingen en geluid onbetrouwbaar bij flow > 3 l/min. kans op storingen vereist regelmatig onderhoud
vloeibare zuurstof	gebruiksvriendelijk ambulant zijn goed mogelijk hoge zuiverheid zuurstof betrouwbaar eenvoudig onderhoud	niet overal inzetbaar spontane verdamping vereist regelmatige toelevering afhankelijkheid moedervat incompatibiliteit diverse typen relatief hoge kosten

6 Toediening van zuurstof thuis

Met de toediening van extra zuurstof wordt in aanvang beoogd het percentage zuurstof in de trachea te verhogen. Dit percentage wordt de intratracheale zuurstoffractie (FiO_2) genoemd. De fractie is onder meer afhankelijk van de ademfrequentie en het teugvolume van de patiënt. Daarnaast bepalen de stroomsnelheid van de toegediende zuurstof en het toedieningssysteem de hoogte van de zuurstoffractie.

Toedieningssystemen

- *Neusbril*: holle kunststof beugel die onder de neus langs loopt. Ter hoogte van elk neusgat zit een kort pijpje. Hieruit stroomt zuurstof de neus binnen.
- *Nasofaryngeale katheter*: dunne katheter die via één van de neusgaten over de neusbodem naar achter wordt geschoven totdat hij links of rechts van de uvula net zichtbaar is. Niet iedereen duldt voor langere tijd een dergelijke toedieningsvorm. Daarbij moet de katheter iedere dag worden vervangen, omdat er gemakkelijk een obstructie van het katheterlumen met slijm ontstaat. Om irritatie of sinusobstructie te voorkomen wordt dagelijks van neusgat gewisseld. Deze dagelijkse actie wordt door weinig patiënten toegejuicht.
- *Neuskatheter met schuimrubber manchet*: dunne katheter met aan de tip een schuimrubber rolletje waarmee de katheter in een van de neusgaten gefixeerd kan worden. Dit systeem wordt over het algemeen beter verdragen, maar kan nog wel eens losraken.

De hiervoor genoemde drie toedieningssystemen zijn geschikt voor een zuurstofflow tot 8 l/min. Bij iedere per minuut extra toegediende liter zuurstof stijgt de FiO_2 met 3 tot 4 procent. De maximaal te bereiken FiO_2 is ongeveer 50 procent (het normale zuurstofgehalte van de buitenlucht is 21 procent). Het opvoeren van de flow tot boven de 8 l/min. heeft bij deze systemen geen zin. Bij een stroomsnelheid > 5 l/min. kan uitdroging van de slijmvliezen optreden.

Het zijn betaalbare toedieningssystemen met als bijkomend voordeel dat de toediening niet gestaakt hoeft te worden tijdens dagelijkse acties als praten, eten en drinken. De systemen zijn niet geschikt voor ernstig zieke patiënten die een hogere FiO_2 of een nauwkeurig instelbare FiO_2 behoeven.

- *Zuurstofmasker*: doorzichtige kunststof kap die over neus en mond wordt geplaatst en met behulp van een elastiek achter het hoofd op zijn plaats blijft. Er zitten gaten of kleppen in om inademen van net uitgeademd koolzuur te voorkomen. Het masker levert een FiO_2 van maximaal 35-60 procent bij een stroomsnelheid van maximaal 14 l/min. Sommige patiënten ervaren minder problemen met een kapje dan met een katheter of neusbril. Voor weer anderen is 'het afgeslotene' juist een minder aangenaam aspect. Wat betreft de beïnvloeding van de intratracheale zuurstoffractie doen voorgaande systemen niet voor elkaar onder.
- *Venturi-masker*: een zuurstofmasker zonder kleppen of gaten maar met een zuurstofinjector die zorgt voor een hoge flow. Het masker heeft een grote capaciteit en levert een constante FiO_2. De zuurstoffractie is in dit geval niet meer afhankelijk van de ademfrequentie of van het ademteugvolume. Het venturi-masker is dan ook zeer geschikt voor hypoxische patiënten die een hoge en/of constante FiO_2 behoeven.
- *Transtracheale microkatheter*: katheter speciaal gemaakt om via een klein halsstoma rechtstreeks in de trachea te worden gebracht. Het gebruik van deze katheter levert een zuurstofbesparing van 50 procent op. De katheter

zit minder in de weg bij veel dagelijkse bezigheden. Bij patiënten met deze katheter is de therapietrouw groter. De kwaliteit van leven zou verbeteren en er zijn aanwijzingen dat het aantal ziekenhuisopnamen bij patiënten met een transtracheale katheter minder is. Het systeem is vooral geschikt voor OZT-patiënten die veel hinder hebben van een nasale toedieningsvorm. Ook voor ambulante en zeer actieve patiënten leent het systeem zich uitstekend.

Verdere benodigdheden

- *Zuurstofslang en koppelstukken*: hiermee worden zuurstofbron en toedieningssysteem verbonden. Alles moet nauwkeurig passen. Bij een goede diameter (minimaal 3,3 mm) bestaat er bij een slang van 10-15 m nog voldoende flow in het toedieningssysteem.
- *Drukregelaar*: volumemeter met stelschroef voor het afstellen van het juiste aantal liters per minuut.
- *Bevochtigingsreservoir*: meestal disposable aanschroefbaar reservoir waar de zuurstof doorheen loopt vóór binnenkomst in het toedieningssysteem. Bij een zuurstofstroom van minder dan 5 l/min. heeft het gebruik geen voordelen. Toepassing kan leiden tot zuurstofverlies en de bevochtiger kan een bron van infectie worden. Bij een flow > 5 l/min. is bevochtiging wel geïndiceerd. In geval van tracheale toediening (via tracheostoma) is bevochtiging al geïndiceerd bij een flow van 1 l/min. Wanneer bij een nasaal systeem beschadiging of bloeding van het neusslijmvlies optreedt, kan bevochtiging, ook bij een lage flow, de klachten verminderen.
- *Zuurstofpulsapparaat*: meer te beschouwen als een extra dan als een noodzakelijk apparaat. Het registreert bij inspiratie via het toedieningssysteem de onderdruk in de neus en laat op dat moment een relatief kleine, maar wel toereikende hoeveelheid zuurstof door. Hierdoor treedt een zuurstofbesparing op van 50-85 procent.

Dosering

Niet alleen de indicatiestelling maar ook de instelling op OZT moet bij voorkeur plaatsvinden in een stabiele situatie waarin sprake is van optimale behandeling (zie paragraaf 4). De toe te dienen hoeveelheid zuurstof wordt bepaald op geleide van de arteriële zuurstofspanning (PaO_2) en de arteriële zuurstofverzadiging (SaO_2). Ook in de voornoemde stabiele staat zullen deze waarden wisselen, afhankelijk van inspanning. Voor de ideale instelling moeten PaO_2 en SaO_2 zowel overdag als 's nachts en tijdens inspanning worden bepaald. Men streeft naar een PaO_2 van 60-80 mmHg (8,0-10,7 kPa) of een SaO_2 > 90 procent.

Gangbare doseringen zijn
- 1-3 l/min. voor overdag in rust;
- 0,5-1 l/min. extra voor 's nachts;
- 4-6 l/min. tijdens inspanning.

Naast het aantal liters dat per minuut wordt aangeboden is de dagdosering van belang. Daarbij wordt gekeken naar het aantal uren zuurstof dat per etmaal nodig is. Zoals in paragraaf 3 is beschreven, heeft het effect van OZT bij COPD-patiënten een relatie met het aantal uren dat per etmaal zuurstof wordt toegediend (fig. 15.1). De levensverwachting en de kwaliteit van het leven verbeteren bij toename van het aantal 'zuurstofuren'. Voor een concreet resultaat wordt minstens vijftien uur zuurstof per etmaal geadviseerd. Omdat de arteriële zuurstofspanning bij de meeste patiënten met hypoxemie 's nachts lager is dan overdag (in rust), is het van belang in ieder geval de hele nacht zuurstof te gebruiken. Omdat de gezondheidswinst toeneemt met het aantal zuurstofuren is het effect optimaal wanneer de patiënt continu zuurstof gebruikt. Voor de patiënt blijkt 24 uur ononderbroken toediening praktisch onhaalbaar te zijn. Het is voorstelbaar dat het af en toe bevrijdend is een uur geen kapje op of neuskatheter in te hebben. Het toedieningssysteem kan bij een bepaalde slaaphouding in de weg zitten. Een draagbaar systeem geeft bewegingsvrijheid, maar is tegelijkertijd toch altijd een gesjouw. Sommige patiënten schamen zich voor het systeem en gebruiken het liever niet wanneer er bezoek aan huis komt.

Wanneer u laat merken dat u openstaat voor de belemmeringen die een patiënt ondervindt bij OZT, dan zal de patiënt u daar ook gemakkelijker over vertellen. Zo houdt u zicht op de therapietrouw en heeft u de beste kans de patiënt te blijven motiveren tot effectief gebruik. De dosering moet minimaal eenmaal per jaar worden geëvalueerd op basis van de arteriële bloedgassen.

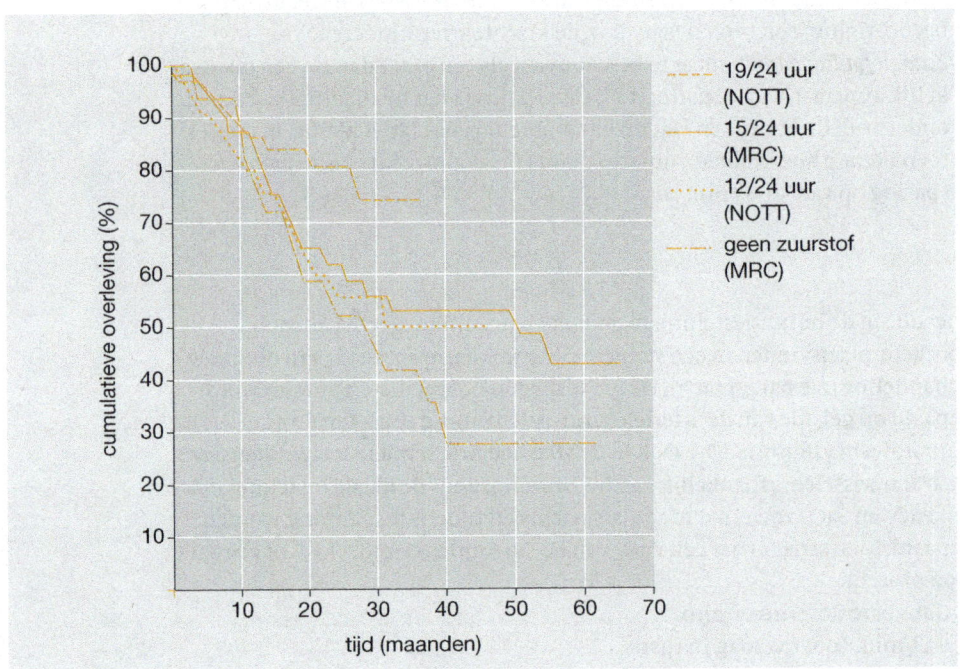

Figuur 15.1
Overlevingscurven voor patiënten met ernstige COPD op basis van het Britse MRC-onderzoek.

Overdosering

Het inademen van hoge doseringen zuurstof induceert het vrijkomen van vrije zuurstofradicalen. Door hun toxische werking kunnen deze radicalen het longweefsel beschadigen. De kans op het bereiken van dergelijke toxische doseringen geldt meer voor beademing op een intensive-care-afdeling van een ziekenhuis en komt bij OZT eigenlijk niet voor.

Bij patiënten bij wie de hypoxisch ventilatoire respons is verminderd kan zuurstoftherapie CO_2-retentie veroorzaken (hypercapnie). Op zichzelf is een geringe stijging van de arteriële koolzuurspanning acceptabel. Wanneer er een duidelijke hypercapnie optreedt en de pH daalt (respiratoire acidose), moet de zuurstof-flow nauwkeurig worden aangepast op geleide van de arteriële bloedgaswaarden.

Het komt zeer zelden voor dat OZT om voorgaande redenen moet worden gestaakt. Bij OZT is de kans op nadelige gevolgen van een zuurstofoverdosering klein.

Verlagen of staken van de dosering

Tijdens een exacerbatie van COPD kan de arteriële koolzuurspanning snel stijgen. Dit wordt veroorzaakt door een toegenomen gevoeligheid van het ademcentrum. Het is in dat geval niet ongevaarlijk de zuurstoftoediening abrupt te staken. Als het, om welke reden ook, noodzakelijk is de therapie af te bouwen, is het van belang dat zeer geleidelijk te doen.

Ook wanneer in een meer stabiele fase abrupt met OZT wordt gestopt, ontstaat vrij snel een ernstig verlaagde arteriële zuurstofspanning die relatief lang aanhoudt. Dit is waarschijnlijk het gevolg van de tijdens OZT geleidelijk veranderde ventilatie-perfusieverhouding. Een patiënt die even zijn zuurstoftoediening onderbreekt heeft na vijf minuten al een forse zuurstofdip. Om weer uit die dip te raken is al gauw een half uur 'bijkomen' met zuurstof nodig.

Casus

Bij een van de recente huisbezoeken vertelt mevrouw M. dat ze, steeds wanneer ze maar even haar neusbril afdoet om naar de voordeur te lopen of naar het toilet te gaan, behoorlijk benauwd wordt. Het duurt dan opvallend lang voor ze, met behulp van zuurstof, weer op adem is. Toen ze nog geen zuurstof had, was ze toch sneller op adem na zo'n stukje lopen. De huisarts legt uit dat dit inderdaad kan voorkomen. Hij vertelt de patiënte dat het beter is de zuurstof twee uur achter elkaar af te doen dan drie keer gedurende een periode van veertig minuten.

7 Verdere toepassing OZT

Onderhoudsbehandeling met zuurstof thuis wordt niet alleen bij patiënten met chronische obstructieve longziekten toegepast. OZT wordt ook voorgeschreven aan patiënten met hypoxemie als gevolg van interstitiële longaandoeningen als longfibrose, pneumoconiose, sarcoïdose en hemosiderose. Verder komen in aanmerking patiënten met hypoxemie door cystische fibrose, status na tuberculose, bronchopulmonale dysplasie, pulmonaal vasculaire aandoeningen (primaire pulmonale hypertensie, longembolieën), neuromusculaire aandoeningen, thoraxwandmisvormingen (kyfoscoliose), hartfalen en aids.

8 Palliatieve behandeling met zuurstof thuis (PZT)

Een patiënt die in het terminale stadium van een ziekte verkeert en daarbij benauwdheidklachten heeft mogelijk op basis van hypoxemie of toegenomen ademarbeid komt in aanmerking voor PZT. Indien de verlaagde arteriele zuurstofspanning en toegenomen ademarbeid niet de oorzaak zijn van de dyspneu, dan zal zuurstoftoediening wel eens minder soelaas kunnen bieden. Het starten met PZT en de momenten waarop de zuurstof wordt aangewend worden bepaald op geleide van de (subjectieve) klachten van de patiënt. De patiënt bepaalt wanneer hij het toedieningssysteem op of af wil hebben. De zuurstofdosis (flow) wordt afgestemd op de benauwdheidklachten. Het aantal liters per minuut wordt opgehoogd totdat de dyspneu verdwijnt of acceptabel vermindert. Bij dyspneu die berust op circulatieproblemen of anemie zal zuurstof het dyspneugevoel van de patiënt soms weinig of niet beïnvloeden. Wanneer de patiënt zich niet duidelijk beter gaat voelen, moet worden overwogen de PZT te staken.

Omdat het doel bij PZT is het subjectieve welbevinden van de patiënt te optimaliseren, speelt in tegenstelling tot bij OZT het bepalen en de hoogte van de PaO_2 een ondergeschikte rol (tabel 15.2).

Alvorens met PZT te beginnen, kan worden overwogen de benauwdheid met een morfinepreparaat te verminderen. Morfine heeft vaak een gunstig effect op de benauwdheid. Anxiolytica kunnen het benauwdheidgevoel beïnvloeden. Besluit de huisarts vervolgens toch tot het geven van zuurstof, dan moet hij bedacht zijn op het risico van ademdepressie, vooral door de combinatie met morfinepreparaten en sedativa. De zuurstofflow kan zo nodig worden getitreerd op geleide van de verschijnselen van hypercapnie. Belangrijke verschijnselen zijn: (ochtend)hoofdpijn, onrust, sufheid overgaand in een verlaagd bewustzijn.

Tabel 15.2 Verschillen tussen de palliatieve toepassing en de onderhoudsbehandeling met zuurstof thuis.

	palliatief	onderhoudsbehandeling
indicatie	dyspneuklachten	hypoxemie (+ complicaties)
voorwaarden	niet van toepassing	belangrijk (stabiliteit)
start	op geleide klachten	op geleide PaO_2
risico CO_2-stapeling	niet onaanzienlijk	mits stabiel vrij klein
voorschrift	zo nodig	≥ 15 uur per etmaal
dosis	op geleide klachten	op geleide PaO_2 of SaO_2
bron	meestal cilinders	cilinders/concentrator/vloeibaar
toediening	neusbril/katheter/masker	meestal neusbril/katheter
besparingsmethode	niet relevant	soms relevant
aanvraag	meestal huisarts	meestal longarts
duur	dagen-maanden	dagen-jaren

Leesadvies

Beijaert RPH, Felix-Schollaart B, Dijkers FW, Berden HJJM. Thuiszorgtechnologie, praktische mogelijkheden voor de huisarts. Bijblijven. 1996; 12(2): 12-20.
Beijaert RPH, Hiemstra Y, Hoogvliet G, Lathouder HC de, Muijsenbergh ETC van de, Thie J. Thuiszorgtechnologie. Utrecht: Nederlands Huisartsen Genootschap; 1993.
Booth S, Anderson H, Swannick M, Wade R, Kite S, Johnson M. The use of oxygen in the palliation of breathlessness. A report of the expert working group of the scientific committee of the association of palliative medicine. Respir Med. 2004;98:66-77.
Bradley JM, Lasserson T, Elborn S, MacMahon J, O'Neill B. A systematic review of randomized controlled trials examining the short-term benefit of ambulatory oxygen in COPD. Chest. 2007;131:278-85.
Bradley JM, O'Neill B. Short term ambulatory oxygen for chronic obstructive pulmonary disease. Cochrane Database of Syst Rev. 2005;(4):CD004356.
Cranston JM, Crockett AJ, Moss JR, Alpers JH. Domiciliary oxygen for chronic obstructive pulmonary disease (Review). Cochrane Database of Syst Rev. 2005;4: CD001744.
Kampelmacher MJ, Kesteren RG van. Zuurstof thuis: theorie en praktijk. Patiënt Care. 1996;23:13-25.

Keimpema ARJ van e.a. Hulpmiddelenkompas Zuurstofapparatuur. Naarden: CVZ; 2004.

Lammers JWJ, et al. Richtlijn Zuurstofbehandeling thuis. Utrecht: NVALT/CBO; 2001.

Rees PJ, Dudley F. Oxygen therapy in chronic lung disease. BMJ. 1998;317:871-4.

Rees PJ, Dudley F. Provision of oxygen at home. BMJ. 1998;317:935-8.

Robinson TD, Freiburg DB, Reqnis JA, Young IH. The role of hypoventilation and ventilation-perfusion redistribution in oxygen-induced hypercapnia during acute exacerbations of chronic obstructive pulmonary disease. Am J Respir Crit Care Med. 2000;161(5):1524-9.

Wanrooij BS, Koelewijn M. Verlichting van dyspnoe in de palliatieve fase. Huisarts Wet. 2005;48(5):239-45.

16 Longkanker

Dr. G.P. Bootsma en drs S.A. van der Eerden

1 Epidemiologie van longkanker

> **Casus**
>
> De heer S., 71 jaar, is gepensioneerd mijnwerker en bij u bekend met licht COPD. Hij meldt zich op het spreekuur met het beeld van hardnekkige hoestklachten na een luchtweginfectie, maar ook het kuurtje doxycycline en prednison, waarna hij zich gewoonlijk altijd wat beter voelt, heeft dit keer niet geholpen. Bij auscultatie van de longen worden, behalve weghoestbare rhonchi, geen afwijkingen gehoord. Omdat er inmiddels vier weken verstreken zijn sinds het ontstaan van de klachten, wordt besloten tot aanvullend onderzoek in de vorm van een thoraxfoto en een algemeen bloedbeeld met bezinking. De radioloog belt de volgende dag. Op de thoraxfoto is een ruimte innemend proces in de linker bovenkwab zichtbaar, wat mogelijk past bij maligniteit. Nadere analyse door de longarts wordt geadviseerd. In overleg met de longarts wordt er binnen een week een afspraak op de polikliniek longziekten gerealiseerd.

Sinds 2008 is kanker de belangrijkste doodsoorzaak in Nederland. In het verleden overleden de meeste mensen aan hart- of vaatziekten (bron: CBS). Jaarlijks wordt in Nederland bij meer dan 10.000 patiënten de diagnose longkanker gesteld. Bij mannen is longkanker nog steeds de meest voorkomende maligne tumor met ook de hoogste mortaliteit, maar deze daalt al twintig jaar gestaag. Dit correleert goed met het afnemende rookgedrag van mannen in de afgelopen 40 jaar (van 90 procent na de oorlog tot 33 procent in 1998) (bron: Stivoro). Vrouwen daarentegen zijn in de jaren zeventig van de vorige eeuw in groten getale gaan roken en daar merken we nu de gevolgen van. Vooral longkanker komt steeds vaker voor bij vrouwen en is wat betreft incidentie al de tweede kanker (na borstkanker) en staat op de eerste plaats qua sterfte. Dit heeft te maken met de zeer grote mortaliteits/incidentie (M/I-)ratio van longkanker van 0,95 (zie tabel 16.1). Jaarlijks sterven ruim 9500 van de 10.000 patiënten aan longkanker. De vijfjaarsoverleving van de totale patiëntengroep bedraagt minder dan 15 procent.

De incidentie en mortaliteit van longkanker in Nederland per 100.000 personen volgens de gegevens van de Nederlandse kankerregistratie en het CBS zijn weergegeven in tabel 16.1 en 16.2 (bron: www.ikcnet.nl).

De belangrijkste risicofactor voor het krijgen van longkanker is nog steeds roken en ook van passief meeroken is tegenwoordig onomstotelijk bewezen dat dit het risico op longkanker verhoogd. Meer dan 85 procent van de longcarcinomen wordt door roken veroorzaakt. Het risico voor een roker om longkanker te krijgen is 10-18 procent (life-time risk of cumulatief risico). Verdere risicofactoren zijn contact met asbest, ioniserende straling, nikkel, chroom, PVC, beryllium, arseen, koolwaterstoffen, en sommige longziekten zoals COPD en longfibrose.

Tabel 16.1	De incidentie en mortaliteit van longkanker in Nederland per 100.000 personen van 1989 en 2006 bij mannen en vrouwen.			
	incidentie 1989	mortaliteit 1989	incidentie 2006	mortaliteit 2006
mannen	108,7	102,6	72,7	72,6
vrouwen	16,9	16,9	36,9	30,5
totaal	62,8	59,7	54,8	51,6

Tabel 16.2	De incidentie en mortaliteit van longkanker in Nederland in absolute getallen van 1989 en 2006 bij mannen en vrouwen.				
	incidentie 1989	mortaliteit 1989	Incidentie 2006	mortaliteit 2006	m/i ratio
mannen	7235	7526	6.667	6651	0,99
vrouwen	1304	1267	3.690	3238	0,87
totaal	8540	8793	10.357	9889	0,95

De man/vrouw-ratio blijkt dus aanzienlijk te dalen (zie tabel 16.1 en 16.2). Bij vrouwen is er met name een toename van het adenocarcinoom in plaats van het plaveiselcelcarcinoom van de long. Dit heeft niet alleen met het meer roken te maken, maar ook met het roken van zogeheten filter en 'light' sigaretten. Light sigaretten zijn – ondanks dat de naam anders suggereert – zeker niet gezonder. Men rookt er meer van (minder nicotine per sigaret) en ze hebben kleinere toxische deeltjes, waardoor deze dieper in de long komen. Daarnaast zijn er genetische factoren die een rol spelen. Er is een duidelijke toename van adenocarcinomen bij met name vrouwen die nooit gerookt hebben, zeker bij vrouwen van het Aziatische ras. Ook worden deze kankers op steeds vroegere leeftijd gezien.

2   Anamnese en onderzoek

Zoals in de vorige paragraaf al naar voren kwam, zijn er factoren bekend die van invloed zijn op het ontstaan van longcarcinomen en daarmee anamnestisch van belang. Veelal zullen gegevens als roken, een voorgeschiedenis met COPD en (vooral beroepsmatige) blootstelling aan carcinogene stoffen in het verleden (zoals asbest) bij de huisarts bekend zijn.

Helaas zijn de vroege klachten van longkanker niet zo specifiek en longcarcinomen geven pas laat klachten. De klachten zijn bijvoorbeeld sterk afhankelijk van de lokalisatie. Wanneer de tumor uitgaat van de grote/centrale luchtwegen kunnen (prikkel)hoest, hemoptoë, pijn in de thorax of benauwdheid het gevolg zijn. Vaak zal de ziekte zich voor het eerst presenteren als een bronchitis of pneumonie. In een studie bij 673 patiënten met een niet-kleincellig longcarcinoom (NSCLC) waren de belangrijkste presenterende symptomen bij diagnose kortademigheid (87 procent van de patiënten), hoesten (86 procent), verminderde eetlust (75 procent) en bloed ophoesten (41 procent). Alhoewel 81 procent van deze patiënten drie of meer van deze symptomen had, waren er ook met slechts één symptoom (5 procent) of géén (2 procent). Ook (ongewenst) gewichtsverlies is een van de 'major' symptomen van NSCLC. Als men deze klachten afzet tegen het voorkomen van deze klachten in de huisartspraktijk is duidelijk dat dit erg aspecifiek is. In de top tien van de uiteindelijke diagnosen die volgen op hoesten als reden voor komst staat longkanker niet eens vermeld (tabel 16.3). Ook bij het symptoom hemoptoë wordt maar bij 8 procent de diagnose kanker gesteld (40 procent onbekende reden en 43 procent infectie).

Gaat het carcinoom uit van de kleinere luchtwegen, dan zullen de klachten over het algemeen pas later optreden; meestal pas wanneer de tumor al niet meer operabel is. De symptomen van NSCLC zijn wel ernstig en ook invaliderend. Ze worden erger gedurende de eindstadia van de ziekte en zijn meer 'distressing' dan andere typen kanker en met name afhankelijk van de plek van de ziekte. Gelukkig komen ernstige klachten ('stikken' of massale longbloeding) in een huisartspraktijk niet vaak voor en de palliatieve fase is in het algemeen slechts kort (duur: 50 procent < half jaar en 33 procent < 3 maanden). Een longbloeding wordt gezien bij 1 : 24 patiënten dat wil zeggen één keer per achttien jaar in de huisartspraktijk.

Tabel 16.3	Toptien van de uiteindelijke diagnosen die volgen op hoesten als reden voor komst.
nieuwe klacht	percentage (%)
bovenste luchtweginfectie	42,8
bronchitis	22,9
hoesten	11,3
sinusitis	4,6
laryngitis	3,6
overige virale infecties	2,4
astma	1,4
chronische bronchitis	1,1
pneumonie	0,9
totaal	91

In een verder gevorderd stadium kan een longcarcinoom zich uiten door doorgroei in omgevende structuren, door paraneoplastische verschijnselen of door algemene lichamelijke achteruitgang. Soms zijn dit helaas pas de eerste uitingen van de ziekte. Bij een tumor in een longtop kan, door lokale doorgroei en druk op de zenuwstructuren in het halsgebied, het syndroom van Pancoast ontstaan (Horner-syndroom met brachialgie). Ingroei in of druk op de n. recurrens kan aanleiding geven tot heesheid, aantasting van de n. phrenicus en diafragmahoogstand, met kortademigheid of hardnekkige hik als gevolg. Druk op de v. cava superior kan leiden tot stuwing met cyanose en zwelling van de bovenste lichaamshelft: het v. cava-superior-syndroom. Als paraneoplastische verschijnselen kunnen diverse neurologische beelden ontstaan met spierzwakte, paresen of sensibiliteitsstoornissen. Een ander met longcarcinoom geassocieerd beeld is het syndroom van Pierre Marie-Bamberger of 'hypertrophic pulmonary osteoarthritis' (HPO) met een pijnlijke hypertrofie van gewrichten en periost, zich uitend in onder andere trommelstokvingers. Deze blijken bij 10 procent van de patiënten met het kleincellige bronchuscarcinoom voor te komen, terwijl omgekeerd bij een recent ontstane HPO in 90 procent van de gevallen een kleincellig bronchuscarcinoom wordt gevonden. Bij sommige longcarcinomen, in het bijzonder de kleincellige, kunnen endocriene stoornissen optreden, met mogelijk een verstoring van de water- en elektrolytenhuishouding als gevolg. Metastasering van longcarcinomen vindt vooral plaats via de lymfebanen van het mediastinum naar de mediastinale en supraclaviculaire lymfeklieren, en hematogeen naar de botten, en wat minder frequent naar lever, hersenen en bijnieren.

Voor de huisarts is het zaak attent te zijn op de bekende 'knik' in het verhaal, vooral bij risicopatiënten: het 'niet pluis'-gevoel, een onverwacht recidief of een abnormaal beloop van een klacht. Een veranderd hoestpatroon en bloed bij het sputum moeten bij de huisarts altijd een alarmbel doen rinkelen.

In het geval van de heer S. in voorgaande casus was het verlengde en anders dan normale beloop van een luchtweginfectie reden tot het uitvoeren van aanvullend onderzoek. Bij de heer S. bestonden de risicofactoren uit: een leeftijd boven de veertig en het bestaan van chronisch obstructief longlijden (COPD).

Het onderzoek van de huisarts zal klachtgericht zijn en in eerste instantie bestaan uit inspectie, auscultatie van de longen en, wanneer bij auscultatie van de thorax een links-rechtsverschil wordt vastgesteld, percussie om te beoordelen of er ook demping bestaat. Als aanvullend onderzoek komen een thoraxfoto en laboratoriumonderzoek c.q. een bloedbeeld met bezinking in aanmerking. Als er een afwijking op de thoraxfoto gezien wordt, is verder onderzoek door de huisarts niet zinvol en dient de verdere diagnostiek en stadiëring door de longarts te geschieden.

Bij de heer S. gaf het lichamelijk onderzoek geen aanvullende informatie voor het te volgen beleid. De anamnese was in dit geval doorslaggevend voor het besluit een thoraxfoto te laten maken.

3 Aanvullende diagnostiek door de longarts

Na verwijzing van een patiënt met verdenking op longkanker vindt normaliter op de polikliniek longziekten nadere anamnese en onderzoek plaats, mede gericht op de facetten zoals besproken in de vorige paragraaf. Het vervolgonderzoek bestaat uit laboratoriumonderzoek, longfunctieonderzoek, beeldvormend onderzoek en onderzoek ter verkrijging van materiaal voor histologisch en cytologisch onderzoek van de tumor. Grofweg is dit specifiekere onderzoek van belang om drie zaken vast te stellen:

1 Is er sprake van kanker en daarbij dan typering van de tumor (weefseldiagnose).
2 Het bepalen van de uitgebreidheid van de tumor (stadiëren); is de tumor resectabel? Zijn er aanwijzingen voor lokale doorgroei of metastasen op afstand in lymfeklieren of via de bloedbaan?
3 Vaststelling van de conditie van de patiënt (met comorbiditeit). Kan de patiënt een zware operatie als thoracotomie ondergaan, kan hij een stuk longweefsel missen, is er comorbiditeit zoals cardiale pathologie waardoor narcose en longchirurgie een onacceptabel hoog risico hebben? Kan de patiënt chemotherapie aan of longfunctie missen door bestraling?

Bij het laboratoriumonderzoek hoort onder andere de bepaling van de leverfunctie. Stoornissen hiervan kunnen wijzen op lever metastasen. Ook de concentraties in het serum van calcium en alkalische fosfatase worden bepaald; deze zijn bij botmetastasen vaak verhoogd. Anemie en trombopenie worden soms gezien bij beenmergmetastasen.

Het longfunctieonderzoek is gericht op het bepalen van de longvolumina en de diffusiecapaciteit. Een obstructieve longfunctiestoornis wordt eerst medicamenteus geoptimaliseerd. Voor eventuele longchirurgie wordt gestreefd naar een berekende minimaal voorspelde postoperatieve FEV1 en diffusiecapaciteit van 40 procent van de voorspelde waarde. Bij twijfelgevallen vindt er ter bepaling van de inspanningstolerantie fietsergometrie plaats. Hierbij moet een maximale zuurstofconsumptie van meer dan 15 ml/min./kg worden behaald om verantwoord een thoracotomie te kunnen verrichten. Dan wordt ook longperfusiescintigrafie uitgevoerd om te berekenen hoe de perfusieverdeling van linker- en rechterlong is. Op deze wijze kan de postoperatieve longfunctie vrij nauwkeurig worden voorspeld.

Het beeldvormend onderzoek omvat een PET-scan en een CT-scan van de thorax. Bij de PET-scan worden er met FDG gelabeld glucose opnamen van het hele lichaam gemaakt. Dit stapelt in plekken in het lichaam met verhoogde metabole activiteit, zoals bij (long)kanker. Dit is een zeer belangrijke toevoeging in de diagnostiek ten opzichte van het verleden met bij longkanker een hoge sensitiviteit en specificiteit. Door het verrichten van een PET-scan wordt er ten opzichte van de oude stadiëringsmogelijkheden met alleen CT al 15 procent meer onverwachte metastasen gevonden. De PET-scan is ook sensitiever dan een botscan wat betreft botmetastasen. Opgemerkt dient te worden dat de FDG-PET-scan natuurlijk geen weefseldiagnose geeft en dat een eventueel gevonden metastase wel bewezen dient te worden. De CT-scan is van belang voor het beoordelen van de tumor zelf (T-status, zie verder), bij de bepaling van ingroei in de thoraxwand en het mediastinum en de vaststelling van eventueel intrapulmonale haarden. Voorts voor de mediastinale lymfeklieren. Tegenwoordig zijn de nieuwe PET-scanners bijna allemaal een geïntegreerde PET-CT. Een CT-scan met contrast of MRI van de schedel wordt alleen vervaardigd bij klinische verdenking op hersenmetastasen.

Ter verkrijging van materiaal voor histologisch en cytologisch onderzoek is altijd bronchoscopie met een flexibele bronchoscoop noodzakelijk. Het is namelijk onvoldoende betrouwbaar de diagnose en therapie uitsluitend te baseren op uitslagen van sputumcytologie. Met behulp van een flexibele bronchoscoop kan, zo nodig onder doorlichting, een bronchuscarcinoom worden gebiopteerd, gespoeld en geborsteld. Indien hierbij toch geen weefsel voor diagnostiek kan worden verkregen, kan bij perifeer gelegen tumoren een percutane longpunctie worden uitgevoerd.

Een PET-CT-scan van de thorax geeft wel een hoge betrouwbaarheid om mediastinale lymfekliermetastasen aan te tonen of uit te sluiten. Ook dit is echter geen 100 procent en aangedane klieren dienen cytologisch of histologisch te worden bevestigd. Hier zijn tegenwoordig steeds meer minimaal invasieve mogelijkheden voor. Men kan door middel van bronchoscopie direct (blind) met FNA (fine needle aspiration) in vergrote en/of PET-positieve klieren puncteren. Sinds kort kan hier de opbrengst bij vergroot worden door een 'EBUS-FNA' (endobronchial ultrasound). Hierbij zit er op de kop van de bronchoscoop een echoapparaat waarbij er real-time naar de naast de luchtwegen gelegen lymfeklieren gekeken kan worden en er onder direct zicht van de echo in deze klieren kan worden gepuncteerd. Ditzelfde gebeurt ook bij de 'EUS-FNA' (esophageal ultrasound), waarbij de echokop op een gastroscoop zit en het hele linkszijdige mediastinum zeer goed in beeld gebracht kan worden. Hierbij kan zelfs de linker bijnier gevonden worden en zo nodig aangeprikt. De mediastinoscopie (onder narcose worden de paratracheale klieren, de klieren in de tracheobronchiale hoek en de subcarinale klieren chirurgisch gebiopteerd) blijft tot op heden nog steeds de gouden standaard. Dit kan echter in de nabije toekomst gaan veranderen als de definitieve plaats van EUS- en EBUS-onderzoek duidelijker wordt.

In de zogeheten TREEK-normen, opgenomen in de CBO-richtlijn stadiëring en behandeling van het NSCLC (2004), zijn er duidelijke afspraken gemaakt hoe lang het gehele onderzoek in verband met diagnostiek en stadiëring van een bronchuscarcinoom in beslag mag nemen (80 procent van de patiënten binnen drie weken). Tegenwoordig hebben veel longartsenpraktijken een speciale oncologische polikliniek, waar door middel van sneldiagnostiek alle noodzakelijke onderzoeken in kortere tijd kunnen plaatsvinden.

Tabel 16.4	TNM-classificatie
T_{is}	carcinoma in situ
T_1	tumor < 3 cm
T_2	tumor > 3 cm of atelectase/obstructiepneumonie reikend tot in de hilus doorgroei in de viscerale pleura tumor > 2 cm van de hoofdcarina
T_3	ingroei in thoraxwand, diafragma, mediastinale pleura of pericard tumor > 2 cm van de hoofdcarina
T_4	ingroei in mediastinum, hart, grote vaten, trachea, hoofdcarina, slokdarm of wervelkolom aanwezigheid van maligne pleuravocht
N_0	geen aantoonbare lymfekliermetastasen
N_1	tumorpositieve peribronchiale of ipsilaterale hilusklieren
N_2	tumorpositieve ipsilaterale mediastinale of subcarinale klieren
N_3	tumorpositieve contralaterale mediastinale of supraclaviculaire klieren
M_0	geen bekende weefselmetastasen op afstand
M_1	weefselmetastasen op afstand
T =	uitbreiding van de primaire tumor, N = lymfeklierstatus, M = metastasen

Met de gegevens uit het onderzoek kan de longtumor worden geclassificeerd en gestadieerd aan de hand van een aantal kenmerken. Het stadium wordt bepaald op basis van de bij onderzoek gevonden tumoruitbreiding (T), metastasering naar lymfeklieren (N) en andere weefsels (M). Samen wordt dit weergegeven in de zogenaamde TNM-classificatie (tabel 16.4). In combinatie met het soort tumor (zie het kader hierna) en de differentiatiegraad bepaalt het stadium (tabel 16.5) in belangrijke mate de prognose (tabel 16.6), maar ook de resectabiliteit van de tumor en daarmee de behandelmogelijkheden.

Soorten longkanker:
- plaveiselcelcarcinoom
- adenocarcinoom
- kleincellig longcarcinoom
- grootcellig ongedifferentieerd carcinoom
- restgroep

Tabel 16.5	De stadiumindeling aan de hand van de TNM-classificatie.
stadium 0	$T_{is}-N_0-M_0$
stadium IA	$T_1-N_0-M_0$
stadium IB	$T_2-N_0-M_0$
stadium IIA	$T_1-N_1-M_0$
stadium IIB	$T_2-N_1-M_0$ $T_3-N_{0-1}-M_0$
stadium IIIA	$T_{1-3}-N_2-M_0$ T_3-N_1-Mo
stadium IIIB	elke $T-N_3-M_0$ T_4-elke $N-M_0$
stadium IV	elke T-elke $N-M_1$

Tabel 16.6	Vijfjaarsoverleving gekoppeld aan stadiumindeling.
stadium IA	>70%
stadium IB	60%
stadium IIA	50%
stadium IIB	30%(N_1)-40% (T_3N_0)
stadium IIIA	10-30%
stadium IIIB	<10%
stadium IV	<5%

Vervolg casus

Met behulp van een bronchoscopie wordt een biopt genomen. Volgens de patholoog blijkt er sprake te zijn van een niet-kleincellig longcarcinoom. Een PET-CT-scan toont links paratracheaal in het mediastinum een vergrote PET-positieve lymfklier aan, passend bij metastasering. De klier wordt met behulp van een EUS-FNA-onderzoek aangeprikt en cytologisch onderzoek laat een metastase zien van het bekende longcarcinoom. De klinische stadiëring is $cT_2N_2M_0$ (stadium IIIA; primaire tumor groter dan 3 cm, ipsilaterale lymfklier) en er wordt besloten tot in opzet curatieve concurrent (tegelijk) chemo-radiotherapie – mede gezien de goede conditie van de heer S. Na drie kuren chemotherapie met tegelijk radiotherapie blijkt op een evaluatie CT-scan de tumor zeer fraai te hebben gereageerd en wordt er in de multidisciplinaire oncologiecommissie besloten de (rest)tumor alsnog te opereren. Na mediastinoscopie (die laat zien dat er in het mediastinum geen lymfekliermetastase meer is) volgt een lobectomie van de linker bovenkwab met lymfklierdissectie (wegnemen van alle lymfeklieren). Bij het histologische onderzoek wordt er nog slechts minimale resttumor gevonden, alle lymfeklieren zijn vrij van tumor, wat leidt tot de pathologische stadiëring $pT_1N_0M_0$; stadium 1A met een vijfjaarsoverleving van meer dan 70 procent. Het peri- en postoperatieve beloop is ongecompliceerd. De jaren daarna wordt de heer S. regelmatig teruggezien door de longarts. Er zijn geen aanwijzingen voor een recidief en behoudens af en toe een exacerbatie van zijn COPD doen zich meerdere jaren geen problemen voor. In onderling overleg wordt de heer S. terugverwezen naar zijn huisarts voor verdere controle en begeleiding, ook van zijn COPD.

4 Therapie van longkanker

Het behandelingsadvies voor de individuele patiënt moet bij alle patiënten met longkanker tot stand komen in een multidisciplinaire bespreking met longarts, chirurg en radiotherapeut, samen met radioloog en nucleair geneeskundige, zo mogelijk in samenspraak met de huisarts (CBO-richtlijn, 2004). De therapie van longkanker hangt af van de histologie, het stadium en de conditie van de patiënt. De conditie van de patiënt wordt uitgedrukt in de zogenoemde WHO-schaal (zie tabel 16.7).

Bij het kleincellig longcarcinoom (SCLC), dat zich volledig anders gedraagt dan de niet-kleincellige (i.e. alle andere histologische typen) longcarcinomen, wordt er ook anders gestadieerd, namelijk in limited- (LD) en extensive-disease (ED). Dit omdat het SCLC het snelste groeit van alle longtumoren met een geschatte verdubbelingstijd van 30 dagen. Het SCLC is in principe altijd al gedissemineerd bij diagnose. De behandeling is chemotherapeutisch, al dan niet gecombineerd met radiotherapie, dit mede gezien de grote gevoeligheid voor chemotherapie. Tegenwoordig wordt vaak etoposide-cisplatine toegepast. Bij het LD-SCLC wordt er complete remissie (en een kleine kans op curatie) nagestreefd. Bij het ED-SCLC wordt chemotherapie met name palliatief gegeven, mede gezien de zeer slechte prognose van een onbehandeld ED-SCLC. Bij ED neemt de mediane overleving door polychemotherapie toe, van één maand tot zeven à elf maanden. Alleen in uitzonderlijke gevallen ($T_1N_0M_0$ i.e. 'very limited') is er een chirurgische optie, waarna er alsnog chemotherapie volgt.

Bij het LD (alleen lymfekliermetastasen) wordt er naast de chemotherapie ook zo mogelijk (voldoende goede algehele conditie) gelijktijdig uitwendige thoracale radiotherapie (TRT) gegeven. Dit vermindert het aantal lokale recidieven en verbetert de overleving vergeleken met het geven van chemotherapie alleen met ongeveer 5 procent. Dit gaat wel ten koste van meer bijwerkingen (onder andere tot 40 procent graad 3-4 oesofagitis – verbranding van de slokdarm), waardoor zelfs tijdelijk sondevoeding noodzakelijk is. Deze bijwerkingen zijn echter niet blijvend. Het percentage complete remissie varieert, afhankelijk van de uitgebreidheid van de tumor, van 50 tot 80 procent. Helaas treedt in de meerderheid van de gevallen een recidief op, zodat de tweejaarsoverleving bij het LD-SCLC gemiddeld ongeveer 30 procent bedraagt, met een vijfjaarsoverleving van 15 procent. Het SCLC metastaseert in ongeveer 50 procent van de patiënten naar de hersenen. In de afgelopen tien jaar werd ter behandeling van eventuele niet te detecteren en dus asymptomatische hersenmetastasen profylactisch hersenbestraling (PCI) toegepast bij patiënten met een goede response (bron: www.oncoline.nl). Dit heeft een gunstig effect op de kwaliteit van leven en op de overlevingsduur. Meestal zullen er immers ook elders al hematogene metastasen zijn ontstaan.

Het niet-kleincellige longcarcinoom (omvat dus plaveiselcel-, adeno- en grootcellig carcinoom) wordt in de 'lokale stadia' (i.e. stadium I en II, dat wil zeggen geen uitzaaiingen buiten de long zelf) bij voorkeur chirurgisch behandeld bij operabele patiënten. Het stadium III (in het algemeen aangedane mediastinale lymfeklieren) wordt in principe met gecombineerde chemo- en radiotherapie behandeld. In geselecteerde gevallen is er toch nog een chirurgische optie. Voor het stadium IV (uitzaaiingen via de bloedbaan) rest er slechts (palliatieve) chemotherapie en zo nodig radiotherapie voor lokale klachten.

Longchirurgie

Longchirurgie vindt plaats in centra met expertise in longkankerchirurgie, zowel van de zijde van de chirurg als van de longarts. Er zijn in 2007 door de Vereniging voor Longchirurgie normen overeengekomen (zowel in volume als kwaliteit) waaraan een centrum voor longchirurgie moet voldoen. Er kan gekozen worden voor een lobectomie, bilobectomie of pneumonectomie. Kleine resecties zoals wig- en segmentresecties zijn oncologisch minder goed en alleen geïndiceerd bij pulmonaal-cardiaal gecompromitteerde patiënten. Pleuravocht is geen contra-indicatie voor operatie, pleuritis carcinomatosa wel. Tijdens de thoracotomie vindt een systematische dissectie plaats van de lymfeklieren in long, longhilus en mediastinum.

Er wordt gestreefd naar een lobectomie, dan wel maximaal een bilobectomie, zo nodig met sleeve-technieken. Een pneumonectomie dient zo veel mogelijk vermeden te worden, gezien de duidelijk hogere morbiditeit en mortaliteit ('een ziekte op zichzelf'). Een sleeve-resectie vindt alleen plaats bij bovenkwabtumoren, waarbij alleen de kwab met de tumor wordt verwijderd en het overblijvende deel van de long weer aan de hoofdbronchus wordt gehecht.

Bij tumoren die gelokaliseerd zijn in de longtop met doorgroei in de thoraxwand wordt een 'en bloc'-resectie van de longkwab met de thoraxwand en zo nodig van het onderste deel van de plexus brachialis uitgevoerd. Deze tumoren worden in principe eerst vóórbehandeld met chemo- en radiotherapie (concurrent).

Wanneer de tumor over een klein oppervlak vergroeid is met de pleura parietalis kan extrapleurale resectie worden overwogen. Indien sprake is van doorgroei van de tumor door de pleura parietalis (T3-tumor) wordt een partiële thoraxwandresectie verricht. Deze patiënten worden dan nabehandeld met chemotherapie en lokale radiotherapie.

In sommige gevallen blijkt pas tijdens de thoracotomie dat de tumor inoperabel is, zodat dan geen resectie wordt verricht ('opendicht'-procedure). De perioperatieve mortaliteit na een lobectomie is 2-4 procent, maar na een pneumonectomie 6-10 procent (rechtszijdig nog hoger). Tegenwoordig kunnen in sommige centra ook lobectomieën via een minimaal invasieve techniek (VideoAssisted Thoracic Surgery) geopereerd worden. Dit geeft een nog lagere morbiditeit en mortaliteit.

Radiotherapie

Bij de radiotherapeutische behandeling van longkanker worden drie behandelopties onderscheiden, namelijk curatieve radiotherapie, radicale radiotherapie en palliatieve radiotherapie.

Wanneer patiënten om medische redenen niet geopereerd kunnen worden, dan wel operatie weigeren, bestaat bij het niet-kleincellige longcarcinoom een indicatie voor in opzet curatieve radiotherapie. Dit betreft patiënten in stadium IA, IB, IIA en IIB. Hierbij wordt een bestraling gegeven tot een hoge dosis van 70 Gy in een periode van zeven weken (liefst korter, bijvoorbeeld in 5 weken). De verwachte vijfjaarsoverleving is ongeveer 30-40 procent. Bij kleine tumoren wordt er tegenwoordig stereotactisch radiotherapie gegeven.

Bij het niet-kleincellige longcarcinoom in stadium III (A en B) kan bij patiënten in goede algemene conditie (WHO 0-2; zie tabel 16.7) worden gekozen voor radicale radiotherapie gecombineerd met chemotherapie. In dat geval wordt 66 Gy gegeven, bij voorkeur in een zo kort mogelijke periode en het liefst tegelijkertijd. De chemotherapie is voor de behandeling van eventuele (micro)metastasen op afstand, ter verkleining van de primaire tumor en lymfeklieren, maar ook als 'radiosensitizer', het gevoeliger maken van de tumor voor de radiotherapie. Gecombineerde chemoradiotherapie toonde in de recente meta-analyse een 5 procent verbetering in vijfjaarsoverleving van concurrent chemoradiotherapie ten opzicht van sequentiële chemoradiotherapie door verbetering van de lokale tumorcontrole. Radiotherapie gaat wel gepaard met bijwerkingen, afhankelijk van de lokalisatie waar bestraald wordt en de dosering van de straling. Er kunnen acute reacties optreden van huid, slokdarm en long, waarvoor behandeling nodig is. Soms treden late reacties op van huid, hart, ruggenmerg en long. Bestralingspneumonitis en fibrose worden in samenwerking met de longarts behandeld met steroïden.

Palliatieve radiotherapie betreft beperkte bestraling van tumorlokalisaties die klachten tot gevolg hebben, zoals metastasen in hersenen, botten, huid, lymfeklieren enzovoort. Tevens kan de primaire longtumor palliatief bestraald worden bij hemoptoë, atelectase, pijn en een v. cava-superior-syndroom.

Chemotherapie

Vanaf 1995, waarin in een grote meta-analyse (> 4000 patiënten) werd aangetoond dat adjuvant cisplatinum bevattende chemotherapie een betere overleving gaf aan geopereerde patiënten, behoord chemotherapie ook bij het longcarcinoom tot de standaardbehandelingen, alhoewel de responskansen bij het niet-kleincellig carcinoom niet erg goed zijn. Bij diagnosestelling heeft helaas al ongeveer 70 procent van de patiënten gedissemineerde ziekte. Chemotherapie verbetert bij alle stadia (behalve stadium I) de overleving van het niet-kleincellig carcinoom. De huidige standaard bestaat uit een combinatiebehandeling van een platinum bevattend schema, gecombineerd met een derdegeneratie ander cytostaticum. Ook oudere patiënten hebben baat bij chemotherapie, alleen patiënten met een slechte performance (WHO 3, zie tabel 16.7) niet.

Voor geopereerde patiënten is zelfs voor stadium I de overleving slechts 70 procent (zie tabel 16.6), een zeer groot percentage ontwikkelt toch gedissemineerde ziekte op min of meer kortere termijn. Uit een aantal grote fase-III-trials (en de meta-analyse) blijkt dat adjuvante chemotherapie een meer dan 5 procent vijfjaarsoverlevingsvoordeel geeft bij alle patiënten met het postoperatieve stadium II en III. Dit geldt echter niet voor stadium I, waarbij chemotherapie zelfs een nadeel in overleving laat zien.

Bij het klinisch stadium III is chemotherapie (samen met radiotherapie) de huidige standaard (zie eerder) met een curatieve intentie (vijfjaarsoverleving tot 30 procent, afhankelijk van het stadium).

Ook bij gemetastaseerde ziekte (stadium IV) kan gekozen worden voor (palliatieve) chemotherapie, afhankelijk van de conditie van de patiënt. Doel van deze behandeling is behoud of verbetering van kwaliteit van leven (ondanks chemotherapie), met een geringe toename in overlevingsduur. Alleen patiënten in een relatief goede conditie hebben potentieel baat bij een dergelijke therapie. Om dit in een score uit te drukken werd vroeger gebruikgemaakt van de karnofsky-score, tegenwoordig wordt echter de 'WHO performance score' gehanteerd. Vanwege het belang ervan wordt deze score in tabel 16.7 weergegeven.

Tabel 16.7	'WHO-performance status'.
WHO 0	geen lichamelijke klachten
WHO 1	de patiënt heeft klachten, maar is ambulant en in staat lichte werkzaamheden uit te voeren
WHO 2	de patiënt is meer dan 50 procent van de tijd overdag ambulant; hij kan voor zichzelf zorgen, maar is niet in staat te werken
WHO 3	de patiënt is meer dan 50 procent van de tijd overdag in bed of stoel; hij kan slechts beperkt voor zichzelf zorgen
WHO 4	de patiënt is volledig ziek, bedlegerig en zorgafhankelijk

Bij chemotherapie wordt de te verwachten winst altijd afgewogen tegen de te verwachten bijwerkingen en belasting voor de patiënt. Bij WHO-4-patiënten wordt geen chemotherapie toegepast. Bij WHO-3-patiënten kan beperkte chemotherapie de kwaliteit van leven verbeteren zonder verlenging van de overleving. Bij patiënten met de WHO status 0 tot 2 geven combinatieschema's van (cis)platinum bevattende chemotherapie een responspercentage van 30 tot 40 procent, met een toename in mediane duur van leven van zes maanden tot negen tot twaalf maanden (en éénjaarsoverleving 30-40 procent), met daaraan gekoppeld een duidelijke verbetering van de kwaliteit van leven. In het algemeen vindt na twee chemotherapiekuren evaluatie plaats en wordt beoordeeld hoe de bereikte winst zich ten opzichte van de opgetreden bijwerkingen verhoudt. De afgelopen jaren blijkt dat men met chemotherapie veel meer kan bereiken dan vroeger werd gedacht. Bijwerkingen zijn ook, ten opzichte van het verleden, beter te managen, onder andere door veel betere anti-emetica. De behandeling met chemotherapeutica wordt in Nederland in de regel door de longarts zelf uitgevoerd.

Een nieuwe ontwikkeling in de oncologie, dus ook voor longkanker, is de 'targeted therapy', zoals de HER_2Neu/EGFR Tyrosine kinase remmers (onder andere Tarceva®) en de angiogeneseremmers (bijvoorbeeld Avastin®). Deze stoffen hebben reeds een registratie voor de behandeling van longkanker en zeker de tyrosinekinaseremmers geven zelfs bij geselecteerde patiënten (in bezit van een EGFR-mutatie) een hogere respons dan chemotherapie.

Ten slotte zijn er ontwikkelingen ten aanzien van predictieve en prognostische factoren. Door ontwikkelingen in vooral de moleculaire genetica begint er kennis te komen over de mogelijkheid om de respons op een bepaald chemotherapeuticum te voorspellen. Daarnaast ontstaan er mogelijkheden om te voorspellen wie er bijwerkingen gaat krijgen. Dit geeft een enorme verbetering in het 'therapeutic margin' (risicobijwerkingen profiel). Deze genprofielen of markers worden momenteel prospectief onderzocht en geven goede hoop op verbetering van de longkankerbehandeling in de toekomst.

'Combined modality' behandeling

Zoals eerder beschreven is de behandeling van longkanker multidisciplinair, vaak bestaande uit een combinatiebehandeling zoals neo- of adjuvante chemotherapie en concurrente of sequentiële chemoradiotherapie, al dan niet gevolgd door chirurgie. Hiermee is longkankerbehandeling geen kookboekgeneeskunde, maar vraagt optimale samenwerking van alle betrokken disciplines en continue onderlinge afstemming. Ook hierin speelt de huisarts een belangrijke rol, mede voor het bepalen van de juiste behandelstrategie bij de individuele patiënt.

Casus

Uiteindelijk krijgt de heer S. toenemend last van kortademigheid. Op de gemaakte thoraxfoto is pleuravocht zichtbaar. Er volgt terugverwijzing naar de longarts. Bij navraag blijkt de heer S. toch al langere tijd last te hebben van pijn ter plaatse van zijn heup die hem enigszins beperkt in zijn dagelijks leven. Hij had echter geen reden gezien hiervoor een arts consulteren. Bij verdere analyse blijkt er geen sprake te zijn van een lokaal recidief, wel wordt bij botscintigrafie een solitaire metastase in het rechter bovenbeen aangetoond. De longarts neemt contact op met de radiotherapeut en er wordt besloten tot palliatieve radiotherapie.

5 Palliatieve therapie van longkanker

Voor de meeste patiënten met een niet-resectabel, niet-kleincellig longcarcinoom (dit betreft de grootste groep van longkankerpatiënten) is slechts palliatieve therapie mogelijk. Deze palliatieve behandeling is echter van groot belang, omdat de klachten in een vergevorderd stadium zeer ernstig en invaliderend kunnen zijn. Patiënten zijn bij longkanker vaak angstig, bang om pijn te lijden, te stikken, of dood te bloeden! Gelukkig komt dit laatste maar zeer zelden voor en dit moet bespreekbaar gemaakt worden. Ondanks de relatief korte periode van leven (de palliatieve fase is in het algemeen slechts kort (duur: 50 procent < half jaar en 33 procent < 3 maanden)) is het soms zeer zinvol de klachten te verlichten met diverse therapiemogelijkheden zoals 'supportive care', radiotherapie, systemische chemotherapie en endobronchiale lokale therapie.

Supportive care

Best supportive care houdt in dat ondersteunende maatregelen worden genomen ter verbetering van de kwaliteit van leven en ter vermindering van klachten. Hierbij kan men denken aan adequate pijnstilling, anti-emetica, zuurstof, hoestdempende middelen, bloedtransfusies, voedingssuppletie, aanpassingen in de woonsituatie (bijvoorbeeld een verpleegbed in de woonkamer), thuiszorg en psychologische begeleiding. Belangrijk is ook het benoemen van de angsten en verwachtingen. Met deze maatregelen kan een acceptabele kwaliteit van leven bereikt worden in de periode tot de patiënt terminaal wordt. Vanzelfsprekend is een goede samenwerking tussen huisarts en specialist nodig om een en ander goed te laten verlopen en dient gaande het ziekteproces duidelijke afstemming plaats te vinden waar welke zorg plaatsvindt. Uiteindelijk neemt meestal de huisarts de terminale zorg op zich, al dan niet met een palliatief zorgteam in de regio of hospice, zodat patiënt zo mogelijk in de eigen omgeving kan overlijden.

Uitwendige radiotherapie

Lokale klachten van hemoptoë, hoest, dyspneu, slikklachten en pijn kunnen goed gepallieerd worden met uitwendige radiotherapie op de primaire tumor en eventuele lymfekliermetastasen. De duur van de overleving wordt hierdoor niet beïnvloed, maar het effect op de klachten van de patiënt is vaak positief. Specifieke plaatsen voor palliatieve radiotherapie zijn hersenen, botten, ruggenmerg, huid en lymfeklieren.

Hersenmetastasen gaan gepaard met verschijnselen die de kwaliteit van leven ernstig aantasten, zoals hoofdpijn, zenuwuitval, duizeligheid, insulten en braken. Bestraling heeft een snel en adequaat effect op deze klachten. Bij een solitaire hersenmetastase wordt ook chirurgische extirpatie overwogen als de metastase neurochirurgisch benaderbaar is en de primaire longtumor zelf ook lokaal gecontroleerd kan worden. Deze radicale behandeling blijkt een betere prognose te hebben, maar deze situatie komt niet vaak voor.

Een botmetastase geeft bij uitstek pijnklachten die in meer dan 80 procent van de gevallen goed reageren op kortdurende bestraling, 1 × 8 Gy. Dit is dus goede palliatie die voor de patiënt weinig belastend is. Een dreigende dwarslaesie door wervel- of ruggenmergmetastasen is reden voor spoeddiagnostiek en spoedbestraling. Te late diagnose en behandeling hebben een ernstig verlies aan kwaliteit van leven tot gevolg.

Huid- en lymfekliermetastasen kunnen hinderlijk groot worden en pijn veroorzaken. Ook in deze gevallen mag een goed palliatief effect verwacht worden van plaatselijke bestraling.

Chemotherapie

Bij stadium IV niet-kleincellig longcarcinoom, maar zeker ook bij het kleincellig longcarcinoom is chemotherapie bij patiënten met een voldoende performance status (WHO ≤ 2) standaardbehandeling. Bij deze groepen patiënten is er duidelijk voordeel in kwaliteit van leven met ook een (geringere) winst in overlevingsduur. Zie paragraaf 4 over chemotherapie.

Endobronchiale therapie

Er bestaan diverse mogelijkheden voor endobronchiale therapie bij longkanker, ook als reeds uitwendige radiotherapie heeft plaatsgevonden. Dit is vooral van belang voor de palliatie van hoest en hemoptoë en ter voorkoming van dreigende centrale obstructie. Genoemd kunnen worden: inwendige bestraling, lasertherapie, bronchoscopische elektrocoagulatie met behulp van diathermie en het plaatsen van een endobronchiale stent (prothese). Soms kunnen deze technieken gecombineerd worden voor een optimaal resultaat. In de regel zijn deze technieken bewerkelijk en uitsluitend beschikbaar in grotere centra.

Concluderend kan worden gesteld dat voor veel patiënten met longkanker de therapie helaas slechts palliatief is. Omdat de mediane overleving tot twaalf maanden kan bedragen, is het relevant deze palliatieve mogelijkheden te bespreken en te benutten. Uiteraard zijn een goed oog en oor noodzakelijk om de balans te bepalen tussen voordelen en winst voor de patiënt versus de belasting van de behandeling.

6 Samenwerking van de huisarts met longarts, radiotherapeut en longchirurg

Een patiënt met longkanker zal in vrijwel alle gevallen met verschillende echelons van zorgverlening in aanraking komen.

Veelal is de huisarts op de hoogte van de risicofactoren en wordt hij als eerste geconfronteerd met de vroege symptomen van de tumor. Zijn inschatting van de klachten en de verschijnselen is essentieel voor de vroege diagnostiek en verwijzing. Hij is ook degene die als geen andere hulpverlener kan inschatten wat het voor de individuele patiënt en zijn omgeving betekent om geconfronteerd te worden met een dergelijk ernstig ziektebeeld. Het is van belang dat er bij verdenking op longkanker een mogelijkheid bestaat de patiënt snel te verwijzen; dat verloopt het beste na direct overleg met de longarts, waarbij er afspraken gemaakt kunnen worden over het reeds informeren van de patiënt ('afwijking op de foto waarvoor spoed doorverwijzing naar de longarts...').

Na verwijzing neemt de longarts de verantwoordelijkheid voor (verdere) diagnostiek over en doet een behandelvoorstel, afhankelijk van typering en stadiëring van de tumor en rekening houdend met eventuele comorbiditeit. Meestal gebeurt dit in samenspraak met chirurg en radiotherapeut-oncoloog. Dit behandelplan moet ook weer met de huisarts doorgesproken worden, aangezien de meeste patiënten al afspraken gemaakt hebben om ook met hun huisarts de diagnose en het behandelvoorstel door te spreken. Ook hier komen de zorgen en vragen over de toekomst naar voren. Naarmate de prognose slechter is en vooral wanneer genezing niet mogelijk is, zullen psychosociale en persoonsgebonden factoren nog sterker medebepalend zijn bij de keuze uit de behandelingsmogelijkheden. Afhankelijk van zijn relatie met de patiënt, kan de huisarts in dergelijke situaties een belangrijke bijdrage leveren c.q. mede sturing geven aan het vervolgtraject. Om tot goede afwegingen te komen zou hij – afhankelijk van de lokale situatie – moeten participeren in de multidisciplinaire oncologiebespreking. Zoals al eerder gesteld, is voor veel patiënten met longkanker slechts palliatieve therapie mogelijk. Bij deze patiënten speelt toch het hele behandelteam een belangrijke rol in de behandeling en begeleiding van de patiënt. Kennis hebben van (elkaars) palliatieve (on)mogelijkheden en zin van de diverse behandelmogelijkheden is hierin een belangrijke factor.

Het afgelopen decennium zijn er belangrijke verschuivingen in de zorgverlening waar te nemen. Factoren die daarbij een rol spelen zijn een toegenomen (sub)specialisatie, het toegenomen aantal behandelmethoden en de stijging van de kosten van de gezondheidszorg. Door de verbeterde zorg neemt het aantal chronische patiënten toe. Omdat ziekenhuizen zich met hun specialistische zorg steeds meer moeten richten op een korte opnameduur, zal de verzorging zich geleidelijk meer naar de thuissituatie verplaatsen. Daarbij lijkt de huisarts de aangewezen persoon om als coördinator van deze vaak intensieve zorg op te treden. Vooral op lokaal en regionaal niveau zullen afspraken gemaakt moeten worden om de beschikbare zorg af te stemmen op de behoefte van de individuele patiënt.

Ondanks alle ontwikkelingen in de geneeskunde geldt voor patiënten met longkanker nog steeds het adagium *'guérir parfois, soulager souvent, consoler toujours'*. Om aan het genezen, maar in het bijzonder aan het verzachten en het troosten invulling te kunnen geven, is goede communicatie tussen huisarts, longarts, radiotherapeut-oncoloog en chirurg uitermate belangrijk. Transmurale samenwerking is de beste garantie voor optimale zorg voor de longkankerpatiënt.

Leesadvies

Auperin A, et al. Concomitant radio-chemotherapy (RT-CT) versus sequential RT-CT in locally advanced non-small cell lung cancer (NSCLC): A meta-analysis using individual patient data (IPD) from randomised clinical trials (RCTs). J Thor Oncol. 2007;2(Suppl 4):S310 (Abstr A1-05).

Bollen ECM et al. De chirurgische behandeling via complete VATS-lobectomie, nieuw in Nederland. Ned Tijdschr Geneeskd. 2008;152:1204-9.

CBO-richtlijn Niet-kleincellig longcarcinoom: stadiëring en behandeling. CBO; 2004.

Hollen PJ, Gralla RJ, Kris MG, Eberly SW, Cox C. Normative data and trends in quality of life from the Lung Cancer Symptom Scale (LCSS). Support Care Cancer. 1999;7(3):140-8.

Websites

www.cbo.nl/product/richtlijnen/folder20021023121843/longc-rl-2004.pdf/view
www.oncoline.nl

Register

aanstellingskeuring	2
acetylcysteïne	45
actieplan, geschreven	29
acuut ernstig astma bij kinderen, medicatie	48
adaptatie	196
ademcentrum	175
ademgeruis	110
–, bronchiaal	57
–, verzwakt	57
ademhalingsspierkracht	68
ademspiertraining	199
ademstilstand	177
ademstop	171
–, centrale	172
–, gemengde	172
–, obstructieve	172
adenocarcinoom	238
afvloedbelemmering	95
airtrapping	56, 60
allergeen, respiratoir	150
allergeencontact, klachten	217
allergie, respiratoire	147
alveolitis, extrinsiek allergische	2
amoxicilline	103
angina pectoris	173
antecedenten	198
antibioticum, indicatie	86
anticholinergicum, bijwerking	51
antimicrobieel middel	48
anxiolyticum	234
apneu	171
–, centrale	178
–, gemengde	178
–, obstructieve	178
apneudrempel	178
apneu-index	172
arbeidsanamnese	211
arousal	174, 176
asbest	3, 210
Asbestbesluit	3
asbestcontact	210
asbestexpositie	3
asbestose	211
–, klachten	212
asbestpleuritis	213
asfyxie	107
aspergilloom	113
aspiratie	109
asthma bronchiale	3
astma	5, 26, 90
–, acute exacerbatie	163
–, anamnese	144
–, chronisch	5
–, controle	163
–, cough-variant-	159
–, diagnose	38
–, en allergie	98
–, gedragsmatige benaderingen	17
–, informatie en educatie	166
–, intermitterend	41
–, klachten	55
–, medicatie bij kinderen	39
–, onderhoudstherapie	162
–, pathofysiologie	3
–, pathofysiologisch mechanisme	144
–, persisterend	41
–, prevalentie	7
–, psychosociale aspecten	14
–, psychosomatische visie	16
–, risicofactoren	148
–, symptoomdiagnose	36, 142, 146, 163
–, verschillen met COPD	6
–, voorspellende waarde	98
astma bij kinderen met wheezing, risicofactoren	153
astma/COPD	
–, anamnese	87
–, farmacotherapie	35
–, incidentie	7

–, niet-medicamenteuze behandeling	27
–, prevalentie	6, 87
–, toename	88
astma-anamnese	160
astma-COPD verpleegkundige	162
atopische verschijnselen	160
auscultatie	56
BCG-vaccin	2
beeldvormend onderzoek	70
behandeldoel, niet-behalen van	41, 45
benauwdheid	
–, anamnese	222
–, lichamelijk onderzoek	223
beroepsanamnese	209
beroepsexpositie	76
beroepsziekte	2
besliskunde	
–, medische	133
–, nieuwe diagnostische	133
beslismoment	137
besmetting	95
bèta-2-sympathicomimeticum	36, 39, 47
–, bij kinderen	37
–, bijwerking	51
–, langwerkend	39
blaastest, instructie	66
bloeding, iatrogene	116
B-natriuretisch peptide	73
body-box	67
boerenlong	219
Bordetella pertussis	91
borstvoeding	150
botmetastase	251
bronchiaal toilet	199
bronchiale hyperreactiviteit	5
bronchiale prikkeldrempel	68
bronchialisarteriografie	114
bronchialisarteriogram	115
bronchiëctasie	112
bronchiolitis	
–, acute	47
–, epidemiologie	155
–, klachten	156
–, opname-indicatie	156
–, pathofysiologie	155
–, prognose	157
bronchitis	
–, acute	85, 87, 89
–, acute, porte d'entrée	90
–, chronische	5, 107, 205, 207
bronchitis, acute	
–, incubatieperiode	90
–, pathofysiologie	89
–, therapie	102
bronchoscopie	112, 242
bronchusobstructie	44, 55, 103
–, reversibel	5
bronchusverwijder	161
CAH, *zie* chronische alveolaire hypoventilatie	180
candidiasis, orofaryngeale	51
CARA	4, 14
case-finding	98
cerebrovasculair accident	173
checklists Astma Fonds	28
chemoregulatie	176
chemotherapie	248, 252
–, adjuvante	248
Chlamydia pneumoniae	91, 94
chronische aandoening	26
chronische alveolaire hypoventilatie	180
chrysotiel (wit asbest)	210
ciliënsyndroom	194
coaching	27
collaborative care	19, 23
CO-meting	81
computertomografie	112
computertomogram	71
–, hoge-resolutie	71
–, PET-	71
consequenten	198
constitutie, allergische	5
consultatie longarts	194
continuous positive air pressure	181
COPD	4, 5, 6, 26, 180
–, comorbiditeit en doodsoorzaken	10
–, depressiviteit	22
–, detectie van	98
–, diagnose	99
–, diagnosticum	207
–, dyspneu	125
–, kortademigheid	55
–, longfunctie	9
–, medicamenteuze behandeling	125
–, medicatie bij	44
–, prevalentie	6
–, roken	7
–, slaapapneusyndroom	180
–, voedingsstatus	190
–, vroege opsporing	10

COPD, exacerbatie van	
–, therapie	102
COPD-patiënt	
–, ambulant	102
–, niet-ambulant	103
–, psychosociaal aspect	20
coping	20, 22
cor pulmonale	207
corpus alienum	109
corticosteroïden, orale	42
co-trimoxazol	103
cough-variant-astma	159
CPAP, zie continuous positive air pressure	181
crepitatie	57, 110, 122
–, hoogfrequent	57
–, laagfrequent	57
CT	71, 112
–, HR-CT	71
–, PET-	71
–, spiraal	112
CT-angiografie	73
cyanose	109
cystische fibrose	95, 109, 112
D-dimeer bepaling	73
D-dimerentest	136
decompensatio cordis	10, 173
demping	110
dermatitis, atopische	146, 149
desaturatie	177
diabetes mellitus bij ICS	51
diagnostiek	
–, aanvullende	53
diagnostisch landschap	132, 137
diagnostisch redeneren bij pijn op de borst	132
diagnostische besliskunde	
–, nieuwe	133
diëtist	195
diffusiecapaciteit	68
diffusiestoornis	193
disease management	19, 23
DLCO	68
dosisaerosol	49
doxycycline	102, 103
duivenmelkerslong	2, 216
Dutch hypothesis	4
dyspneu	199
dyspneusensatie	190

EBUS-FNA, zie endobronchial ultrasound	242
educatie	26
één-secondewaarde (FEV1)	59
ELISA-test	218
embolisatie	116
emfyseem	5, 6
–, bulleus	72
en bloc-resectie	247
endobronchial ultrasound	242
endometriose	115
energiebalans, stoornis in de	194
esophageal ultrasound	243
EUS-FNA, zie esophageal ultrasound	242
exacerbatie	5, 26
–, antibiotica	103
exacerbatie astma/COPD, medicatie	47, 49
exacerbatie van astma	47
exacerbatie van COPD	
–, medicatie	48
exspirium, verlengd	57
extensive-disease (ED)	246
extrinsieke allergische alveolitis	
–, behandeling	219
–, diagnostiek	217
familieanamnese	149
farmacologische middelen bij stoppen met roken	
–, op recept	80
–, vrij verkrijgbaar	80
FDG-PET-scan	242
FeNO-meting	160
FET	199
FET, zie forced expiration technique	193
FEV1, één-secondewaarde	59
FEV1/FVC	60
FiO2, zie intratracheale zuurstoffractie	229
fistel, pulmonale arterioveneuze	114
flow-volumecurve	59, 60, 64
flow-volumemeter, kalibratie	65
Fogarty-katheter	116
forced expiration technique	193
formatio reticularis	175
gastheer	
–, barrières	92
–, status van de afweer	93

gaswisseling	210, 212	huid- en lymfekliermetastase	252
gedragswetenschappelijke interventie	17	huidpriktest	69
genetica, moleculaire	250	–, uitvoering	69
genprofiel	250	huidtest	2
gespreksvoering, motiverende	78	huisarts als coördinator intensieve zorg	253
gezondheid-gerelateerde		huisdierallergenen	162
kwaliteit van leven	187	huisstofmijt	150
gezondheidstoestand	187	hypercapnie	68, 176, 180, 233
gezondheidstoestand, integrale		hyperemie	114
–, psychologische factoren	187	hyperinflatie	68
GOLD-criterium	99	hyperreactiviteit	
Goodpasture, syndroom van	115	–, bronchiale	144, 156
		–, van de luchtweg	86, 89
Haemophilus influenzae	91	hypersomnie, idiopathische	174
hart	110	hypertensie	173
hartafwijking	115	–, bij ICS	51
hartfalen	73, 103	–, pulmonale	114
hartinfarct	173	hypertrophic pulmonary osteoarthritis	240
Health-counselingsmodel	31	hypnogram	174
heavy snorers' disease	173	hypothyreoïdie	170
heldere doelstelling		hypoxemie	190, 234
van de behandeling	192	hypoxie	68, 95, 176
hemoptoë	107	–, afkappunt	47
–, anamnese	108		
–, behandeling	116	ICS	
–, diagnostisch onderzoek	110	–, bij volwassenen met astma of COPD	43
–, lichamelijk onderzoek	122	–, bijwerking	51
–, massale	107	ICS, zie inhalatiecorticosteroïd	39
–, oorzaken	115	IgE	98
hemoptysis	107	ijsbergfenomeen	8
hersenbestraling,		immunotherapie, sublinguale	42
profylactisch (PCI)	246	infectie	96
hersenmetastase	251	–, geconditioneerde	94
hersenstam, letsel van	178	–, opportunistische	94
hik, hardnekkige	240	–, primaire	94
histamineprovocatietest	160, 167	–, secundaire	94
hiv-infectie	2	–, virale	150
hoest	54	inflammatie	89, 90, 96
hoesten	86, 145, 158	inhalatieallergie	68
–, diagnose	239	inhalatiecorticosteroïd	36, 161
–, incidentie en prevalentie	85	–, bij kinderen met astma	37
hoestklachten		inhalatiecorticosteroïden, chronisch	
–, astma bij kinderen	97	controle	163
–, bacteriën	91	inhalatie-instructie	50
–, etiologie	86	inhalatietechniek	28
hoestreflex	89	inhalatietherapie	49
hoestvariant-astma	160	–, kinderen	50
Horner-syndroom	240	–, volwassenen	50
houdingsdrainage	192, 199	inspanningsastma	39
HOUND-patiënt	21	–, behandeling	167
HPO, zie hypertrophic pulmonary		inspanningsonderzoek	68
osteoarthritis	240	inspanningsprovocatie	167
HSD, zie heavy snorers' disease	173	inspanningstolerantie	55

inspanningstraining	199
inspectie	56
inspiratiekracht	49
intermitterend astma	41
intratracheale zuurstoffractie	229
ipratropium	47
jetvernevelaar	50
kanker, prevalentie	237
karnofsky-score	249
katheter, nasofaryngeale	230
kattenallergeen	150
kinder(long)arts, verwijzing naar	39
kinderen met astma, medicatie	39
kleefbandfenomeen	57
kleincellig longcarcinoom	246
Koch, Robert	92
koemelkeiwitallergie	149
koloniseren	95
kortademigheid	54, 90, 119, 146
–, aanvullend onderzoek	124
–, anamnese	121
–, bij COPD	55
–, lichamelijk onderzoek	122
–, silicose	206
–, silicosepatiënt	207
kwaliteit van leven	17, 21, 186, 200
laboratoriumonderzoek	73
LD-SCLC, behandeling	246
leefstijl	26
Legionella pneumophila	92, 104
leukotriënenreceptorantagonist (LTRA)	39
levensverwachting, prognose van	200
leverfunctie	241
lichaamsplethysmograaf	67
light sigaretten	238
limited-desease (LD)	246
longaandoening	
–, hoofdklachten	53
–, interstitiële	73
–, obstructieve	59
longarts	3, 241
–, vervolgonderzoek bij tumor	241
longcapaciteit, totale	61
longcarcinoom	110
–, beeldvormend onderzoek	242
–, kleincellig	246
–, longfunctieonderzoek	242
–, niet-kleincellig	239
longembolie	109, 115
longemfyseem	71
longfibrose	3
longfunctie	9, 198
–, daling	9
longfunctiemeter	58
longfunctiemeting	160
–, integratie in huisartspraktijk	67
–, kwaliteit	65
longfunctieonderzoek	58
longgeluiden, aspecten	56
longkanker	75, 212
–, behandelingsadvies	246
–, combinatiebehandeling	250
–, contact met carcinogene stoffen	238
–, endobronchiale therapie	252
–, genetische factoren	238
–, meeroken	238
–, palliatieve therapie	250
–, radiotherapie	247
–, roken	238
longlijden, restrictief	67
longreactivatie	35
longrevalidatie	188
–, aanvullende diagnostiek	190
–, anamnese	144
–, behandelstrategie	189
–, fysiotherapie	192
–, indicatie	188
–, lichamelijk onderzoek	190
–, patiëntenprofiel	189
–, rol van de huisarts	190
–, rol van de longarts	191
longrevalidatieprogramma	22
longtumor, stadium	244
longziekte, psychologische gevolgen	13
LTRA, leukotriënenreceptorantagonist	39
luchtweg	
–, reactiviteit van de	90
–, slijmvlieslaesie van de	95
luchtweginfectie	107
luchtweginfectie, virale	
–, prevalentie	90
luchtwegobstructie	5
luchtwegverwijder	
–, kortwerkend	42, 44
–, langwerkend	43, 45
–, snelwerkend	47
maag-darmtumor	109
maatregel, hygiënische	1
magnetische resonantietechniek	71
malformatie, arterioveneuze	115
mandibulaire repositieapparaat	182
manometrie	68

medicatie
 –, bij acuut ernstig astma bij kinderen 48
 –, bij ernstige exacerbatie astma
  of COPD 48
 –, bij exacerbatie astma of COPD 47
 –, bij exacerbatie van COPD 48
medisch model, strikt 187
MEF50 61
mesothelioom
 –, fysisch-diagnostische afwijkingen 215
 –, prognose 215
mesothelioom, maligne 213
microkatheter, transtracheale 230
Micropolyspora faeni 219
mijnwerker 2
Minimale Interventie Strategie (MIS) 78
MIS 78
mitralisstenose 115
moeheid, onbegrepen 170
monitoring 28
Moraxella catarrhalis 91
morbiditeitsregistratie 7
morfine 234
motivatiestadium 78
motivational interviewing 27
MRA, *zie* mandibulaire
 repositieapparaat 182
MRI 71
mucusklaring 192
mucusproductie, excessieve 194
Mycoplasma 94
Mycoplasma pneumoniae 91

nachtzweten 109
nasobronchiale reflex 96
nazorg 199
Nederlandse
 Tuberculosebestrijding 1
neuropsychologisch functioneren 196
neuropsychologische vraagstelling 21
neusbloeding 108
neusbril 230
neuskatheter 230
niet-kleincellig longcarcinoom 239
NO 147
noord-zuidverbinding 96
NREM-slaap 174
NSCLC, symptomen 239
NSCLC, *zie* niet-kleincellig
 longcarcinoom 239
N-terminal proB-Type Natriuretic
 Peptide, *zie* pro-BNP 124

obstructie, reversibele 150
obstructief slaapapneusyndroom 182
oesofaguscarcinoom 109
oncologiebespreking,
 multidisciplinaire 253
ondergewicht 195
onderhoudsbehandeling
 met zuurstof thuis 224
onderzoek
 –, allergologisch 68
 –, beeldvormend 70
 –, lichamelijk 56
 –, serologisch 69
Ondine's curse 176
Ongevallenwet 2
ontstekingsmediator, absorptie van 96
optimaal behandelde staat 225
OSAS, *zie* obstructief
 slaapapneusyndroom 182
osteoporose bij ICS 51
overgevoeligheidspneumonitis 219
overgewicht 173, 195
OZT 227
OZT, *zie* onderhoudsbehandeling
 met zuurstof thuis 224
OZT-logboek 227

palliatieve behandeling
 met zuurstof thuis 234
Pancoast, syndroom van 240
patiënteducatie 18, 21
PCR 91
periodiek geneeskundig onderzoek 2
persisterend astma 41
Phadiatop 69
piekstroomdagboek 38
piekstroommeter 18, 64
piekstroommeting 59
piepen 54, 145
Pierre Marie-Bamberger,
 syndroom van 240
pijn op de borst
 –, aanvullend onderzoek 132
 –, diagnosefouten 132
 –, diagnostisch redeneren 132
 –, epidemiologie 129
 –, gerichte anamnese 130
 –, oorzaken 129
pleurabiopsie 215
pleuramesothelioom 214
pleuraverdikking 213
pleurawrijven 57, 110

pneumonie	54, 71, 85, 99, 100
–, predictieregel voor hospitalisatie of dood	100
pneumotachograaf	65
pneumothorax	71, 210
poederinhalator	49
polymerase chain reaction-techniek, PCR	91
polysomnografie	181
post-nasal drip	96
predispositie, genetische	148
prednisolon, bijwerking van	51
prednisolonkuur	48
prednisolonstootkuur	102, 103
prednisonstootkuur	163
prematuriteit	149
prikkel	
–, aspecifieke	90
–, niet-infectieuze	89
–, specifieke	90
pro-BNP	124
proefbehandeling	36, 97
–, uitvoering	152
psychomaintenance	17, 21
psychosociale behandeling	197
psychosociale ondersteuning	197
pulmonaal-arteriële druk	225
pursed lips breathing techniek	193
PZT, indicatie	234
PZT, zie palliatieve behandeling met zuurstof thuis	234
quetelet-index	194
radio-allergo-sorbent-test	69
radiotherapie	
–, bijwerkingen	248
–, curatieve	248
–, palliatieve	248
–, radicale	248
–, uitwendige	251
RAST	69, 147
receptoren	
–, centrale	175
–, chemo-	175
relaxatietechniek	17
REM-slaap	174
Rendu-Osler, ziekte van	109
reproduceerbaarheid	66
respiratory syncytial virus (RS-virus)	90
reversibiliteitstest	59, 67
rhonchi	110
–, hoogfrequente	57
–, laagfrequente	57
rinorroe, waterige	156
rinovirus	90, 96
risico-inventarisatie	147
roken	10, 109
–, actief en passief	76
–, passief	149, 161
–, tijdens zwangerschap	75
–, verslaving	76
rol van huisarts en longarts, longrevalidatie anamnese en aanvullend onderzoek	190
rookstop-interventie	77
–, effectiviteit van	77
–, hulpmiddelen	80
–, organisatie	79
–, training	79
RS-virus	
–, infectie	155
–, sneltest op	156
RS-virus, zie respiratory syncytial virus	90
saneringsmaatregel	161
sarcoïdose	73
saturatiemeter	47
SCLC, zie kleincellig longcarcinoom	246
self-limiting	96
serologisch onderzoek	69
Sickness Impact Profile vragenlijst	21
silicose	2, 209
–, auscultatie	207
–, eindstadium	207
–, voorkomen	205
silicoselongen, tuberculose	208
SIP-vragenlijst	21
slaapapneu	
–, pathogenese	178
–, thuisregistratie	181
slaapapneusyndroom	171, 176
–, opsporen	182
–, prevalentie	173
–, symptomen	173
slaapcyclus	174
slaperigheid	172
–, extreme	170
sleep disordered breathing	172
sleeve-resectie	247
slijmvlieslaesie	95, 109, 115
–, fysische	95
–, van de luchtweg	95
small-airways disease	5, 6

snurken	169	tuberculosearts	3
–, epidemiologie	170	tuberculosesanatorium	1
–, pathofysiologie	170	turbinemeter	65
snurken en slaapapneusyndroom, behandeling	181	UARS, *zie* upper airway resistance syndrome	174
snurkgeluid	169, 170	upper airway resistance syndrome	174
specifiek IgE	69	UPPP, *zie* uvulopalatofaryngoplastiek	181
spiertonus	170	urineantigeentest	92
spirometer	64	uvulopalatofaryngoplastiek	181
–, testuitvoering	66		
spirometrie	59, 67, 81, 99	V/Q-scan	71
–, met reversibiliteitsmeting	38	vaatanomalie	112
spoedconsult bij piepende patiënt thuis	152	VC, *zie* vitale capaciteit	59
sputum		vena cava-superior-syndroom	240
–, gramkleuring	108	ventilatie	175
–, hemorragisch	107	ventilatie-perfusiescan	71
–, kleurverandering	109	ventilatoire beperking	198
–, purulent	85	venturi-masker	230
sputumproductie	89	vibratie	192
Staphylococcus aureus	103	virus, seizoensafhankelijke prevalentie	90
Starling-resistor	179	vitale capaciteit	59
stof	205	voedingstherapie	200
stoflong	205	volwassenen met astma, medicatie	41
stofsyndroom, organisch	219	voorlichting	26, 27
stollingsstoornis	109		
stoppen met roken	35, 44, 75	Wegener, granulomatose van	115
–, farmacologische middelen bij	80	Wegener, ziekte van	73
–, vijf A's van gedragsverandering	78	Wells-criteria	112
Streptococcus pneumoniae	91, 115	wervel- of ruggenmergmetastase, dreigende	251
Streptococcus viridans	91	wheezen	143, 161
symptoomdiagnose astma bij kinderen, medicatie	36	–, multi-trigger	143
syndroom van Pancoast	240	–, viraal	143
syndroom van Pierre Marie-Bamberger	240	wheezer	
		–, fenotype	148
tapotage	192	–, late onset	148
targeted therapy	250	–, persistent	148
tatoeage, schramvormig	207	–, transient	143
theofylline, oraal	47	wheezing	110, 142
thoracale pijn	109	–, epidemiologie	143
thoracotomie	247	–, goedaardige	146
thoraxfoto	110	–, lichamelijk onderzoek	146
–, indicatie	70	–, oorzaken bij kinderen	144
tiffeneau-index	224	–, oorzaken	143
tiffeneau-ratio	60	–, verwijsindicaties	165
tiotropium	42, 45	wheezing/piepen	
trombose, diepe veneuze	110	–, diagnostische fase	142
trombosebeen	110	WHO performance score	249
trommelstokvingers	240	wiegendood	157
tuberculose	1, 94, 108, 113, 210	wiskott-aldrich-syndroom	98

zelfmanagement
  –, kernbegrippen 26
  –, opvattingen 18
  –, pijlers van 30
zelfmonitoring 27
ziekte van Rendu-Osler 109
ziekte van Wegener 73
ziektecognitie 18
ziekteperceptie 23
zorg, gedeelde 40
zuurstof
  –, kortetermijnbehandeling 226
  –, overdosering 233
zuurstof thuis
  –, indicatie 221
  –, onderhoudsbehandeling 224

–, toedieningssystemen 230
–, toepassing 221
–, vloeibare 228
zuurstofbronnen 228
zuurstofcilinder 228
zuurstofconcentrator 228
zuurstofdosering, verlagen of staken 233
zuurstofmasker 230
zuurstofopnameproblematiek 193
zuurstofradicalen, vrije 233
zuurstofspanning, arteriële 226, 231
zuurstoftherapie 208
  –, levensverwachting 224
zuurstofverzadiging, arteriële 231
zwart slijm 206

Made in the USA
Monee, IL
03 May 2026

49438744R00155